医药高等院校规划教材

供高专高职医药卫生类专业使用

病原生物学

（第四版）

主　编　江凌静　王传生

副主编　郑　红　尹晓燕　朱海东

编　委（按姓氏汉语拼音排序）

江凌静　红河卫生职业学院

旷兴林　重庆医药高等专科学校

李宏勇　邢台医学高等专科学校

宋　彬　南阳医学高等专科学校

王传生　承德护理职业学院

王革新　南阳医学高等专科学校

叶　霞　红河卫生职业学院

尹晓燕　邢台医学高等专科学校

郑　红　上海健康医学院

朱海东　商丘医学高等专科学校

科学出版社

北　京

内 容 简 介

本书为全国医药院校规划教材，由十余位工作在医学院校的一线教师，根据多年教学经验反复研讨编写而成。全书共三篇26章，对常见病原微生物和人体寄生虫的生物学特性、致病性、常见实验室检查方法和防治原则进行介绍，配有大量彩图、案例、知识点小链接辅助教学，并根据目前的执业考试大纲设计了考点提示和目标检测习题。同时，本书增加了课程标准，将学科理论知识与各专业工作岗位紧密结合，根据不同工作岗位的需求设计了教学模块，符合现代职业教育理念，可以帮助广大师生结合临床更好地进行教学和学习。

本书可供高职高专临床医学、口腔医学、护理、助产、药学等医学相关专业使用。

图书在版编目（CIP）数据

病原生物学/江凌静，王传生主编. —4 版. —北京：科学出版社，2018.1
全国医药高等院校规划教材
ISBN 978-7-03-054725-5

Ⅰ.病… Ⅱ.①江… ②王… Ⅲ.病原微生物-医学院校-教材 Ⅳ.R37

中国版本图书馆 CIP 数据核字（2017）第 242755 号

责任编辑：魏亚萌　邱　波 / 责任校对：张凤琴
责任印制：赵　博 / 封面设计：张佩战

科 学 出 版 社 出版
北京东黄城根北街 16 号
邮政编码：100717
http://www.sciencep.com

北京汇瑞嘉合文化发展有限公司 印刷
科学出版社发行　各地新华书店经销

*

2003 年 8 月第　一　版　开本：787×1092　1/16
2018 年 1 月第　四　版　印张：16 1/2
2018 年 1 月第二十次印刷　字数：391 000

定价：54.80 元
（如有印装质量问题，我社负责调换）

前　言

　　本教材在第三版的基础上，对编写的整体框架做了适当调整，增加了病原生物学课程标准，使本教材更加适应现代高等职业教育教学的需要，贴近执业资格考试大纲、贴近基层卫生工作岗位需要。

　　本教材对病原生物与医学的关系在绪论中做了阐述，突出本课程与医学的关系，强调病原生物的基本理论在临床工作中的作用与应用，同时保留了第二版教材的优点与特色，强调案例引入、图文并茂、考点提示及目标检测，便于学生提高学习兴趣、掌握学习重点、及时检测学习效果，并初步建立感染性疾病的整体观。

　　在课程标准中，我们将学科理论知识与各专业工作岗位紧密结合，根据不同工作岗位的需求，将课程解构重构为生物安全与职业防护、感染性疾病病原分析及职业拓展三大模块，为广大教师进行教学设计和教学模式改革提供参考。

　　本教材在编写过程中，全体编委共同努力、通力合作，在此表达诚挚谢意！鉴于编者学术水平和编写能力有限，难免存在不足之处，恳请各位同仁与读者不吝赐教，以便修改完善。

编　者

2017 年 5 月

目 录

绪论···1

第1节　医学微生物学概述···1

第2节　人体寄生虫学概述···3

第3节　病原生物的传播与流行···5

第4节　病原生物学的发展简史及研究现状···6

第一篇　医学微生物学

第1章　细菌的形态与结构···8

第1节　细菌的大小与形态···8

第2节　细菌的结构···9

第3节　细菌的形态学检查···15

第2章　细菌的生长繁殖与代谢···17

第1节　细菌的生长繁殖···17

第2节　细菌的代谢产物···19

第3节　细菌的人工培养···21

第3章　微生物的分布与消毒灭菌···24

第1节　微生物的分布···24

第2节　消毒与灭菌···26

第4章　细菌的遗传与变异···32

第1节　细菌的变异现象···32

第2节　细菌遗传变异的物质基础···34

第3节　细菌遗传变异的实际意义···35

第4节　细菌的耐药性与防治···36

第5章　细菌的致病性与感染···39

第1节　细菌的致病性···39

第2节　感染的来源和类型···41

第3节　医院感染···43

第6章　球菌···46

第1节　葡萄球菌属···46

第2节　链球菌属···49

第3节 肺炎链球菌 ······ 52

第4节 奈瑟菌属 ······ 53

第7章 肠道杆菌 ······ 58

第1节 埃希菌属 ······ 58

第2节 志贺菌属 ······ 62

第3节 沙门菌属 ······ 64

第4节 其他菌属 ······ 68

第8章 弧菌属与弯曲菌属 ······ 70

第1节 弧菌属 ······ 70

第2节 弯曲菌属 ······ 72

第9章 厌氧性细菌 ······ 75

第1节 厌氧芽胞梭菌属 ······ 75

第2节 无芽胞厌氧菌 ······ 79

第10章 分枝杆菌属 ······ 83

第1节 结核分枝杆菌 ······ 83

第2节 麻风分枝杆菌 ······ 87

第11章 其他病原菌 ······ 90

第1节 其他革兰阳性菌 ······ 90

第2节 其他革兰阴性菌 ······ 93

第12章 其他原核细胞型微生物 ······ 95

第1节 放线菌 ······ 95

第2节 支原体 ······ 96

第3节 立克次体 ······ 98

第4节 衣原体 ······ 100

第5节 螺旋体 ······ 101

第13章 真菌 ······ 106

第1节 概述 ······ 106

第2节 常见病原性真菌 ······ 109

第14章 病毒概述 ······ 112

第1节 病毒的基本性状 ······ 112

第2节 病毒的感染与免疫 ······ 117

第3节 病毒感染的检查和防治 ······ 121

第15章 呼吸道病毒 ······ 125

第1节 流行性感冒病毒 ······ 125

第2节 麻疹病毒 ······ 128

第 3 节　腮腺炎病毒 ·· 130

第 4 节　风疹病毒 ·· 130

第 5 节　冠状病毒 ·· 131

第 16 章　肠道病毒 ·· 135

第 1 节　脊髓灰质炎病毒 ·· 135

第 2 节　柯萨奇病毒、埃可病毒和新肠道病毒 ··· 137

第 3 节　轮状病毒 ·· 138

第 17 章　肝炎病毒 ·· 140

第 1 节　甲型肝炎病毒 ··· 140

第 2 节　乙型肝炎病毒 ··· 142

第 3 节　丙型肝炎病毒 ··· 146

第 4 节　其他肝炎病毒 ··· 148

第 18 章　虫媒病毒 ·· 151

第 1 节　流行性乙型脑炎病毒 ··· 151

第 2 节　登革病毒和森林脑炎病毒 ·· 153

第 19 章　人类疱疹病毒 ··· 157

第 1 节　单纯疱疹病毒 ··· 157

第 2 节　水痘 - 带状疱疹病毒 ·· 159

第 3 节　EB 病毒 ·· 160

第 4 节　巨细胞病毒 ··· 161

第 20 章　逆转录病毒 ··· 164

第 1 节　逆转录病毒的种类与特征 ·· 164

第 2 节　人类免疫缺陷病毒 ·· 164

第 3 节　人类嗜 T 细胞病毒 ··· 167

第 21 章　其他病毒及朊粒 ··· 170

第 1 节　狂犬病病毒 ··· 170

第 2 节　人乳头瘤病毒 ··· 172

第 3 节　朊粒 ··· 173

第二篇　人体寄生虫学

第 22 章　线虫 ··· 175

第 1 节　似蚓蛔线虫 ··· 176

第 2 节　十二指肠钩口线虫与美洲板口线虫 ··· 179

第 3 节　蠕形住肠线虫和毛首鞭形线虫 ·· 184

第 4 节　班氏吴策线虫和马来布鲁线虫 ·· 187

第 5 节　旋毛形线虫 190

第 23 章　吸虫 195

第 1 节　日本血吸虫 195

第 2 节　华支睾吸虫 199

第 3 节　其他吸虫 202

第 24 章　绦虫 210

第 1 节　链状带绦虫 210

第 2 节　肥胖带绦虫 214

第 3 节　其他绦虫 215

第 25 章　医学原虫 220

第 1 节　疟原虫 220

第 2 节　溶组织内阿米巴 226

第 3 节　杜氏利什曼原虫 229

第 4 节　阴道毛滴虫 231

第 26 章　医学节肢动物 234

第 1 节　概述 234

第 2 节　常见医学节肢动物 234

第三篇　实验指导

病原生物学实验室规则及实验室意外处理方法 241

实验 1　细菌的形态检查 242

实验 2　细菌的分布 244

实验 3　消毒灭菌 245

实验 4　常见病原微生物形态观察 246

实验 5　常见人体寄生虫实验 247

参考文献 249

病原生物学（高职高专）教学基本要求 250

目标检测题参考答案 254

绪 论

📖 **学习目标**

1. 掌握病原生物、微生物、寄生虫的相关概念。
2. 熟悉微生物的分类及寄生虫对人体的危害。
3. 了解病原生物发展简史及其与人类的关系。
4. 分析病原生物与感染的关系。

临床疾病可分为感染性疾病与非感染性疾病两大类。感染性疾病是由病原生物通过一定的传播途径侵入机体引起的，可在人群中播散，俗称传染病。此种疾病在人群大量传播时则称为瘟疫。烈性传染病的瘟疫常可造成人员大批死亡。21世纪，发达国家的死因分析中传染病仅占1%以下，中国约为5%，可见在我国，感染性疾病仍是威胁人民健康的一大原因。

病原生物（病原微生物和人体寄生虫）通过适当途径侵入机体，在外界因素影响下，与机体免疫之间相互作用，感染即发生（图绪1）。因此，研究病原生物（病原微生物和人体寄生虫）的生物学特性、致病作用，在临床工作中对感染性疾病进行分析、诊断、治疗和预防具有重要意义。

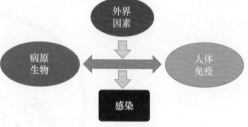

图绪1　病原生物与感染的关系

第1节　医学微生物学概述

一、微生物的概念及种类

微生物（microorganism）是存在于自然界的一大群体形微小、结构简单、肉眼不能直接看见，必须借助显微镜放大数百倍、数千倍甚至数万倍才能观察到的微小生物。微生物具有个体微小、结构简单、繁殖迅速、分布广泛、种类繁多、容易变异等特点。

微生物学的开山祖——列文虎克

微生物在地球上存在了30多亿年，人类在数百万年前出现之后就一直和微生物发生着千丝万缕的联系，但人类并不知道许多疾病是由微生物引起的，也不知道发面、酿酒、奶制品的发酵等都是那些看不见的小生命做出的贡献。直到1673年，有个名叫列文虎克的荷兰人用自己制造的显微镜观察到了被他称为"小动物"的微生物世界，证实了微生物在自然界的客观存在。因为这个伟大的发现，他当上了英国皇家学会的会员。

链接

微生物种类繁多，有数十万种以上。根据其大小、结构、组成等差异，可分为三大类。

1

1. 非细胞型微生物　是最小的一类微生物，能通过滤菌器，没有细胞结构，缺乏产生能量的酶系统，只能在活细胞内增殖，如病毒（图绪2）。

2. 原核细胞型微生物　细胞核分化程度低，仅有原始的核质，无核膜和核仁，缺乏完善的细胞器。此类微生物最多，包括细菌、支原体、立克次体、衣原体、螺旋体和放线菌（图绪3）。

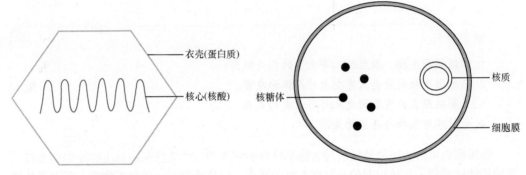

图绪2　非细胞型微生物结构模式图　　　　图绪3　原核细胞型微生物结构模式图

3. 真核细胞型微生物　细胞核分化程度较高，有核膜、核仁和染色体，胞质内有完善的细胞器，如真菌（图绪4）。

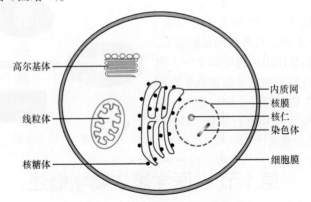

图绪4　真核细胞型微生物结构模式图

二、微生物与人类的关系

微生物在自然界的分布极为广泛。江河、湖泊、海洋、土壤、空气等都有数量不等、种类不一的微生物存在。其中以土壤中的微生物最多。例如，1克肥沃土壤中可有几亿到几十亿个微生物。人类在自然界生活，时刻与微生物接触，故在人类、动物和植物的体表，以及人类和动物与外界相通的呼吸道、消化道等腔道中，亦有大量的微生物存在。绝大多数微生物对人和动植物是有益的，有些是必需的。只有少数微生物引起人类和动植物的疾病。

1. 微生物参与自然界的物质循环　自然界中，许多物质的循环要靠微生物的作用来完成。例如，土壤中的微生物能将死亡动、植物的尸体、残骸以及人、畜排泄物中的有机氮化物转化为无机氮化物，以供植物生长的需要，而植物又为人类和动物所食用。空气及环境中大量的游离氮，只有依靠固氮菌等作用后才能被植物吸收利用。因此，没有微生物，物质就不能运转和循环，植物就不能进行代谢，人类和动物也将难以生存。

2. 微生物在工农业生产方面发挥重要作用 在工业方面，利用微生物发酵工程进行食品加工、酿酒、制醋、工业制革、石油勘探及废物处理等。如用化学水解方法生产 1 吨味精需 30 吨小麦，利用微生物发酵工艺只需 3 吨薯粉；在医药工业方面，许多抗生素是微生物的代谢产物，还可利用微生物生产维生素和辅酶等药物；在环保工程中利用微生物降解塑料、甲苯等有机物，处理污水废气。

在农业方面，广泛应用微生物制造微生物饲料、微生物肥料、微生物农药、微生物食品、微生物能源和微生物环保制剂等，开辟了以菌造肥、以菌催长、以菌防病、以菌治病等农业增产新途径。

3. 微生物在基因工程技术中的作用更显辉煌 在生命科学中，微生物被作为研究对象或模式生物，有关基因、遗传密码、基因调控等都是在微生物中发现和得到证实的，微生物不仅提供了必不可少的多种工具酶和载体系统，更可人为地定向创建有益的工程菌新品种，能在无污染的自然环境中制造出多种多样的人类必需品。

4. 微生物与人体感染 正常情况下，人体体表及与外界相通腔道中存在的不同种类和数量的微生物群对人体是无害的，有些对人体有利，称正常菌群。但其中有部分微生物可在某些特定条件下具有致病性，称为机会致病性微生物。少数微生物能引起人和动、植物的感染，这些具有致病性的微生物称为病原微生物。

三、医学微生物学的概念与意义

病原生物学（pathogenetic biology）是医学微生物学与人体寄生虫学的总称。它是研究与人类疾病有关的微生物与寄生虫的生物学特性、生命活动规律以及与机体相互作用关系的科学。

医学微生物学（medical microbiology）主要研究与医学有关的病原微生物的生物学特性、致病性与免疫性、微生物学检查方法及防治原则等，以控制和消灭感染性疾病和与之有关的免疫性疾病，达到保障和提高人类健康水平的目的。

医学微生物学是基础医学中的一门重要学科，可为学习临床各科的感染性疾病和传染病奠定基础。

第2节 人体寄生虫学概述

一、寄生虫及人体寄生虫学的概念与分类

人体寄生虫学（human parasitology）是研究与医学有关的寄生虫的形态结构、生活史、致病机制、实验室诊断、流行规律及防治措施的科学。

1. 寄生现象、寄生虫和宿主 在自然界，生物与生物之间存在着密切的关系，按获利与受害程度分为共栖、互利共生和寄生（parasitism）三种关系。医学研究最多的是寄生关系。所谓寄生，即两种生物生活在一起，其中一方得益，另一方受害。得益的一方称为寄生虫（parasite），包括营寄生生活的无脊椎低等动物和单细胞的原生生物；受害的一方称为宿主（host），为寄生虫提供营养物质和居住的场所，主要包括被寄生虫寄生的人和动物。

人体寄生虫按形态特点可将其分为三大类：①医学蠕虫，指寄生人体并致病的体软多细胞无脊椎动物，借身体肌肉伸缩作蠕形运动，如吸虫、线虫、绦虫等；②医学原虫，指寄生人体并致病的单细胞寄生虫，如鞭毛虫、纤毛虫、阿米巴原虫和孢子虫等；③医学节

肢动物，指传播疾病和致病的节肢动物，如蚊、蝇、蜱和螨等。

2.寄生虫的生活史　寄生虫完成一代生长发育、繁殖的全过程称为生活史（life cycle）。其中，寄生虫具有感染人体能力的发育时期称为感染阶段或感染期（infective stage），感染期虫体侵入人体的门户，称为感染方式，如经口、皮肤感染等。有些寄生虫的生活史比较简单，如蛔虫，在整个发育过程中只有一个宿主——人；有些寄生虫的生活史则较复杂，如吸虫，需要更换两个或两个以上宿主。宿主的类别有以下几种。

（1）中间宿主：在生活史中，寄生虫幼虫（larva）或无性生殖阶段寄生的宿主称为中间宿主（intermediate host），如果某寄生虫具有两个或两个以上中间宿主，则按先后顺序称为第一中间宿主、第二中间宿主，依此类推。

（2）终宿主：寄生虫的成虫（adult）或有性阶段寄生的宿主称为终宿主（definitive host）。

（3）转续宿主：有些寄生虫侵入非适宜宿主，虽能生存，但不能继续发育至性成熟，待有机会进入适宜宿主后方能正常发育，这种含滞育的寄生虫幼虫的不适宜宿主，称为转续宿主（paratenic host）。

考点提示：
寄生虫、宿主的相关概念

（4）保虫宿主：有些寄生虫不仅寄生在人体，还可寄生在家禽、家畜及野生动物体内，并作为传染源经一定的途径传播给人。在流行病学上，这类除人以外的脊椎动物宿主称为保虫宿主（reservoir host）。

寄生虫宿主

卫氏并殖吸虫的成虫寄生于人体内，也可寄生于犬、猫等动物体内，幼虫期在外环境中先寄生于淡水螺体内，后寄生于溪蟹、蝲蛄体内，其囊蚴进入非正常宿主野猪体内，长期保持童虫状态，不能发育为成虫，若人吃了未完全煮熟的野猪肉，感染后虫体可发育为成虫。因此，人是终宿主，犬、猫等动物是保虫宿主，淡水螺是第一中间宿主，溪蟹、蝲蛄是第二中间宿主。野猪是转续宿主。

链接

二、寄生虫与宿主的相互作用

寄生虫侵入人体后，根据寄生虫的毒力、数量和寄生部位以及机体免疫力的强弱而有不同的转归。当机体免疫力较强，而寄生虫致病力较弱时，机体可杀灭或驱除寄生虫，患者痊愈；当机体免疫力较弱，而寄生虫致病力较强时，寄生虫可在体内继续发育或大量增殖，导致寄生虫病（parasitosis）；当机体免疫力与寄生虫致病力处于平衡状态时，则机体虽有寄生虫感染，却无明显的临床表现，称为带虫者（carrier）。

（一）寄生虫对宿主的致病作用

寄生虫对宿主的致病作用表现为：夺取营养、机械性损害、毒性与免疫损害。

1.夺取营养　寄生虫寄生于人体所需的营养物质来源于人体宿主。如肠内的蛔虫以宿主的食糜为养料；钩虫吸附于宿主肠黏膜吸取血液，还可致宿主慢性失血和吸收功能障碍，从而导致宿主营养不良。

2.机械性损害　寄生虫在宿主体内活动造成的损伤，即寄生在腔道、组织或细胞内，导致腔道阻塞、内脏器官压迫、组织损伤或细胞破裂。如蛔虫可阻塞肠道引起肠梗阻，钻入胆道导致胆道蛔虫病；巨大的棘球蚴挤压肝脏引起棘球蚴病；猪带绦虫的囊尾蚴寄生在脑组织引起脑囊虫病。

3.毒性与免疫损害　寄生虫的分泌物、代谢物和排泄物对宿主的化学性刺激或诱发超敏反应。如溶组织内阿米巴分泌溶组织酶，导致宿主肠壁溃疡和肝脓肿；日本血吸虫的可溶性虫卵抗原导致宿主Ⅳ型超敏反应，引起肝内的虫卵肉芽肿。

（二）宿主对寄生虫的免疫作用

宿主对寄生虫的免疫作用主要表现为非特异性（先天性）免疫和特异性（获得性）免疫。

1. 非特异性免疫　也称先天性免疫，是宿主对某种寄生虫具有先天的不感受性。如人对牛囊尾蚴具有先天的不易感性。此外，有宿主的屏障结构、吞噬细胞、自然杀伤细胞、组织和体液中的抗微生物物质等。

2. 特异性免疫　也称获得性免疫，包括细胞免疫与体液免疫。特异性免疫是宿主抗寄生虫感染免疫的主要方面。由于寄生虫抗原较复杂（有表面抗原、代谢抗原和虫体抗原等），宿主对寄生虫的特异性免疫反应相对复杂，可概括为以下两种类型。

（1）消除性免疫：人体感染某种寄生虫后产生完全的保护性免疫力，不仅能清除体内的寄生虫，而且还能完全抵御再感染。如皮肤利什曼病患者，可借助自身产生的特异性免疫力不治而愈，并可终身免疫。

（2）非消除性免疫：人体感染寄生虫后产生部分保护性免疫力，不足以清除体内的寄生虫，但却具有一定的抵御再感染的能力。寄生虫感染的免疫多属此类型。如疟疾患者体内低密度的原虫血症与机体特异的保护性免疫力并存，但当这些原虫被彻底清除后，这种保护性免疫力即随之消失，称为带虫免疫。血吸虫感染人体后所产生的免疫力，对血吸虫的童虫的再次侵袭有一定抵御作用，但不能杀灭体内存活血吸虫成虫，此称伴随免疫。

考点提示：寄生虫对宿主的致病作用

第3节　病原生物的传播与流行

一、感染性疾病流行的基本环节

1. 传染源　包括感染性疾病的患者、患病动物、病原生物携带者及动物。
2. 传播途径　通过呼吸道、消化道、接触、媒介生物、胎盘等途径传播。
3. 易感人群　指对某种病原生物缺乏免疫力或免疫力低的人群。一般来说，非流行区的人群比流行区的人群易感，儿童比成人易感。

二、影响感染性疾病流行的因素

1. 自然因素　包括温度、湿度、雨量等气候因素与地理环境。气候与地理因素对动物宿主、生物媒介、人群活动及外环境中游离性病原生物的存活影响显著。例如，黄鼠、旱獭常栖息于一定的地理环境并活动于温暖季节，故人间鼠疫的发生和流行具有明显的地区性和季节性；夏秋季，雨水或洪灾时，可导致肠道传染病传播及洪水型钩端螺旋体病暴发；血吸虫的中间宿主钉螺的孳生必须有一定的温度、湿度、雨量与地理环境。

2. 生物因素　某些病原生物在其生活过程中需要中间宿主或节肢动物的存在。如流行性乙型脑炎和疟疾的流行与相应蚊媒的地理分布是一致的。无钉螺孳生的长江以北地区无血吸虫流行。

3. 社会因素　社会的经济发展、文化、卫生水平、生产方式、生活习惯等直接和间接影响感染性疾病流行。社会因素对流行过程既有促进作用也有阻碍作用。如实行计划免疫可有效防治脊髓灰质炎、白喉、麻疹等；吃生的或半生的肉类可引起旋毛虫病、绦虫病、肝吸虫病等。

三、感染性疾病的流行特点

1. 地方性　感染性疾病的流行具有明显的地方性特点。主要是因为气候差异、中间宿主的种类与分布，以及当地居民的生活习俗与生产方式。

2. 季节性　某些感染性疾病的发生和流行受季节的影响，在每年的一定季节发病率升高。如冬春季节呼吸道感染发病率升高；夏秋季节消化道感染发病率升高；虫媒寄生虫病的传播与昆虫的活动一致。

3. 自然疫源性　以动物为主要传染源的疾病，称为自然疫源性疾病（人兽共患病），如鼠疫、流行性乙型脑炎等。这些病原在原始森林或荒漠地区的动物之间自然传播着，人进入该地区后，再从动物传播给人。目前全世界人兽共患的自然疫源性疾病有 200 余种，细菌、立克次体、螺旋体、寄生虫等病原均可引起。

考点提示：感染性疾病流行的基本环节、影响因素和流行特点

第4节　病原生物学的发展简史及研究现状

病原生物学的发展经历了漫长的历史，从远古时代人类饱受各种传染病困扰，人们就开始对传染病的病因、发病机制、流行规律等不断进行探索。回顾历史，有助于我们确立研究方向，培养严谨的思维和创新精神，促进医学微生物学及其防治感染性疾病技术的发展。

1. 微生物学的经验时期　由于条件落后，古人只能凭感性认识进行估计或推论传染病的病因及其流行规律等。11 世纪初，我国北宋末年刘真人就曾提出肺痨病是由小虫引起。明隆庆年间（1567～1572 年）中国就发明了人痘苗预防天花，并把此方法传授到朝鲜、日本、俄国和欧洲等国家和地区。16 世纪，意大利人 Fracastoro（1483—1553）提出了传染生物学说，认为传染病在人群中可以相互传染，其传播方式包括接触传染、媒介间接传染和空气传染，这一观点至今仍符合流行病学规律。18 世纪清乾隆年间，我国师道南在《天愚集》鼠死行篇中也生动描述了当时鼠疫流行的情景。

2. 实验微生物学时期　在这一时期，人类发现了微生物，开始了微生物的研究进程，促进了病原微生物的研究。在此期间取得的代表成就主要有：1676 年荷兰人列文虎克采用自制的显微镜观察到微生物，证实了微生物在自然界的客观存在。19 世纪后期法国科学家巴斯德在解决葡萄酒变质原因的过程中通过实验证实了有机物的发酵与腐败均是由微生物引起，并对当时流行的疾病如蚕病、鸡霍乱、炭疽及狂犬病的病原体进行研究，成功研究了炭疽疫苗和狂犬病疫苗，至此微生物学成为一门独立的学科。德国医生郭霍创用了固体培养基和染色技术，使病原菌的分离培养和鉴定成为可能，先后确定了多种传染病的病原菌，促进了病原微生物学的发展。巴斯德与郭霍成为微生物学的奠基人。英国外科医生李斯特采用苯酚（石炭酸）喷洒手术室并用煮沸法处理手术器械，创立了外科无菌手术。俄国学者伊凡诺夫斯基在 1892 年发现烟草花叶病毒，随后多种对人类和动植物致病的病毒相继被发现。1929 年英国细菌学家弗莱明发现了青霉素，抗生素的发现为临床感染性疾病的治疗带来新曙光。

3. 现代微生物学时期　20 世纪中期以来，随着分子生物学的发展和许多高新技术的应用，微生物学得到迅猛发展。许多新的病原微生物如军团菌、幽门螺杆菌、朊粒、人类免疫缺陷病毒、埃博拉病毒、新型冠状病毒等逐渐被发现，传染病重新成为重大的公共卫生问题，人类面临着新出现和再出现传染病的双重威胁。目前，人类对微生物基因组研究的深入，以及由其催生的蛋白质组学、生物信息学及系统生物学等重要学科的发展，推动了对微生物的生物学特性、活动规律和致病机制的研究，有助于人类研制疫苗和抗感染药物。

4. 我国寄生虫病防治成就和现状　新中国成立初期，我国曾流行五大寄生虫病：疟疾

年发病人数逾 3000 万，血吸虫病患者逾 1000 万，丝虫病患者约 3000 万，黑热病患者约 53 万，钩虫感染者及钩虫病患者约 2.5 亿。经过多年的防治，原先流行猖獗的五大寄生虫病明显得到了控制。

由于我国幅员辽阔，自然环境复杂，加上不断开发过程中引起的某些生态改变，我国寄生虫病防治任务仍十分艰巨。根据 2001～2004 年全国 31 个省、自治区、直辖市重要寄生虫病现状调查，土源性线虫感染率与 1990 年调查结果比较，下降了 63.65%，全国土源性线虫的推算总感染人数比 1990 年的感染人数（5.36 亿人）减少了 4.07 亿人，但目前仍占全国总人口的 10%，与发达国家仍有很大差距。一些食源性寄生虫（肝吸虫、肺吸虫、带绦虫、旋毛虫、细粒棘球绦虫等）感染率则呈明显上升趋势。

·小　结·

病原生物包括微生物与寄生虫。微生物是存在于自然界中一群肉眼不能直接看见，必须借助光学显微镜或电子显微镜放大才能观察到的微小生物，可分为三大类。微生物在自然界分布极为广泛。微生物与人类的关系非常密切。绝大多数微生物对人是有益的，而且是必需的。能引起人和动植物疾病的微生物称为病原微生物，是医学微生物学研究的主要内容。

寄生虫是寄生关系中受益的一方，即营寄生生活的低等动物。寄生关系中受害的一方称为宿主。宿主有终宿主、中间宿主、保虫宿主和转续宿主等。寄生虫的生活史指寄生虫完成一代的生长发育与繁殖的全过程。寄生虫生活史中，能使人体感染的阶段称为寄生虫的感染阶段。寄生虫侵入人体的途径有：经口、皮肤、呼吸道、输血、胎盘和自身重复感染等。寄生虫通过夺取营养、机械性损害、毒性和免疫损害损伤机体。宿主则通过非特异性与特异性免疫抵御或清除入侵的寄生虫。

病原生物引起感染性疾病。传染源、传播途径、易感人群是感染性疾病流行的三个环节，自然、生物和社会因素影响其流行。因此，对感染性疾病的防治，应采取综合防治措施。

·目　标　检　测·

A₁ 型题

1. 以下为非细胞型微生物的是
   A. 细菌　　　　　　　B. 病毒
   C. 真菌　　　　　　　D. 衣原体
   E. 螺旋体

2. 真核细胞型微生物是指
   A. 细菌　　　　　　　B. 病毒
   C. 真菌　　　　　　　D. 衣原体
   E. 螺旋体

3. 细菌属于原核细胞型微生物的主要依据是
   A. 单细胞
   B. 仅有原始的核质，无核膜和核仁
   C. 二分裂繁殖
   D. 对抗生素敏感
   E. 有两种核酸

4. 寄生虫的幼虫或无性生殖阶段寄生的宿主称为
   A. 宿主　　　　　　　B. 中间宿主
   C. 终宿主　　　　　　D. 保虫宿主
   E. 转续宿主

5. 寄生虫的成虫或有性生殖阶段寄生的宿主称为
   A. 宿主　　　　　　　B. 中间宿主
   C. 终宿主　　　　　　D. 保虫宿主
   E. 转续宿主

6. 感染性疾病的传播途径包括
   A. 呼吸道　　　　　　B. 消化道
   C. 接触　　　　　　　D. 生物媒介
   E. 以上都是

（江凌静）

第一篇 医学微生物学

第1章 细菌的形态与结构

> 📖 **学习目标**
>
> 1. 描绘细菌的基本形态与结构模式图。
> 2. 比较革兰阳性菌与革兰阴性菌细胞壁结构的异同。
> 3. 掌握细菌的特殊结构及其医学意义。

第1节 细菌的大小与形态

一、细菌的大小

细菌个体微小，通常以微米（μm）作为测量单位（1μm = 1/1000mm），必须在显微镜下放大1000倍左右才能看见。一万个球菌紧密排列，长度只有1cm左右，一滴水可容纳10亿个球菌。各种细菌的大小不一，同种细菌也可因菌龄和环境因素的影响大小有所差异。多数球菌的直径约为1μm，中等大小的杆菌长2~3μm，宽0.3~0.5μm。

二、细菌的形态

细菌按其外形分为球菌、杆菌和螺形菌三大类（图1-1）。

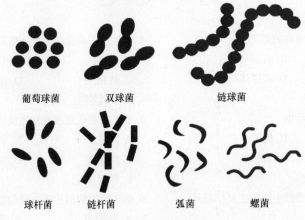

葡萄球菌	双球菌	链球菌

球杆菌	链杆菌	弧菌	螺菌

图1-1 细菌各种形态模式图

（一）球菌

球菌（coccus）菌体呈球形或近似球形（肾形、豆形、矛头形等）。根据其分裂平面和分裂后相互黏附程度，可分为：

1. 双球菌　在一个平面上分裂，分裂后两个菌体成双排列，如脑膜炎奈瑟菌。

2. 链球菌　在一个平面分裂，分裂后多个菌体粘连成链状排列，如乙型溶血性链球菌。

3. 葡萄球菌　在多个不规则平面上分裂，分裂后菌体无规则地粘连在一起似葡萄状排列，如金黄色葡萄球菌。

（二）杆菌

杆菌（bacillus）呈杆状或近似杆状。不同种类的杆菌其大小、长短、粗细差别较大，包括：①球杆菌，菌体短小，近似于椭圆形；②链杆菌，呈链状排列；③棒状杆菌，末端膨大似棒状；④分枝杆菌，菌体呈分枝生长趋势；⑤双歧杆菌，菌体末端呈分叉状；等等。

（三）螺形菌

螺形菌（spiral bacterium）菌体弯曲，有的菌体只有一个弯曲，呈弧形或逗点状，称为弧菌，如霍乱弧菌；有的菌体有数个弯曲，称为螺菌，如鼠咬热螺菌；也有的菌体细长弯曲呈弧形或螺旋形，称为螺杆菌，如幽门螺杆菌。

第 2 节　细菌的结构

细菌虽小，仍具有一定的细胞结构和功能。细胞壁、细胞膜、细胞质和核质等各种细菌都有，是细菌的基本结构；荚膜、鞭毛、菌毛、芽胞仅某些细菌具有，为其特殊结构（图 1-2）。

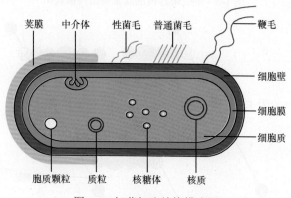

图 1-2　细菌细胞结构模式图

一、细菌的基本结构

（一）细胞壁

细胞壁（cell wall）位于细菌细胞的最外层，是包绕在细胞膜外的一层坚韧而有弹性的膜状结构。其组成复杂，并随不同细菌而异。用革兰染色法可将细菌分成两大类，即革兰阳性菌（G^+ 菌）和革兰阴性菌（G^- 菌）。两类细菌细胞壁的共有组分为肽聚糖，但各自有其特殊组分。

1. 肽聚糖　是一类复杂的多聚体，是细菌细胞壁中的主要组分，又称黏肽，革兰阳性菌与革兰阴性菌细胞壁中肽聚糖的含量与结构有较大差异。革兰阳性菌的肽聚糖占细胞壁干重的 50%～80%，其结构由聚糖骨架、四肽侧链和五肽交联桥三部分组成（图 1-3）。聚糖骨架由 N-乙酰葡萄糖胺（G）和 N-乙酰胞壁酸（M）交替排列，以 β-1，4 糖苷键连接而成。N-乙酰胞壁酸（M）连接四肽，四肽侧链的组成和连接方式随菌种而异。如葡萄球菌（革兰阳性菌）细胞壁的四肽侧链的氨基酸依次为 L-丙氨酸、D-谷氨酸、L-赖氨酸和 D-丙氨酸，第三位的 L-赖氨酸通过由 5 个甘氨酸组成的交联桥连接到相邻聚糖骨架四肽侧链末端的D-丙氨酸上，从而构成机械强度十分坚韧的三维立体结构。革兰阴性菌的肽聚糖占细胞壁干重的5%～15%，在大肠埃希菌的四肽侧链中，第三位氨基酸是二氨基庚二酸（DAP），并由DAP与相邻四肽侧链末端的D-丙氨酸直接连接，没有五肽交联桥，因而只形成单层平面网络的二维结构（图1-4）。

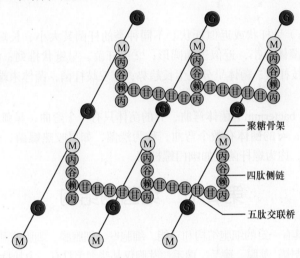

图1-3　革兰阳性菌的肽聚糖结构模式图

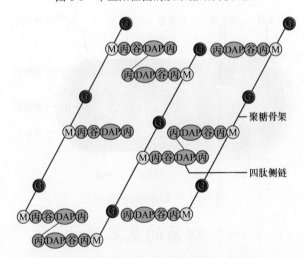

图1-4　革兰阴性菌的肽聚糖结构模式图

2. 磷壁酸　为革兰阳性菌的特有成分。根据其结合部位分为壁磷壁酸和膜磷壁酸，膜磷壁酸又称脂磷壁酸。壁磷壁酸与肽聚糖上的胞壁酸共价连接，膜磷壁酸则与细胞膜连接（图1-5）。磷壁酸是革兰阳性菌的重要表面抗原，部分细菌的膜磷壁酸具有黏附宿主细胞的功能，与细菌的致病性有关。

此外，某些革兰阳性菌细胞壁表面尚有一些特殊的表面蛋白质，如金黄色葡萄球菌的A蛋白，A群链球菌的M蛋白等。

3. 外膜　为革兰阴性菌特有成分，位于肽聚糖外侧。由脂质双层、脂蛋白和脂多糖组成（图1-6）。脂多糖又由脂质A、核心多糖和特异性多糖三部分组成。脂多糖是革兰阴性菌的内毒素，与细菌的致病性有关。革兰阴性菌细胞壁含肽聚糖少，且有外膜层的保护作用，因此，其对青霉素和溶菌酶不敏感。革兰阴性菌的外膜是一种有效的屏障结构，可保

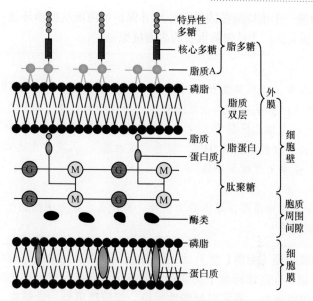

图 1-5　革兰阳性菌的细胞壁结构模式图

护细菌不易受到机体体液中的杀菌物质、胆道中的胆盐及消化酶的作用，还可阻止某些抗生素进入，是细菌天然耐药的机制之一。

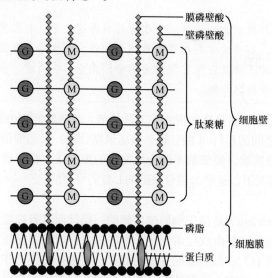

图 1-6　革兰阴性菌的细胞壁结构模式图

　　革兰阳性菌与阴性菌细胞壁结构显著不同，导致这两类细菌在染色性、免疫原性、致病性及对药物的敏感性等方面有很大差异。两者细胞壁结构的主要区别见表 1-1。

表 1-1　革兰阳性菌与阴性菌细胞壁结构的比较

细胞壁	革兰阳性菌	革兰阴性菌
强度	较坚韧（三维空间结构）	较疏松（二维网状结构）
厚度	厚，20～80nm	薄，10～15nm
肽聚糖含量	占细胞壁干重的 50%～80%	占细胞壁干重的 5%～20%
磷壁酸	有	无
外膜	无	有

4. 细胞壁的功能 ①维持细菌固有的外形并保护细菌抵抗低渗环境；②与细胞膜共同参与细胞内外的物质交换；③是细菌重要的表面抗原。

> **案例 1-1**
>
> 　　患者，女，45岁。因反复发热2月余而入院治疗。体检：体温38.8℃；皮肤有出血点；X线胸部拍片：未见异常；心电图检查：窦性心动过速（115次/分）；B超检查：提示肝脾轻度肿大；血清乙肝病毒五项指标检查结果：全部阴性；血液常规检查：白细胞计数 $13 \times 10^9/L$；中性粒细胞占91%。疑为"败血症"。入院后几次做血液细菌常规检查均为阴性，用抗生素治疗效果不佳。
>
> 　　**思考题：**
> 　　1. 患者几次做血液细菌常规培养都为阴性，为什么还疑为"败血症"？
> 　　2. 怎样进一步确诊？

5. 细菌细胞壁缺陷型（细菌L型） 细菌细胞壁的肽聚糖结构受到理化或生物因素的直接破坏或合成被抑制，在高渗环境下仍能存活者称为细菌细胞壁缺陷型或细菌L型。某些细菌L型仍有一定的致病力，通常引起慢性感染，如尿路感染、骨髓炎、心内膜炎等，并常在使用作用于细胞壁的抗菌药物（β-内酰胺类抗生素等）治疗过程中发生。临床上有明显症状而标本常规细菌培养阴性者，应考虑细菌L型感染的可能性。

> **案例 1-1 提示**
>
> 　　患者出现发热、肝脏肿大、皮疹、白细胞总数升高、中性粒细胞升高等，这些症状都符合败血症的特点，而多次常规细菌培养都为阴性，抗生素治疗效果不佳，这又符合L型细菌败血症的特点。所以应作L型细菌的专门检查，在高渗、低琼脂、含血清的培养基培养后，再进一步检测诊断。

考点提示：
细菌细胞壁
结构的临床
意义

　　溶菌酶和青霉素是L型细菌最常用的人工诱导剂。溶菌酶能裂解肽聚糖中 N-乙酰葡萄糖胺和 N-乙酰胞壁酸之间的β-1，4糖苷键，破坏聚糖骨架，引起菌裂解。青霉素抑制五肽桥与四肽侧链之间的连接，使细菌不能合成完整的细胞壁，在一般渗透压环境中，可导致细菌死亡。在高渗情况下，这些细胞壁缺陷的L型仍可存活。

（二）细胞膜

　　细胞膜（cell membrane）是位于细胞壁内侧的一层软而具有弹性的生物膜。其结构与其他生物细胞膜结构相同，是由双层磷脂分子中嵌有多种球形蛋白质组成，这些蛋白质多为酶类和载体蛋白（图1-7）。细胞膜的主要功能有：①选择性渗透作用，与细胞壁共同完成细胞内外的物质转运；②膜上有多种酶，参与细胞结构的生物合成；③膜上有多种呼吸酶，参与细胞的呼吸和能量代谢；④参与细菌分裂，形成中介体。

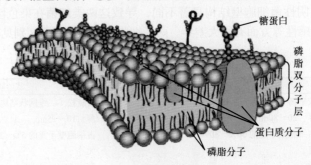

图 1-7　细菌细胞膜结构模式图

（三）细胞质

细胞质（cytoplasm）是包裹在细胞膜内的胶状物质。主要成分是水、蛋白质、核酸和脂类，也含有少量的糖类和无机盐。细胞质中含有许多重要结构。

1. 核糖体 是游离存在于细胞质中的微小颗粒，每个菌体内可有数万个。其化学成分为RNA和蛋白质。核糖体是合成蛋白质的场所。细菌核糖体沉降系数为70S，由50S和30S两个亚基组成，有些抗生素如链霉素能与30S小亚基结合，红霉素能与50S大亚基结合，干扰细菌蛋白质的合成，从而抑制细菌的生长繁殖，但对人体细胞无损害作用。

2. 质粒 是染色体外的遗传物质，为闭合环状的双股DNA，带有遗传信息，控制细菌某些特定的遗传性状。质粒能在胞质中自我复制，传给子代，也可通过接合或其他方式将质粒传递给无质粒的细菌。医学上重要的质粒有决定细菌耐药性的R因子、决定细菌性菌毛的F因子等。

3. 胞质颗粒 细菌细胞质中含有多种颗粒，大多为储藏的营养物质，包括多糖、脂类和磷酸盐等。胞质颗粒中较为常见的是异染颗粒，主要成分为RNA和多偏磷酸盐，嗜碱性强，经染色后颜色明显不同于菌体的其他部位，故称异染颗粒。异染颗粒主要见于白喉棒状杆菌，有助于细菌鉴定。

（四）核质

细菌是原核细胞，无核膜和核仁，其遗传物质集中于细胞质的某一区域，故称核质（nuclear material）。细菌的核质具有细胞核的功能，控制细菌的各种遗传性状，与细菌的生长、繁殖、遗传和变异密切相关。

二、细菌的特殊结构

（一）荚膜

由某些细菌（如肺炎链球菌）分泌并包绕在细胞壁外的一层较厚的黏液性物质，厚度 ≥ 0.2μm，边界明显者称为荚膜（capsule），厚度 < 0.2μm者称为微荚膜。用一般染色法荚膜不易着色，菌体周围可见一圈未着色的透明圈（图1-8），用荚膜染色法可染上颜色。荚膜的形成与细菌所处的环境有关，在人工和动物体内及营养丰富的培养基上容易形成，在普通培养基上则易消失。

荚膜的化学成分因菌种不同而异，如肺炎链球菌的荚膜是多糖，炭疽杆菌的荚膜为多肽。荚膜具有免疫原性，可用以鉴别细菌或进行细菌的分型。

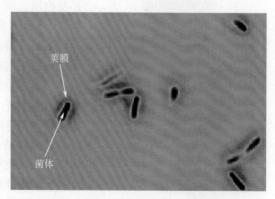

图1-8 细菌的荚膜

荚膜的功能：①抗吞噬作用。荚膜具有保护细菌抵抗宿主吞噬细胞的吞噬和消化的作用，因而是病原菌的重要毒力因子。②黏附作用。荚膜多糖可使细菌彼此粘连，也可黏附于组织细胞或无生命物体表面，形成生物膜，是引起感染的重要因素。③抗有害物质的损伤作用。荚膜处于菌细胞的最外层，有保护菌体避免和减少溶菌酶、补体、抗体和抗菌药物等的损伤作用。

（二）鞭毛

某些细菌菌体上附有细长呈波状弯曲的丝状物，称为鞭毛（flagellum）。

普通染色不易着色，需经特殊染色法使鞭毛增粗后才能在普通光学显微镜下看到。根据鞭毛的数量和位置，可将有鞭毛菌分为单毛菌、双毛菌、丛毛菌和周毛菌（图1-9）。

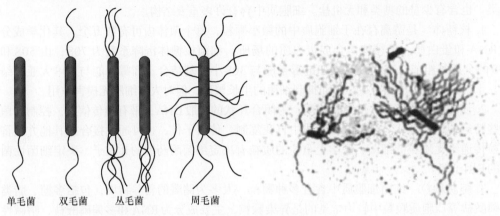

单毛菌　　双毛菌　　丛毛菌　　　周毛菌

图1-9　细菌的鞭毛

鞭毛的化学成分是蛋白质，具有免疫原性，不同细菌鞭毛的免疫原性不同，可用于鉴别细菌和进行细菌分类。

鞭毛是细菌的运动器官。有些细菌的鞭毛与致病性有关，例如，霍乱弧菌通过活泼的鞭毛运动穿透覆盖在小肠黏膜表面的黏液层，使菌体黏附于肠黏膜上皮细胞，产生毒性物质导致病变的发生。

（三）菌毛

许多革兰阴性菌和少数革兰阳性菌的菌体表面有比鞭毛短、细而直的丝状物，称为菌毛（pilus），其化学成分是蛋白质。菌毛在普通光学显微镜下看不到，必须用电子显微镜观察（图1-10）。

菌毛分普通菌毛和性菌毛两种。普通菌毛遍布于菌体表面，每个细菌可有数百根，具有黏附作用，是细菌侵入机体引起感染的第一步，因此，普通菌毛与细菌的致病性有关；性菌毛比普通菌毛稍大而粗，一个细菌只有1～4根，有性菌毛的细菌称为F^+或雄性菌，无性菌毛的细菌称为F^-或雌性菌。当F^+菌和F^-菌接触，可通过性菌毛将遗传物质（质粒或核质）传递给F^-菌，使F^-菌获得F^+菌的某些性状，细菌的耐药性和毒力等性状可通过此方式传递。

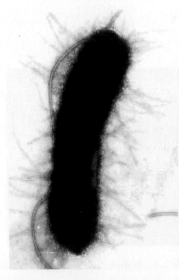

图1-10　细菌的菌毛（电镜图）

（四）芽胞

某些细菌在一定的环境条件下，细胞质脱水浓缩，在菌体内形成一个圆形或椭圆形的小体，称为芽胞（spore）。芽胞是细菌的休眠状态。芽胞折光性强、壁厚、不易着色，染色时需经媒染、加热等处理。芽胞的形态、大小及在菌体内的位置随菌种而异，可用以鉴别细菌（图1-11）。

细菌芽胞的形成受遗传因素的控制和环境因素的影响。当环境条件适宜时，水分与营养进入，芽胞可发芽，形成新的菌体。一个细菌只形成一个芽胞，一个芽胞发芽只生成一个菌体，细菌数量并未增加，因此，芽胞不是细菌的繁殖方式。与芽胞相比，未形成芽胞而具有繁殖能力的菌体可称为繁殖体。

成熟的芽胞具有多层膜结构（图1-12），含水量少，能合成耐热、耐干燥的特有成分吡啶二羧酸，故芽胞的抵抗力强，在自然界可存活多年，成为某些传染病的重要传染源。细菌的芽胞对热力、干燥、辐射及化学消毒剂等理化因素均有强大抵抗力。一般细菌繁殖体在 80℃水中迅速死亡，而有的细菌芽胞可耐 100℃沸水数小时，被炭疽芽胞杆菌污染的草原，传染性可保持 20～30 年。

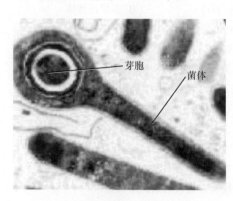

图 1-11　细菌的芽胞（电镜）

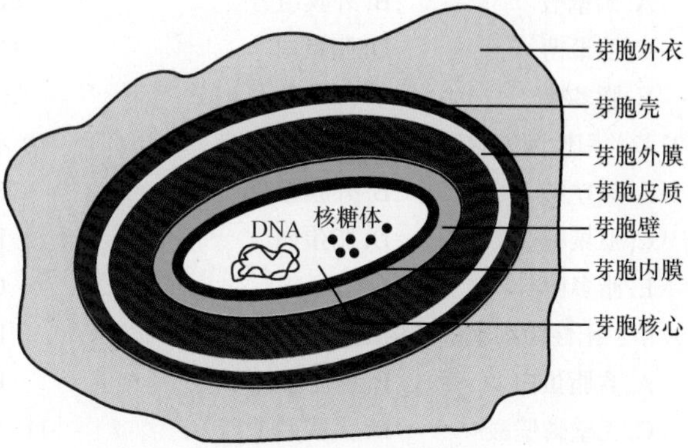

图 1-12　芽胞结构模式图

芽胞外衣
芽胞壳
芽胞外膜
芽胞皮质
芽胞壁
芽胞内膜
芽胞核心
DNA　核糖体

考点提示：
细菌特殊结构与致病作用。

细菌芽胞并不直接引起疾病，仅当发芽成为繁殖体后，才能迅速大量繁殖而致病。例如，土壤中常有破伤风梭菌的芽胞，一旦外伤深部创口被泥土污染，进入伤口的芽胞在适宜条件下即可发芽成繁殖体再致病。被芽胞污染的用具、敷料和手术器械等，用一般方法不易将其杀死，杀死芽胞最可靠的方法是高压蒸汽灭菌法。当进行消毒灭菌时，应以芽胞是否被杀死作为判断灭菌效果的指标。

第 3 节　细菌的形态学检查

检查细菌形态，有不染色标本检查法和染色标本检查法。不染色标本检查法主要用于观察细菌的动力，常用的方法有压滴法和悬滴法。

染色标本检查法是最常用的细菌形态检查法。染色方法有多种，最常用和最重要的是革兰染色法。

革兰染色法已创建 100 多年，至今仍在广泛应用。涂片标本固定后，先用结晶紫初染，再加碘液媒染，然后用 95% 乙醇脱色，最后以稀释复红复染。此法可将细菌分成两大类：不被乙醇脱色而保留紫色者为革兰阳性菌，被乙醇脱色复染成红色者为革兰阴性菌。革兰染色法的实际意义有鉴别细菌、选择抗菌药物和研究细菌致病性等。

细菌染色法中尚有单染色法、抗酸染色法以及荚膜、芽胞、鞭毛等特殊染色法。

小　结

细菌的个体微小，以微米（μm）作为测量单位。须借助显微镜观察。根据细菌的形态特征，可分为球菌、杆菌和螺形菌三大类。细菌的基本结构由外向内有细胞壁、细胞膜、细胞质和核质。细胞壁是细菌细胞特有的结构，基本成分是肽聚糖（聚糖骨架、四肽侧链、五肽交联桥），革兰阴性菌的肽聚糖缺乏五肽交联桥。革兰阳性菌的细胞壁有较厚的肽聚糖，还有磷壁酸；革兰阴性菌的细胞壁由较薄的肽聚糖和外膜（脂蛋白、脂质双层、脂多糖）组成。有些细菌还有特殊结构，如荚膜、鞭毛、菌毛和芽胞，各特殊结构有不同的作用。细菌形态的检查方法，以革兰染色法最常用。

目 标 检 测

A₁型题

1. 革兰阳性菌与革兰阴性菌共有的细胞壁组分是
   A. 磷壁酸　　　　　B. 外膜组分
   C. 肽聚糖　　　　　D. 脂蛋白
   E. 脂多糖

2. 革兰阳性菌细胞壁具有的特殊组分是
   A. 磷壁酸　　　　　B. 外膜组分
   C. 肽聚糖　　　　　D. 脂蛋白
   E. 脂多糖

3. 革兰阳性菌细胞壁结构组成的特点之一是
   A. 含脂蛋白　　　　B. 含脂多糖
   C. 无壁磷壁酸　　　D. 无膜磷壁酸
   E. 肽聚糖含量多

4. 内毒素存在于细菌的
   A. 肽聚糖层　　　　B. 外膜
   C. 细胞膜　　　　　D. 细胞质
   E. 荚膜

5. 溶菌酶溶菌作用的机制是
   A. 抑制细菌转肽酶
   B. 裂解肽聚糖的β-1，4糖苷键
   C. 破坏细菌细胞膜
   D. 与细菌核糖体结合
   E. 裂解细菌核质

6. 青霉素抗菌作用的机制是
   A. 抑制肽聚糖中四肽侧链与五肽交联桥的连接
   B. 裂解肽聚糖的β-1，4糖苷键
   C. 破坏细菌细胞膜
   D. 干扰细菌蛋白质的合成
   E. 抑制细菌核酸的代谢

7. 关于L型细菌的描述，错误的是
   A. 形态多样
   B. 大多为革兰染色阴性
   C. 在低渗环境中可存活
   D. 去除诱发因素后可恢复为原菌
   E. 仍具有一定的致病力

8. 细菌细胞膜不具备
   A. 物质转运功能　　B. 生物合成作用
   C. 呼吸作用　　　　D. 分泌作用
   E. 维持细菌外形作用

9. 细菌染色体外的遗传物质是
   A. 核糖体　　　　　B. 多聚核糖体
   C. 异染颗粒　　　　D. 中介体
   E. 质粒

10. 有关荚膜的描述，错误的是
   A. 不是所有细菌均具有
   B. 大多数细菌荚膜的化学成分为多糖
   C. 失去荚膜细菌则死亡
   D. 荚膜多糖可用于细菌分型
   E. 具有抗吞噬作用

11. 与侵袭力有关的细菌结构是
   A. 芽胞　　　　　　B. 荚膜
   C. 中介体　　　　　D. 异染颗粒
   E. 核糖体

12. 普通菌毛是细菌的
   A. 运动器官　　　　B. 黏附结构
   C. 传递遗传物质的结构
   D. 参与营养物质转运的结构
   E. 噬菌体吸附于细菌细胞的结构

13. 关于芽胞的描述，正确的是
   A. 革兰阳性菌和革兰阴性菌均可产生
   B. 是细菌的繁殖方式之一
   C. 一般只有在动物体内才可产生
   D. 只能在有氧环境中才能形成
   E. 保存细菌的全部生命所必需的物质

14. 杀灭芽胞最可靠的方法是
   A. 100℃煮沸5分钟　B. 高压蒸汽灭菌法
   C. 紫外线照射　　　D. 干燥法
   E. 70%乙醇处理

15. 与细菌革兰染色性最有关的细菌结构是
   A. 细胞壁　　　　　B. 细胞膜
   C. 细胞质　　　　　D. 核质
   E. 微荚膜

（江凌静）

第2章 细菌的生长繁殖与代谢

📖 学习目标

1. 掌握细菌生长繁殖的条件、繁殖方式及速度和生长曲线特点。
2. 熟悉细菌的代谢产物及医学意义。
3. 了解培养基的种类。
4. 能辨别细菌在液体培养基、固体培养基、半固体培养基中的生长现象。

第1节 细菌的生长繁殖

一、细菌生长繁殖的条件

细菌的种类不同，生长繁殖所需的条件不完全相同，但基本条件可归纳为以下几个方面。

（一）营养物质

细菌需要的营养物质有水、碳源、氮源、无机盐和生长因子等。

1. 水　细菌所需营养物质必须先溶于水，营养的吸收与代谢均需有水才能进行。

2. 碳源　各种碳的无机物或有机物都能被细菌吸收和利用，用于合成菌体成分和作为能量来源。病原菌主要从糖类获取碳源。

3. 氮源　用于合成菌体成分如蛋白质、酶、核酸等。病原菌主要从氨基酸、蛋白质等有机氮化物中获得氮。少数可利用无机氮源如铵盐、硝酸盐等作为氮源。

4. 无机盐　细菌需要钾、钠、钙、镁、铁、硫、磷等无机盐，其主要功能是：①构成有机化合物，成为菌体的成分；②作为酶的组成部分，维持酶的活性；③参与能量的储存和转运；④调节菌体内外的渗透压；⑤某些元素与细菌的生长繁殖和致病作用密切相关，例如，白喉棒状杆菌在含适量铁的培养基中毒素产量最高，与其致病作用有关。

5. 生长因子　有些细菌在生长发育的过程中还需要一些自己不能合成，必须由外界供给的物质，称为生长因子，主要是维生素、某些氨基酸、嘌呤、嘧啶等。少数细菌还需要特殊的生长因子，如流感嗜血杆菌需要X、V两种因子，X因子是高铁血红素，V因子是辅酶Ⅰ或辅酶Ⅱ，两者为细菌呼吸所必需。

考点提示：
细菌产生的毒素和侵袭性酶的致病作用

（二）酸碱度

细菌需要在一定的酸碱度环境中才能生长繁殖。大多数病原菌最适宜的pH为7.2～7.6。个别细菌如霍乱弧菌在pH 8.4～9.2碱性培养基中生长最好，结核分枝杆菌则以pH 6.5～6.8最适宜。

（三）温度

大多数病原菌最适宜生长温度为37℃，与人的体温相同。

（四）气体

不同细菌对气体的要求不同。根据细菌生长时对氧气的需要不同，将细菌分为4类：①专性需氧菌，必须在有氧的环境中才能生长，如结核分枝杆菌；②微需氧菌，在低氧压（5%～6%）条件下生长最好，氧浓度>10%对其有抑制作用，如空肠弯曲菌；③兼性厌氧菌，在有氧或无氧环境中都能生长，大多数病原菌属于此类；④专性厌氧菌，只能在无氧状态下才能生长，如破伤风梭菌。有些细菌在初次分离培养时，必须供给5%～10%二氧化碳才能生长，如脑膜炎奈瑟菌。

考点提示：
细菌生长繁殖的条件

二、细菌的繁殖方式与速度

（一）细菌个体的生长繁殖

细菌以无性二分裂方式进行繁殖，即一个分裂为两个，两个分裂为四个……球菌可从不同的平面分裂成双球菌、链球菌和葡萄球菌等，杆菌则沿横轴分裂，个别菌也有呈分枝状分裂的，如结核分枝杆菌。在适宜条件下，多数细菌繁殖速度很快，分裂一代仅需20～30分钟，有的细菌较慢，如结核分枝杆菌18～20小时才分裂一代。

惊人的繁殖

细菌是微生物中的一个大家族，它的种类很多，人类已经发现的就有2000多种。它们的体积都很小，小的细菌长短不到 $1\mu m$，大的也只有 $10\mu m$。一只苍蝇的腿上，可以附上几十万个细菌。细菌的繁殖速度十分惊人。它依靠自身分裂来繁殖，一个分成两个，两个分成四个……繁殖的数量是 2^n。一般细菌20～30分钟分裂一次。按20分钟繁殖一次，一个细菌一昼夜共可繁殖72次，其繁殖数量为 $2^{72} \approx 4.7 \times 10^{21}$ 个，即分裂成470 000亿亿个，重量可达2000吨。有人计算过，如果细菌在适宜的情况下顺利繁殖，3天就可以把全世界的海洋填满。要是真的这样繁殖下去，不到一周，细菌就非把人类挤出地球不可。上面理论上推导的繁殖速度实际是不可能出现的，因为细菌繁殖很快，但死亡也很快，而且受食物、水分、温度等环境条件的限制。但是，细菌毕竟是一种繁殖非常快的生物，我们对细菌的感染不能掉以轻心，必须及早采取治疗措施。

链接

（二）细菌群体的生长繁殖

细菌生长速度很快，如按20分钟分裂一代计算，一个细菌10小时后可繁殖为10亿个以上，细菌群体将庞大到难以想象的程度。但事实上由于营养来源有一定限度并逐渐耗竭，有害代谢产物逐渐积累，不可能始终保持如此高速的无限繁殖，经过一段时间后，繁殖速度减慢，死亡菌数增多，活菌增长率随之趋于停滞以至衰落。

将一定量的细菌接种于适宜的液体培养基中，连续定时取样检查活菌数，可发现其生长过程的规律性。以培养时间为横坐标，培养基中活菌数的对数为纵坐标，可绘制出一条生长曲线（图2-1）。

根据生长曲线，细菌的群体生长

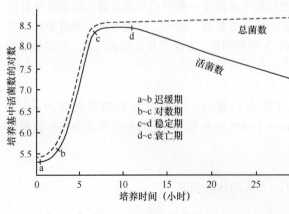

图2-1　细菌生长曲线

繁殖可分为四期。

1. 迟缓期　细菌进入新环境后的短暂适应阶段。该期菌体增大，代谢活跃，为细菌的分裂繁殖合成并积累充足的酶、辅酶和中间代谢产物，但分裂迟缓，繁殖极少。此期一般为 1～4 小时。

2. 对数期　细菌在该期生长迅速，活菌数以恒定的几何级数增长，生长曲线图上细菌数的对数呈直线上升，达到顶峰状态。此期细菌的形态、染色性、生理活性等都较典型，对外界环境因素的作用敏感。因此，研究细菌的生物学性状应选用该期的细菌。一般细菌的对数期在培养后的 8～18 小时。

3. 稳定期　由于培养基中营养物质消耗，有害代谢产物积聚，该期细菌繁殖速度渐减，死亡数逐渐增加，细菌可出现多种形态与生理性状的改变。芽胞、细菌的一些代谢产物如外毒素、抗生素等也多在此期内产生。

4. 衰亡期　细菌的繁殖速度从减慢至停止，死菌数超过活菌数。该期细菌形态显著改变，出现衰退型或菌体自溶，因此，陈旧培养的细菌难以鉴定。

考点提示：
细菌生长曲
线各期特点

第 2 节　细菌的代谢产物

细菌在代谢过程中可产生在医学上有重要意义的分解代谢产物和合成代谢产物。

一、分解代谢产物及生化反应

不同的细菌所具有的酶不完全相同，对营养物质的分解能力不同，因此产生的代谢产物也不相同，据此可鉴别细菌。利用生物化学方法来鉴别不同细菌称为细菌的生化反应试验。

（一）糖发酵试验

不同细菌分解糖类的能力和代谢产物均不同。如大肠埃希菌能分解葡萄糖和乳糖，既产酸又产气；而伤寒沙门菌可发酵葡萄糖，只产酸不产气，且不能发酵乳糖。细菌产酸使培养基 pH 降低，使指示剂改变颜色，产气则可见气泡出现。

（二）VP 试验

大肠埃希菌和产气肠杆菌均能发酵葡萄糖产酸产气，两者不能区别。但产气肠杆菌能使丙酮酸脱羧生成中性的乙酰甲基甲醇，此物质在碱性溶液中被空气中的氧分子氧化生成二乙酰，二乙酰与培养基中含胍基化合物反应生成红色化合物，为 VP 试验阳性。大肠埃希菌不能生成乙酰甲基甲醇，故 VP 试验阴性。

（三）甲基红试验

产气肠杆菌分解葡萄糖产生丙酮酸，后者经脱羧后生成中性的乙酰甲基甲醇，故培养液 pH ＞ 5.4，甲基红指示剂呈橘黄色，为甲基红试验阴性。大肠埃希菌分解葡萄糖产生丙酮酸，培养液 pH ≤ 4.5，甲基红指示剂红色，则为甲基红试验阳性。

（四）枸橼酸盐利用试验

当某些细菌（如产气肠杆菌）利用铵盐作为唯一氮源，并利用枸橼酸盐作为唯一碳源时，可在枸橼酸盐培养基上生长，分解枸橼酸盐生成碳酸盐，并分解铵盐生成氨，使培养基变为碱性，为该试验阳性。大肠埃希菌不能利用枸橼酸盐为唯一碳源，故在该培养基上不能生长，为枸橼酸盐试验阴性。

（五）吲哚试验

有些细菌如大肠埃希菌、霍乱弧菌等能分解培养基中的色氨酸生成吲哚（靛基质），经与试剂中的对二甲基氨基苯甲醛作用，生成玫瑰吲哚而呈红色，为吲哚试验阳性。

（六）硫化氢试验

有些细菌如沙门菌、变形杆菌等能分解培养基中的含硫氨基酸（如胱氨酸、甲硫氨酸）生成硫化氢，硫化氢遇铅或铁离子生成黑色的硫化铅或硫化亚铁沉淀物。

考点提示：
常见细菌生化反应试验的种类及原理

细菌的生化反应用于鉴别细菌，尤其对形态、革兰染色反应和培养特性相同或相似的细菌更为重要。吲哚（I）、甲基红（M）、VP（V）、枸橼酸盐利用（C）四种试验常用于鉴定肠道杆菌，合称为 IMViC 试验。例如，大肠埃希菌这四种试验的结果是"＋＋－－"，产气肠杆菌则为"－－＋＋"。

二、合成代谢产物及医学意义

细菌除合成菌体自身成分外，同时还合成一些在医学上有重要意义的代谢产物。

（一）毒素和侵袭性酶

病原菌在代谢过程中能合成对机体有致病作用的毒素和侵袭性酶。细菌产生的毒素有外毒素和内毒素。外毒素是 G^+ 及少数 G^- 产生的一种蛋白质，毒性极强；内毒素是 G^- 细胞壁中的脂多糖，菌体死亡或裂解后才能释放出来。某些细菌产生的侵袭性酶可损伤机体组织或保护菌体不被吞噬细胞吞噬，如链球菌产生的透明质酸酶，金黄色葡萄球菌产生的血浆凝固酶等。

（二）热原质

许多革兰阴性菌和少数革兰阳性菌能合成一种物质，注入人体或动物体内能引起发热反应，故称为热原质，革兰阴性菌的热原质即其细胞壁中的脂多糖。热原质耐高压，一般的高压蒸汽灭菌法不易使之破坏。制备生物制品和注射液过程中应严格无菌操作，防止细菌污染。用吸附剂和特殊石棉滤板可除去液体中大部分热原质，蒸馏法效果最好。

（三）色素

有些细菌在代谢过程中能合成色素。细菌色素有两种，即脂溶性色素和水溶性色素。金黄色葡萄球菌可以合成脂溶性金黄色色素，不溶于水，只存在于菌体，使菌落显色，培养基颜色不变；铜绿假单胞菌可以产生水溶性绿色色素，使培养基、感染的脓液及纱布敷料等呈绿色。细菌产生的色素有助于鉴别细菌。

（四）抗生素

抗生素是某些放线菌、真菌和少数细菌产生的能抑制或杀灭其他微生物或肿瘤细胞的物质。如真菌产生的青霉素，放线菌产生的链霉素，细菌产生的杆菌肽等。抗生素可用于感染性疾病与肿瘤的治疗。

（五）细菌素

细菌素是某些细菌产生的仅对近缘菌株有抗菌作用的蛋白质。例如，大肠埃希菌产生的细菌素称为大肠菌素，只作用于同种或遗传学上相近种的菌株。细菌素的这种狭谱作用特性，可被用来进行某些细菌的分型。

考点提示：
常见细菌合成代谢产物的种类及其医学意义

（六）维生素

细菌能合成某些维生素，除供自身所需外，还能分泌到周围环境中。如人体肠道内的大肠埃希菌合成的 B 族维生素和维生素 K 也可被人体吸收利用。

第3节　细菌的人工培养

一般细菌都可通过人工方法培养，这对明确传染病的病因、制备疫苗、流行病学调查、抗生素的选择和生产及科学研究等方面都具有重要的意义。

一、培 养 基

用人工方法配制而成的，专供微生物生长繁殖使用的混合营养制品，称为培养基（culture medium）。培养基按其组成和用途不同，分为以下几类。

1. 基础培养基　含有多数细菌生长繁殖所需的基本营养成分，如营养肉汤、营养琼脂、蛋白胨水等。

2. 营养培养基　根据某种细菌的特殊营养要求，可配制出适合这种细菌而不适合其他细菌生长的增菌培养基。一般的增菌培养基为基础培养基中添加合适的生长因子或微量元素等，以促使某些特殊细菌生长繁殖，例如，链球菌在含血液或血清的培养中生长。

3. 鉴别培养基　用于鉴别不同种类的细菌的培养基。利用各种细菌分解糖类和蛋白质的能力和代谢产物不同，在培养基中加入特定的作用底物和指示剂，一般不加抑菌剂，观察细菌在其中生长后对底物的作用如何，从而鉴别细菌，如常用的糖发酵管。

4. 选择培养基　在培养基中加入某种化学物质，使之抑制某些细菌生长，而有利于另一些细菌生长，从而将目的菌从混杂的标本中分离出来，这种培养基称为选择培养基，如培养肠道致病菌的SS琼脂。

5. 厌氧培养基　是专供厌氧菌的分离、培养和鉴别的培养基。这种培养基营养丰富，含有特殊的生长因子，氧化还原电势低。常用的有疱肉培养基、硫乙醇酸盐肉汤等，并在液体培养基表面加入凡士林或液体石蜡以隔绝空气。

此外，也可按培养基的物理性状的不同分为液体、固体和半固体三大类。在液体培养基中加入 2%～3% 的琼脂即凝固成固体培养基，琼脂含量在 0.3%～0.5% 时，则为半固体培养基。琼脂在培养基中起赋形剂作用，对病原菌不具营养意义。

考点提示：培养基的种类

固体培养基的发明

德国学者郭霍（Robert Koch，1843—1910）是微生物学研究方法的奠基者之一，是他首先发明了固体培养基。在他之前，细菌培养都是用液体培养基，根本无法把混合菌标本里的各种细菌分离开，因此无法对各种不同的细菌展开深入的研究。郭霍从海藻中提取了一种名叫琼脂的多糖，它是一种良好的凝胶体，加在液体培养基中可使培养基凝固，从而制成了固体培养基。郭霍将混合菌标本放在制备成的固体培养基上培养，发现在其上形成形状、颜色等性状不同的菌斑。他认为一个菌斑是由一个细菌繁殖的结果，由于固体培养基阻碍了细菌的移动，结果细菌的后代堆积在一起形成一个可见的菌斑即菌落。后来，郭霍从一个菌落中挑取细菌放到另一个固体培养基表面时，经过培养出现与原菌落形状和颜色等性状相同的菌落，结果证明了自己的推断，即菌落是单一细菌繁殖形成的细菌集团，为此郭霍建立了细菌分离方法。在郭霍研究方法和理论的指导下，19 世纪最后的 20 年中，大多数传染病的病原体被发现并分离培养成功，成为细菌学发展的"黄金时代"。

链接

二、细菌在培养基中的生长现象

将细菌接种于培养基中，一般经37℃培养18～24小时后，可出现肉眼可见的不同生长现象。

（一）液体培养基中生长现象

细菌在液体培养基中生长繁殖后，由于细菌种类不同，可以出现均匀混浊、沉淀和形成菌膜三种现象。大多数细菌在液体培养基中生长繁殖后呈现均匀混浊状态；少数链状的细菌呈沉淀生长；专性需氧菌呈表面生长，常形成菌膜。澄清透明的药液，如有以上现象，则药液可能被细菌污染，不能使用。

（二）固体培养基中生长现象

将细菌划线接种于固体培养基中，单个细菌生长繁殖形成肉眼可见的细菌集团，称为菌落。许多菌落融合在一起时，称为菌苔。不同细菌形成的菌落其大小、形态和色泽都不相同，有助于鉴别细菌。

（三）半固体培养基中生长现象

将细菌穿刺接种于半固体培养基中，无鞭毛的细菌沿穿刺线生长，有鞭毛的细菌则沿穿刺线向周围扩散生长，借此可以鉴别细菌有无动力。

考点提示：细菌在液体、固体、半固体培养基中的生长现象

三、人工培养细菌的意义

1. 感染的诊断与防治　要确定某种感染是由何种细菌引起，必须从患者体内培养出病原菌并进行鉴定，才能作出确切诊断。同时，对分离出的病原菌进行药物敏感试验，以选择敏感的抗生素进行治疗。

2. 细菌的鉴定和研究　对细菌进行鉴定和研究，都需首先培养细菌，使细菌繁殖到足够数量以供研究之用。

3. 生物制品的制备　供防治用的疫苗、类毒素、抗毒素、免疫血清及供诊断用的菌液、抗血清等都来自培养的细菌及其代谢产物。

小　结

细菌在适宜的条件下迅速地生长繁殖，包括充足的营养、合适的酸碱度和温度及必需的气体。细菌以无性二分裂方式繁殖，大多数细菌20～30分钟分裂一代。细菌的群体生长繁殖表现一定的规律性，可分为迟缓期、对数期、稳定期和衰亡期。

在细菌的代谢产物中，与致病有关的有毒素、侵袭性酶类及热原质；与疾病治疗有关的有抗生素和维生素；与鉴别细菌有关的有色素、细菌素及糖和蛋白质的分解产物。通过生化试验的方法检测细菌对各种基质的分解能力及代谢产物，从而鉴别细菌的反应，称为细菌的生化反应。常见的生化反应有：糖发酵试验、VP试验、甲基红试验、吲哚试验、枸橼酸盐利用试验、硫化氢试验。

不同细菌在不同培养基上培养后，出现不同的生长现象，有助于细菌的鉴别。细菌的人工培养在感染的诊断和治疗、细菌的鉴定和研究及生物制品的制备等方面有重要意义。

目 标 检 测

A₁ 型题

1. 大多数病原菌生长的适宜 pH 为
   A. pH 6.5～6.8　　　　B. pH 7.2～7.6
   C. pH 8.2～8.6　　　　D. pH 8.0～9.2
   E. pH 5.0～6.0

2. 对人致病的细菌大多是
   A. 专性厌氧菌　　　　B. 专性需氧菌
   C. 微需氧菌　　　　　D. 兼性厌氧菌
   E. 以上均不对

3. 细菌生长繁殖的方式是
   A. 无性二分裂　　　　B. 有丝分裂
   C. 孢子生殖　　　　　D. 复制
   E. 出芽

4. 下列细菌中繁殖速度最慢的是
   A. 大肠埃希菌　　　　B. 链球菌
   C. 脑膜炎奈瑟菌
   D. 结核分枝杆菌　　　E. 变形杆菌

5. 研究细菌性状最好选用哪个生长期的细菌
   A. 迟缓期　　　　　　B. 对数期
   C. 稳定期　　　　　　D. 衰亡期
   E. 以上均可

6. 细菌在下列哪个生长期中最易出现变异
   A. 迟缓期　　　　　　B. 对数期
   C. 稳定期　　　　　　D. 衰亡期
   E. 以上均可

7. 细菌生长时可形成芽胞的时期是
   A. 迟缓期　　　　　　B. 对数期
   C. 衰退期　　　　　　D. 稳定期
   E. 对数期和稳定期

8. 关于热原质的叙述错误的是
   A. 大多由革兰阴性菌产生，注入人体或动物体内能引起发热反应
   B. 高压蒸汽灭菌可被破坏
   C. 吸附剂及特殊石棉滤板可除去液体中的大部分热原质
   D. 是革兰阴性菌细胞壁中的脂多糖

9. 去除热原质最好的方法是
   A. 蒸馏法　　　　　　B. 高压蒸汽灭菌法
   C. 滤过法　　　　　　D. 巴氏消毒法
   E. 干烤法

10. 下列物质哪种不是细菌合成的代谢产物
    A. 色素　　　　　　　B. 细菌素
    C. 热原质　　　　　　D. 吲哚
    E. 抗生素

11. 与细菌鉴定有关的细菌合成代谢产物是
    A. 内毒素　　　　　　B. 热原质
    C. 抗生素　　　　　　D. 维生素
    E. 细菌素

12. 与细菌致病作用有关的代谢产物不包括
    A. 热原质　　　　　　B. 抗生素
    C. 内毒素　　　　　　D. 外毒素
    E. 侵袭性酶

13. 属于细菌分解性代谢产物的是
    A. 热原质　　　　　　B. 硫化氢
    C. 外毒素　　　　　　D. 维生素
    E. 抗生素

14. 单个细菌在固体培养基上生长可形成
    A. 菌落　　　　　　　B. 菌膜
    C. 菌苔　　　　　　　D. 菌丝
    E. 菌团

15. 菌落是指
    A. 不同种细菌在培养基上生长繁殖而形成肉眼可见的细胞集团
    B. 细菌在培养基上繁殖而形成肉眼可见的细胞集团
    C. 一个细菌在培养基上生长繁殖而形成肉眼可见的细胞集团
    D. 一个细菌细胞
    E. 从培养基上脱落的细菌

16. 观察细菌动力最常用的培养基是
    A. 液体培养基
    B. 半固体培养基
    C. 血琼脂平板培养基
    D. 巧克力色琼脂平板培养基
    E. 厌氧培养基

（王传生）

第3章　微生物的分布与消毒灭菌

📖 **学习目标**

1. 掌握正常菌群、消毒灭菌的概念及各种灭菌法。
2. 熟悉微生物在自然界和正常人体的分布及其医学意义。
3. 了解各种灭菌法的原理。
4. 具有无菌意识、生物安全与职业防护意识。

第1节　微生物的分布

微生物广泛分布在自然界的土壤、水、空气及各种物体表面，也可分布在人和动物体表及其与外界相通的腔道中。

一、微生物在自然界中的分布

土壤中具备微生物生长繁殖所需的营养物质、水、pH及气体，因此微生物的种类和数量很多。土壤中的微生物有细菌、放线菌、真菌、螺旋体等，其中以细菌为主。土壤中的细菌多为病原菌，其病原菌主要来源于人和动物的粪、尿、痰等排泄物，以及死于传染病的人和动物尸体。这些病原菌污染伤口等可引起感染。

水也是微生物生存的天然环境，水中微生物来自土壤、尘埃及人畜排泄物等。若水源被污染，可含有伤寒沙门菌、志贺菌、霍乱弧菌、甲型肝炎病毒等。因此被污染的水源容易引起多种消化道传染病的流行。

空气中缺少微生物生存必需的营养和水分，且受日光照射和干燥等因素的影响，不利于微生物的生长繁殖。但由于人和动物可从呼吸道排出微生物、土壤中的微生物可随尘埃飞扬进入空气中，因此空气中仍存在着不同种类的微生物。空气中的微生物可引起呼吸道传染病或伤口感染，也可造成生物制品、药品等的污染。

考点提示： 微生物在自然界中的分布特点及医学意义

二、微生物在正常人体的分布

（一）正常菌群及其生理作用

1. 正常菌群　正常情况下，人体的体表及与外界相通的腔道（如鼻咽腔、口腔、肠道、泌尿生殖道等），存在着不同种类和数量的微生物，通常对人是无害的，称正常菌群（normal flora）。

2. 正常菌群的生理作用　在正常条件下，人体与正常菌群之间、正常菌群中微生物之间相互制约、相互依存，对构成人与微生物生态的平衡起着重要的作用。

（1）生物拮抗作用：正常菌群通过营养竞争或产生有害代谢产物等方式防止致病菌侵入或生长繁殖。如口腔中的唾液链球菌产生的过氧化氢，可抑制白喉棒状杆菌和脑膜炎奈瑟菌的生长；肠道中大肠埃希菌产生的大肠菌素能抑制志贺菌的生长。

（2）营养作用：正常菌群的生长繁殖，可促进宿主的营养物质吸收。如肠道中的大肠埃希菌能合成人体必需的 B 族维生素及维生素 K 供人体吸收利用。

（3）免疫作用：正常菌群可促进机体免疫系统的发育和成熟，刺激机体发生免疫应答，限制了正常菌群本身对宿主的危害，同时还可以抑制或杀灭具有共同抗原的病原菌。

（4）其他作用：正常菌群的某些种类，如肠道中的双歧杆菌、乳酸杆菌，具有抗衰老和抑制肿瘤的作用。

考点提示：
正常菌群的
概念及生理
作用

（二）正常菌群分布情况

正常菌群分布在正常人体的体表及其与外界相通的腔道中，一般情况下其分布的种类和数量具有相对的稳定性，正常菌群具体的分布情况见表 3-1。

表 3-1　正常人体各部位常见的微生物

部位	主要微生物
皮肤	葡萄球菌、类白喉棒状杆菌、铜绿假单胞菌、丙酸杆菌、白念珠菌等
口腔	葡萄球菌、甲型和丙型链球菌、变异链球菌、肺炎链球菌、奈瑟菌、乳杆菌、类白喉棒状杆菌、放线菌、螺旋体、白念珠菌等
鼻咽腔	葡萄球菌、甲型和丙型链球菌、肺炎链球菌、奈瑟菌、类杆菌、流感嗜血杆菌、铜绿假单胞菌等
肠道	大肠埃希菌、产气肠杆菌、变形杆菌、铜绿假单胞菌、葡萄球菌、肠球菌、类杆菌、产气荚膜杆菌、破伤风梭菌、双歧杆菌、乳酸杆菌、白念珠菌、ECHO 病毒、腺病毒等
胃	一般无菌
尿道	葡萄球菌、类白喉棒状杆菌、非致病性分枝杆菌等
阴道	大肠埃希菌、表皮葡萄球菌、阴道棒状杆菌、乳杆菌
外耳道	葡萄球菌、非致病性分枝杆菌、类白喉棒状杆菌、铜绿假单胞菌
眼结膜	葡萄球菌、结膜干燥杆菌、非致病性奈瑟菌

（三）机会致病菌

在一定条件下，正常菌群与人体之间的平衡状态被破坏时正常菌群中的微生物也能使人致病。

在正常情况下，正常菌群相对稳定，对机体并不致病，只有当正常菌群与人体间的生态平衡失调时，不致病的正常菌群才会成为致病菌而引起人体发病。这些在特定条件下能够引起疾病的正常菌群中的细菌称为条件致病菌（conditioned pathogen），又称机会致病菌。

肠道内的菌群

刚出生的婴儿肠道内是无菌的，但出生以后 2 小时细菌就会侵入，之后随着饮食出现更多种类的肠道菌群，3 天后细菌数量达到高峰，这种在健康人胃肠道内寄居的种类繁多的微生物，称为肠道菌群。它是人体最庞大的正常菌群，构成一个巨大而复杂的生态系统。一个健康成年人胃肠道细菌总数约有 10^{14} 个，细菌种类有 1000 种以上，主要为厌氧菌，少数是微需氧菌，两者比例大约为 100：1。可分为常住（正常菌群）和路过菌，常住菌在肠道中保持相对稳定，路过菌由口摄入并单纯经过胃肠道。常住菌是使路过菌不能定植的一个因素。常住菌通常有：类杆菌、乳酸杆菌、大肠埃希菌及肠球菌等。路过菌常有金黄色葡萄球菌、铜绿假单胞菌、副大肠埃希菌、产气杆菌、变形杆菌、产气荚膜杆菌和白念珠菌等。

肠道中的菌群的种类与数量是相对稳定的，因饮食、内分泌、卫生习惯、地理环境、年龄及卫生状况的不同而变化。

链接

考点提示：
条件致病菌引起疾病的条件

条件致病菌引起疾病的条件：①寄居部位的改变，例如，寄居在肠道的大肠埃希菌可因外伤、手术、留置导尿管等进入腹腔、泌尿道、血液，分别引起腹膜炎、泌尿道感染和败血症；②机体免疫功能低下，如大面积烧伤、使用大剂量免疫抑制剂、抗肿瘤药物或放射治疗以及长期患消耗性疾病（糖尿病、肿瘤、结核病等），此时机体的免疫力低下，正常菌群中的某些细菌可引起自身感染而导致疾病；③菌群失调，由于某种原因，使机体内正常菌群中细菌的种类、数量与比例发生明显变化，称菌群失调（flora disequilibrium）。严重的菌群失调可引起疾病，出现一系列临床症状和体征，称为菌群失调症（dysbacteriosis）。此种疾病往往是在不合理使用抗菌药物治疗原发感染性疾病过程中，诱发出的另一种新的感染。所以临床上又称为二重感染。引起二重感染的常见细菌有金黄色葡萄球菌、白念珠菌和一些革兰阴性杆菌。临床表现有假膜性小肠结肠炎、鹅口疮、泌尿道感染或败血症等。所以，临床治疗感染性疾病时要合理使用抗生素，避免菌群失调发生。

第2节　消毒与灭菌

利用物理、化学及生物方法可以抑制或杀死环境中的微生物以防止其感染。常用以下术语表示对微生物的杀灭程度。

1. 消毒（disinfection）　杀死物体上或环境中的病原微生物的方法。用于消毒的化学药品称消毒剂（disinfectant），消毒剂在常用浓度下，只对细菌的繁殖体有效，要杀灭细菌的芽胞，需要提高消毒剂的浓度和作用的时间。

2. 灭菌（sterilization）　杀灭物体上所有微生物的方法。包括杀灭细菌芽胞、病原微生物和非病原微生物。灭菌比消毒彻底，灭菌的结果是无菌。

3. 无菌（asepsis）　物体上没有活的微生物存在。

4. 无菌操作（aseptic technique）　防止微生物进入机体或物体的方法，又称无菌技术。如外科手术、穿刺等需防止细菌侵入创口的操作。微生物实验、生物制药等过程中也需严格的无菌操作，防止标本和实验室被污染。

5. 防腐（antisepsis）　防止或抑制微生物生长繁殖的方法。防腐时微生物一般不死亡。用于防腐的药品称防腐剂（antiseptics），在生物制品中（疫苗、类毒素等）常加入防腐剂，以防杂菌生长。

考点提示：
消毒、灭菌、无菌操作的概念

6. 清洁（cleaning）　通过去除尘埃或一切污秽以减少微生物数量的过程。除广泛应用于医院环境外，也是物品消毒、灭菌前必须经过的处理过程，以提高消毒、灭菌的效果。

一、物理消毒灭菌法

（一）热力灭菌法

高温可使微生物的蛋白质变性凝固，酶失活，导致微生物的代谢障碍而死亡，因此加热常用于消毒灭菌。

热力灭菌法分湿热和干热两类。在同一温度下，湿热灭菌时蛋白质吸收水分易凝固；湿热穿透力强；水蒸气凝结成水时可释放潜能等，所以湿热灭菌效果比干热灭菌效果好。

1. 湿热灭菌法

（1）高压蒸汽灭菌法：是一种最有效、最常用的灭菌法。利用密闭的高压蒸汽灭菌器来进行。加热时产生的蒸汽不能外溢，随着蒸汽压力的增加，水的沸点会随之提高。在103.4kPa（1.05kg/cm^2）蒸汽压下，水的沸点达121.3℃，维持15～30分钟，可杀灭包括细菌芽胞在内的所有微生物。用于一般培养基、生理盐水、手术衣帽、手术敷料、手术器械等耐高温、耐湿热物品的灭菌。

（2）煮沸法：水温在100℃时经5分钟能杀死细菌的繁殖体，细菌芽胞需煮沸1～2小时或更长时间才死亡。本法常用于饮水、食具、器械等消毒。若加入2%碳酸氢钠可使沸点达105℃，既可杀灭芽胞，又可防止金属器械生锈。

（3）灭菌法：将物品放入流通蒸汽灭菌器内，加热100℃ 15～30分钟，移入37℃温箱过夜，使芽胞发育成繁殖体，次日再行蒸汽加热杀死繁殖体，如此连续3次，可达灭菌效果。用于不耐热含糖、血清等培养基的灭菌。

（4）巴氏消毒法：方法有两种，一是加热61.1～62.8℃，30分钟；另一种是加热71.7℃，15～30秒，现多用后一种。主要用于牛奶及酒类等的消毒。可杀灭液体中无芽胞的病原菌，并不影响被消毒物品的营养成分及味道。

巴氏消毒法的发明

1856年，法国多尔城酒坊生产的一批口味纯正的啤酒两天之内全部变得酸溜溜的。老板心急如焚地向化学家巴斯德求救。

巴斯德用显微镜仔细观察后发现，变酸的啤酒里有很多杆状细菌（乳酸杆菌），而口味正常的啤酒内却没有。继续观察还发现，酒内乳酸杆菌数量越多，酸度越大。这些发现表明啤酒变酸是受到乳酸杆菌污染所致。那么用什么方法，既能杀死酒内的乳酸杆菌，制止酸化，又能保持啤酒纯正口味呢？巴斯德通过反复试验，终于寻找到一种两全其美的方法——把啤酒加热至61.1℃保持30分钟，这就是著名的巴氏消毒法。

一百多年后的今天，古老的巴氏消毒法仍然是一种广泛应用于生产的重要消毒方法。

链接

---

2. 干热灭菌法

（1）干烤法：利用干烤箱灭菌，将空气加热至160～170℃经1～2小时，可杀灭芽胞在内的所有微生物，适用于玻璃器皿、瓷器、某些粉剂药品等的灭菌。

（2）烧灼法：用火焰将不可燃的金属、玻璃等耐高温物品烧灼，以杀灭其内的微生物，适用于微生物实验室的接种环、试管口、烧瓶口等的灭菌。

（3）焚烧法：是一种彻底的灭菌法，适用于可燃性废弃污染物、人和动物的尸体等的灭菌。

（二）紫外线杀菌法

紫外线的杀菌波长为200～300nm，具有杀菌作用，其中以265～266nm最强。这与DNA对紫外线的吸收光谱范围相一致。紫外线主要作用于DNA，使一条DNA链上相邻的两个胸腺嘧啶共价键结合而形成二聚体，干扰DNA的复制与转录，导致细菌死亡。紫外线穿透能力弱，普通的玻璃、纸张、尘埃、水蒸气等均能阻挡紫外线，所以紫外线只适用于空气和物体表面的消毒。人工紫外线灯的工作距离为1～2m，照射时间为30分钟以上。紫外线对皮肤、眼睛有损伤，不要暴露在紫外线灯下工作。

（三）电离辐射杀菌法

如高速电子、X射线、γ射线等，其杀菌机制是破坏细菌的DNA。电离辐射穿透力强，照射时不使物体升温。常用于一次性医用塑料制品、药品、生物制品的消毒或灭菌，用于食品消毒不破坏其营养成分。

考点提示：湿热灭菌法的具体方法

考点提示：干烤法的具体方法

考点提示：紫外线杀菌的原理、特点及使用要求

考点提示：
电离辐射杀菌法和滤过除菌法的用途

（四）滤过除菌法

滤过除菌是利用物理阻留的方法，用细菌滤器机械地除去液体、空气中的细菌，达到无细菌的目的。常用的细菌滤器有薄膜滤器（用硝基纤维素膜制成）和玻璃滤器（用玻璃细砂压制的滤板镶嵌在玻璃漏斗中）等。滤过除菌法常用于不耐热的血清、抗生素、毒素、药液及空气等的除菌。

二、化学消毒灭菌法

化学消毒灭菌法是使用消毒剂影响微生物的细胞结构和生理活动，从而达到防腐、消毒甚至灭菌的作用。

消毒剂的作用无选择性，在杀灭微生物的同时，对人体组织细胞也有损伤作用，所以不能内服，只能外用，主要用于体表、器械、排泄物和环境的消毒等。

（一）消毒剂的杀菌机制

1. 改变细胞壁或细胞膜的通透性　使细菌细胞内容物溢出，或胞外液体内渗，导致细菌死亡，如表面活性剂、酚类等。

考点提示：
消毒剂的杀菌机制

2. 破坏细菌的酶系统和代谢　如氧化剂、重金属盐类等，与细菌的—SH基结合，使酶失去活性，导致细菌的代谢障碍而死亡。

3. 使菌体蛋白变性或凝固　如醇类、酚类、酸、碱及重金属盐类等。

（二）消毒剂的种类

常用消毒剂的种类、浓度与用途见表3-2。

表3-2　常用消毒剂的种类、浓度与用途

类别	名称	常用浓度	用途	主要性状
重金属盐类	升汞	0.05%～0.1%	非金属器械的消毒	杀菌作用强，腐蚀金属器械
	硫柳汞	0.01%～0.02%	皮肤消毒，手术部位消毒，眼、鼻及尿道冲洗	抑菌力强
	硝酸银	1%	新生儿滴眼预防淋球菌感染	有腐蚀性
氧化剂	过氧化氢	3%	皮肤、黏膜消毒，厌氧菌感创口消毒	新生氧杀菌，不稳定
	过氧乙酸	0.2%～0.5%	塑料、玻璃器皿、家具表面、地面消毒	原液对皮肤、金属有腐蚀性
	高锰酸钾	0.01%～0.1%	皮肤、阴道、尿道、蔬菜、水果消毒	强氧化剂，稳定
卤素及其化合物	碘伏	2%～2.5%	皮肤、创口消毒	新型消毒剂、不用脱碘
	碘酒	2.5%	皮肤清毒	刺激皮肤，用后需用乙醇脱碘
	氯	0.2～0.5ppm*	地面、厕所、排泄物消毒	刺激性强
	漂白粉	10%～20%	饮水、游泳池水消毒	刺激皮肤、腐蚀金属
	84消毒液	1∶200	塑料、橡胶制品、导管、污染的手术器械、餐具、水果蔬菜等的消毒	高效消毒剂，主要含次氯酸钠，现用现配
醇类	乙醇	70%～75%	皮肤、体温计消毒	对芽胞无效
表面活性剂	苯扎溴铵	0.05%～0.1%	外科手术洗手，皮肤、黏膜的消毒，浸泡手术器械	刺激性小，对芽胞无效，遇肥皂水或其他合成洗涤剂等作用减弱
烷化剂	环氧乙烷	50mg/L	手术器械、敷料消毒	易燃、有毒
酚类	苯酚	3%～5%	地面、家具、器皿表面消毒	杀菌力强、有特殊气味
	甲酚皂溶液	2%	皮肤消毒	杀菌力强、有特殊气味

续表

类别	名称	常用浓度	用途	主要性状
醛类	甲醛	10%	尸体防腐，浸泡病理组织标本，空气熏蒸	挥发慢，刺激性强
	戊二醛	2%	精密仪器、内镜等的消毒	挥发慢，刺激性小

*1ppm=10^{-6}。

（三）消毒剂的选用

在实际工作中，根据消毒对象及消毒目的不同，选用不同的消毒剂。

1. 患者排泄物　粪便、尿液、痰液和脓汁等，一般用等量的 20% 含氯石灰（漂白粉）、5% 苯酚或 2% 甲酚皂溶液搅拌均匀，作用 2 小时后倾去。对 SARS 患者的排泄物用 1500～2500mg/L 有效氯消毒液作用 60 分钟，方可倾入卫生间。

2. 皮肤　2.5% 碘酒、0.5%～1% 碘伏、75% 乙醇溶液均可使用。

3. 黏膜　口腔黏膜消毒用 3% 过氧化氢；冲洗尿道、阴道、膀胱用 0.01%～0.05% 氯己定（洗必泰）或 0.1% 高锰酸钾溶液；新生儿预防淋病奈瑟菌感染可用 1% 硝酸银滴眼。

4. 手　预防肝炎病毒污染，用 0.2%～0.5% 过氧乙酸溶液浸泡 3～5 分钟后冲洗；或用 0.5%～1% 碘伏；也可用 2% 甲酚皂溶液等。

5. 空气　用 2% 过氧乙酸溶液（8ml/m^3）在密闭的空间喷雾消毒，作用 1 小时后开门窗通风，对细菌、病毒（包括 SARS 冠状病毒等）、真菌及芽胞均有快速杀灭作用；也可用紫外线照射消毒，每天 3 次，每次照射 1 小时。

6. 衣服　手术服采用高压灭菌；民用衣服采用流通蒸汽法消毒（化纤除外）。

7. 患者的生活用品　书报、被褥等，可放在日光下曝晒数小时，可杀死大部分微生物。

8. 日常用具　小件用具可以煮沸 15～30 分钟；亦可用流通蒸汽法，作用 30 分钟；还可以用 0.5% 过氧乙酸溶液浸泡 30 分钟。

9. 水果、蔬菜　消毒先用清水将水果洗净，然后置于 0.1% 高锰酸钾溶液中，浸泡 15 分钟后，再用凉开水冲洗。

（四）影响消毒剂作用的因素

消毒与灭菌的效果可受环境、微生物种类及消毒剂本身等多种因素的影响。

1. 消毒剂性质、浓度与作用时间　不同的消毒剂的理化性质不同，对微生物的作用也不同，如表面活性剂对革兰阳性菌杀菌效果好。同一种消毒剂浓度不同，消毒效果也不同，多数消毒剂浓度与消毒效果成正比。但乙醇类除外，75% 乙醇溶液消毒效果好。消毒剂在一定浓度内，对微生物的作用时间越长，消毒效果也越好。

2. 微生物的种类和生活状态　不同种类的微生物对消毒剂的敏感性不同，如 5% 的苯酚 5 分钟可杀死沙门菌，对金黄色葡萄球菌则需 10～15 分钟；细菌芽胞对消毒剂的抵抗力比繁殖体强；老龄菌比幼龄菌抵抗力强。因此，要根据消毒对象选择适宜的消毒剂。

3. 环境中有机物的影响　病原菌常与排泄物、分泌物混在一起，这些标本中的有机物对微生物有保护作用，降低消毒剂的消毒效果。故对痰、呕吐物、粪便消毒时，宜选用受有机物影响较小的消毒剂如含氯石灰（漂白粉）、生石灰等。

4. 温度与酸碱度的影响　消毒效果可随温度升高而增强，如 2% 戊二醛杀灭每毫升含 1 万个炭疽芽胞杆菌的芽胞，20℃时需要 15 分钟；40℃时仅需 2 分钟。酸碱度也会影响消毒效果。如苯扎溴铵在碱性溶液中杀菌作用强，而酚类在酸性环境中杀菌作用强。

考点提示：
影响消毒剂
作用的因素

小 结

　　微生物广泛分布于自然界。土壤中微生物可通过创伤等引起人类感染；水被微生物污染可引起多种消化道传染病的流行；空气中的病原菌可引起呼吸道传染病和创伤感染。加强公共卫生、医疗过程中无菌观念，严格无菌操作，对控制传染病流行等具有重要意义。

　　在正常情况下，正常人体的体表以及与外界相通的腔道中存在着对人无害的微生物群，称为正常菌群。正常菌群在正常情况下对机体有生物拮抗、营养及免疫等作用，在一定条件下也可成为条件致病菌而使人致病。

　　医学实践中利用不利于微生物生长繁殖的因素，可达到消毒、灭菌、防腐、无菌及无菌技术的目的。物理消毒灭菌法有热力、日光和紫外线、电离辐射及滤过除菌法等。高压蒸汽灭菌法是最有效、最常用的方法。化学消毒灭菌法是用化学消毒剂来进行，其作用无选择性，杀灭微生物的同时，对人也有毒害作用，所以不能内服，只能外用以及用于对器械、排泄物和环境的消毒。

目 标 检 测

A₁ 型题

1. 微生物在自然界中的分布特点是
   A. 分布广泛
   B. 土壤中微生物污染常引起伤口感染
   C. 水源中微生物污染容易引起多种消化道传染病的流行
   D. 空气中的微生物常引起呼吸道传染病或伤口感染
   E. 以上均是

2. 正常菌群是指
   A. 菌群分布于正常人体
   B. 菌群分布于体表及与外界相通的腔道
   C. 分布的菌群种类和数量相对稳定
   D. 分布的菌群对人体无害
   E. 以上均是

3. 关于菌群失调的描述不正确的是
   A. 菌群失调进一步发展，出现一系列临床症状和体征称为菌群失调症
   B. 菌群失调症又称为二重感染
   C. 不合理使用抗生素会改变正常菌群成员的耐药性，从而引起菌群失调症
   D. 可使用生态制剂治疗菌群失调症
   E. 杀死所有正常菌群可防止菌群失调症

4. 消毒是指
   A. 减少微生物数量
   B. 抑制微生物的生长
   C. 杀灭所有微生物
   D. 杀灭病原微生物
   E. 使物体上不含微生物

5. 杀灭包括芽胞在内的微生物的方法是
   A. 消毒　　　　　B. 无菌
   C. 防腐　　　　　D. 杀菌
   E. 灭菌

6. 判断灭菌的依据是
   A. 繁殖体被完全消灭
   B. 芽胞被完全消灭
   C. 鞭毛蛋白变性
   D. 菌体 DNA 变性
   E. 以上都不是

7. 无菌操作是指
   A. 物体上没有活的微生物存在
   B. 防止或抑制微生物生长繁殖的方法
   C. 防止微生物进入机体或物体的方法
   D. 杀死物体上或环境中的病原微生物的方法
   E. 通过去除尘埃或一切污秽以减少微生物数量的过程

8. 最有效、最常用的灭菌法是
   A. 紫外线法
   B. 干烤灭菌
   C. 间歇灭菌法
   D. 流通蒸汽灭菌法

　　E. 高压蒸汽灭菌法

9. 关于高压蒸汽灭菌法的叙述不正确的是

　　A. 灭菌效果最可靠，应用最广

　　B. 适用于耐高温和潮湿的物品

　　C. 可杀灭包括细菌芽胞在内的所有微生物

　　D. 通常压力为 2.05kg/cm^2

　　E. 通常温度为 121.3℃

10. 高压蒸汽灭菌法的温度是

　　A. 109.3℃　　　　　B. 115℃

　　C. 121.3℃　　　　　D. 126.7℃

　　E. 131.5℃

11. 对普通培养基的灭菌宜采用

　　A. 煮沸法　　　　　B. 巴氏消毒法

　　C. 流通蒸汽灭菌法　D. 高压蒸汽灭菌法

　　E. 间歇灭菌法

12. 欲对血清培养基进行灭菌，宜选用

　　A. 间歇灭菌法　　　B. 巴氏消毒法

　　C. 高压蒸汽灭菌法　D. 流通蒸汽法

　　E. 紫外线照射法

13. 关于紫外线的叙述不正确的是

　　A. 能干扰 DNA 合成

　　B. 消毒效果与作用时间有关

　　C. 常用于空气、物品表面消毒

　　D. 对眼和皮肤有刺激作用

　　E. 穿透力强

14. 手术室、病房的空气消毒用

　　A. 75% 乙醇溶液

　　B. 苯酚喷洒

　　C. 甲酚皂溶液喷洒

　　D. 高锰酸钾喷洒

　　E. 紫外线照射

15. 紫外线杀菌原理是

　　A. 破坏细菌细胞壁肽聚糖结构

　　B. 使菌体蛋白变性凝固

　　C. 破坏 DNA

　　D. 影响细胞膜通透性

　　E. 与细菌核蛋白结合

16. 血清、抗毒素等可用下列哪种方法除菌

　　A. 加热 56℃ 30 分钟

　　B. 紫外线照射

　　C. 滤菌器过滤

　　D. 高压蒸汽灭菌

　　E. 巴氏消毒法

17. 消毒剂的作用原理是

　　A. 使菌体蛋白变性

　　B. 使菌体蛋白凝固

　　C. 使菌体酶失去活性

　　D. 破坏细菌细胞膜

　　E. 以上均正确

18. 关于乙醇的叙述，不正确的是

　　A. 浓度在 70%～75% 时消毒效果好

　　B. 易挥发，需加盖保存，定期调整浓度

　　C. 经常用于皮肤消毒

　　D. 用于体温计浸泡消毒

　　E. 用于黏膜及创伤的消毒

19. 乙醇消毒最适宜的浓度是

　　A. 100%　　　　　　B. 95%

　　C. 75%　　　　　　 D. 50%

　　E. 30%

20. 下列消毒灭菌法的叙述错误的是

　　A. 金属器械—含氯石灰（漂白粉）

　　B. 饮水—氯气

　　C. 排泄物—含氯石灰（漂白粉）

　　D. 人和动物血清—滤过除菌

　　E. 皮肤—碘伏

（王传生）

第4章　细菌的遗传与变异

📖 学习目标

1. 掌握细菌变异的实际意义。
2. 细菌的变异现象，细菌耐药性产生的机制及防控原则。
3. 了解细菌变异的物质基础及机制。

同其他生物一样，细菌亦具有遗传和变异的生命特征。在一定条件下，细菌将其生物学性状（如形态、结构、致病性等）传给子代的现象称为遗传（heredity）。子代与亲代间、子代与子代间的生物学性状的差异称为变异（variation）。细菌的变异依据发生变异的机制不同分为遗传性变异和非遗传性变异。由细菌的基因发生改变引起的变异称为遗传性变异，亦称基因型变异（genotypic variation），变异的生物学性状能相对稳定地传给子代而且不可逆转。非遗传性变异则系环境条件改变而引起的变异，亦称表型变异（phenotypic variation）。表型变异无基因的改变，其变异不能遗传且可逆。遗传保持了每种细菌生物学性状的相对稳定，使子代与亲代具有相似性；而变异则产生了新种或变种，利于细菌的进化。

第1节　细菌的变异现象

一、形态与结构变异

（一）形态变异

在长期培养或某些因素的影响下，细菌的形态会发生变异。如长期培养或在 3%～6% NaCl 环境中鼠疫杆菌出现的多形性。在一定的因素（如青霉素、溶菌酶等）影响下，某些细菌的细胞壁合成受阻，在高渗环境中形成细胞壁缺陷的细菌，此即细菌 L 型。由于细胞壁缺损，细菌不能维持其固有形态而呈球形、丝状或多形性。细菌 L 型在高渗环境中仍可生长繁殖，仍具致病性，对作用于细菌细胞壁的抗生素亦不敏感。

（二）荚膜变异

有荚膜的肺炎链球菌具有很强的致病性，但在普通培养基上长期传代培养后，其荚膜可变薄甚或消失，致病性也随之减弱。

（三）鞭毛变异

在一定的环境条件下，有鞭毛的细菌可失去其形成鞭毛的能力。如在 0.1% 苯酚（石炭酸）琼脂培养基上，变形杆菌失去鞭毛，常把细菌鞭毛从有到无的变异，称为 H-O 变异。

（四）芽胞变异

能形成芽胞的细菌在环境条件改变时，会失去形成芽胞的能力，毒性也随之降低。如炭疽杆菌在 42～43℃ 培养 10～20 天失去形成芽胞的能力。

二、菌落变异

细菌的菌落主要分为光滑型（smooth，S）和粗糙型（rough，R）两种。新分离的细菌菌落常为 S 型，菌落表面光滑、湿润、边缘整齐，生物学特性典型。经多次人工传代培养后，菌落可逐渐转变为 R 型，菌落表面粗糙、干皱、边缘不整齐，生物学特性亦可发生变化。细菌菌落由光滑型转变为粗糙型的变异称为 S-R 变异。S-R 变异时，细菌的毒力、生化反应性等也往往发生改变，一般由 S 型变为 R 型较容易，而由 R 型变为 S 型较难。

BCG 的由来

20 世纪初，法国细菌学家——Leon Calmette（卡默德）和 Camile Guerin（介兰），他们共同研制成功了预防结核菌的人工疫苗，又称"卡介苗"（Bacillus Calmette-Guérin，BCG）。

秋天的一个下午，卡默德和介兰走在巴黎近郊的马波泰农场的一条小路上做实验，试图把结核杆菌接种到两只公羊身上，但每次都以失败告终。走着走着，他们发现田里的玉米秆儿很矮，穗儿又小，便关心地问旁边的农场主："这些玉米是不是缺乏肥料呢？"农场说："不是，先生。这玉米引种到这里已经十几代了，可能有些退化了。""什么？请您再说一遍！"农场主笑着说："是退化了，一代不如一代啦！"看着匆匆离去的两个人，农场主觉得很好笑。

卡默德和介兰从玉米的退化马上联想到：如果把毒性强烈的结核杆菌一代代培养下去，它的毒性是否也会退化呢？用已退化了毒性的结核杆菌再注射到人体中，不就可以既不伤害人体，也能使人体产生免疫力了吗？两位科学家足足花了 13 年的时间，终于成功培育了第 230 代被驯服的结核杆菌——卡介苗！

三、毒力变异

细菌的毒力变异可表现为细菌毒力的减弱或增强。有毒菌株经长期的人工培养或在培养基中加入某些化学药品或免疫血清，可使细菌的毒力减弱或消失。如用于预防结核病的减毒活疫苗——卡介苗（BCG），即为将有毒力的牛型结核分枝杆菌在甘油胆汁马铃薯培养基上经 13 年的人工培养后获得的毒力极度减弱的变异株，但其仍具有免疫原性，接种人体可使人获得特异性免疫力，可广泛用于预防结核病。又如无毒力的白喉棒状杆菌感染 β-棒状杆菌温和噬菌体后，噬菌体基因可编码产生外毒素，从而转变为有毒株。

四、耐药性变异

细菌对某种抗菌药物由敏感转变为耐药的变异称为耐药性变异。自从广泛应用抗生素等抗菌药物以来，耐药菌株逐年增加也已成为世界性难题。如金黄色葡萄球菌耐青霉素的菌株已从 1946 年的 14% 上升到而今的 80% 以上。有些细菌则同时耐受多种抗菌药物，即为多重耐药性菌株。细菌耐药性变异给临床感染性疾病的治疗带来极大困难，故而临床应根据药物敏感试验的结果选择敏感的抗菌药物，合理使用抗菌药物，避免盲目使用抗菌药物。尽可能减少耐药菌株的出现。

考点提示：耐药性变异与合理使用抗生素、药物敏感试验的关系

第2节　细菌遗传变异的物质基础

细菌遗传变异的物质基础有细菌染色体、质粒、转位因子和噬菌体等。

一、细菌染色体

染色体是细菌的主要遗传物质，携带有细菌的绝大部分遗传信息。细菌的染色体是一条环状双螺旋DNA长链反复回旋折叠形成的松散的网状结构。和真核细胞染色体相比，细菌染色体缺乏组蛋白且无核膜包绕，分散在细胞质的某个区域。细菌DNA在复制过程中若子代细菌的DNA碱基改变，子代则发生变异而出现新的生物学性状。

二、质　　粒

质粒（plasmid）是细菌染色体以外的遗传物质，为环状闭合的双链DNA，存在于胞质中，可自主复制，仅占细菌染色体DNA的0.5%～3%。质粒不是细菌生命活动所必需的，但能控制细菌某些特定的遗传性状。

（一）质粒的主要特征

1. 自我复制　质粒具有自我复制的能力，在细菌细胞内不依赖染色体复制出不同的拷贝数，并随细菌的分裂传给子代细菌。质粒基因编码的产物可使细菌表现某些特殊性状，如致病性、致育性、耐药性及某些生化特性等。

2. 转移性　质粒可通过接合、转导、转化等方式在细菌间转移，使受体菌获得相应的生物学性状。

3. 自行丢失或消除　质粒并非细菌生命活动必需的遗传物质，可自行丢失或经人工诱导处理消除。丢失质粒的细菌虽失去质粒赋予的相应性状，但仍可生存。

（二）医学上重要的质粒

不同的质粒基因编码的生物学性状也各不相同。

1. F质粒（致育质粒）　编码细菌性菌毛。携带F质粒的细菌称为雄性菌（F^+菌），无F质粒的细菌称为雌性菌（F^-菌）。F^+菌通过性菌毛把某些遗传物质（R质粒、F质粒）以接合方式传给F^-菌，使其获得F^+菌的某些遗传性状。

2. R质粒（耐药性质粒）　亦称R因子，具有一个或多个耐药基因，编码并决定细菌的耐药性。可通过接合或噬菌体进行传递。带R质粒的细菌有大肠埃希菌、沙门菌、志贺菌、铜绿假单胞菌等G^-菌，60%～90% G^-菌的耐药性由R质粒转移获得。

3. Col质粒（细菌素质粒）　又称Col因子。Col质粒主要编码产生各种细菌素，如可使大肠埃希菌产生大肠菌素。

考点提示：
质粒的主要
特点及医学
上重要的质
粒

4. Vi质粒（毒力质粒）　主要编码与细菌致病性有关的毒力因子。如金黄色葡萄球菌的表皮剥脱毒素、致病性大肠埃希菌的肠毒素、破伤风梭菌的痉挛毒素、炭疽芽胞杆菌的炭疽毒素等均由相应的Vi质粒编码产生。

三、转位因子

转位因子（transposon，Tn）是存在于细菌染色体或质粒DNA分子上的一段具有自行转位特性的特异性核苷酸序列片段。它可在染色体、质粒或噬菌体之间自行移动，不断改变其在基因组中的位置，从一个基因组移动到另一基因组中。Tn除携带与转位有关的基因外，还携带耐药基因、毒素基因及其他结构基因，与细菌的多重耐药性有关。在细菌遗传物质转移过程中，Tn可起载体作用。

四、噬 菌 体

噬菌体（bacteriophage）是一类能感染细菌、真菌、放线菌、螺旋体等微生物的病毒。它可裂解敏感细菌而使敏感细菌的菌落消失，故称噬菌体。噬菌体与细菌的变异密切相关。

（一）噬菌体的生物学性状

1. 形态结构与化学组成　在电子显微镜下噬菌体有三种基本形态（蝌蚪形、微球形、纤线形），以蝌蚪形居多。蝌蚪形噬菌体有头部及尾部，头部为双辐射状的六棱柱体；尾部呈管状，尾部中心为尾髓，外包尾鞘，终止于尾板。尾板连接的尾刺和尾丝，是噬菌体与敏感微生物接触、吸附的部位。噬菌体有核酸和蛋白质，核酸为存在于头部的双链DNA，蛋白质组成头部的外壳和尾部（图4-1）。

2. 特异性　噬菌体具有严格的宿主特异性，即某种噬菌体只感染某种微生物，甚至只感染某种中的某型。因此利用噬菌体可对细菌等进行鉴定与分型。

3. 抵抗力　噬菌体对理化因素的抵抗力较一般细菌繁殖体强。一般在 70℃30 分钟仍不失去活性，在低温条件下可长期存活。

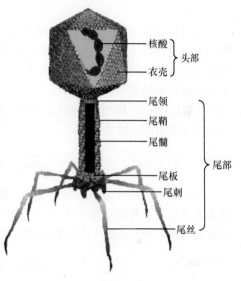

图 4-1　噬菌体结构模式图

核酸
衣壳
}头部

尾领
尾鞘
尾髓
}尾部

尾板
尾刺

尾丝

考点提示：
噬菌体的概念与结构

（二）噬菌体与宿主菌的关系

1. 毒性噬菌体　能在敏感的宿主菌中增殖并引起细菌裂解的噬菌体，称为毒性噬菌体（virulent phage）。毒性噬菌体通过尾刺或尾丝特异性地吸附在敏感细菌表面的相应受体上，尾鞘收缩将头部中的核酸经尾髓小孔注入细菌细胞内，蛋白质外壳则留在菌体外。噬菌体DNA进入细菌细胞后，以噬菌体DNA为模板，以复制的方式进行增殖，复制子代核酸并翻译外壳蛋白质；然后，子代核酸与子代外壳蛋白质在敏感细菌的胞质中装配成完整的子代噬菌体。当子代噬菌体达到一定数目时，引起细菌裂解，释放噬菌体，此过程称为溶菌周期或复制周期。

2. 温和噬菌体　感染敏感细菌后并不增殖，亦不引起宿主菌的裂解，而将噬菌体的基因整合于宿主菌的染色体中，这种噬菌体称为温和噬菌体（temperate phage）或溶原性噬菌体（lysogenic phage），此状态称为溶原状态。整合在细菌染色体中的噬菌体基因称为前噬菌体（prophage）。带有前噬菌体的细菌称为溶原性细菌。溶源性细菌的特征有：①能正常分裂，并将前噬菌体传给子代细菌；②可编码阻遏蛋白，抑制后进入菌体的毒性噬菌体的生物合成；③整合的前噬菌体可给细菌带来新性状；④可自发地或在某些理化或生物因素的诱导下脱离宿主菌染色体而进入溶原周期，产生成熟的子代噬菌体，导致细菌裂解。

第 3 节　细菌遗传变异的实际意义

一、病原学诊断

变异的细菌可失去其典型的形态结构、染色性、毒力、免疫原性及生化反应性。如肺炎链球菌变异可失去荚膜；随着耐药菌株的增多，金黄色葡萄球菌的菌落多产生白色色素。临床新分离的伤寒沙门菌株约有10%无鞭毛，无动力，患者亦不产生鞭毛（H）抗体，血清学试验不出现H凝集等，这些都给细菌的鉴定带来一定困难。因此在临床细菌学检验时，不仅需熟悉细菌的典型特性，还需了解细菌生物学性状变异的规律，注意非典型菌株的出现，才能做出正确的临床诊断。

二、临床治疗

随着抗生素等的广泛应用，耐药变异菌株不断出现，临床上已发现对多种抗菌药物耐药的多重耐药菌株。耐药菌株及多重耐药菌株的涌现，给感染性疾病治疗造成了很大困难。为提高抗菌药物的疗效并防止耐药菌株的扩散，治疗时应注意：①治疗前做药物敏感试验，依据药敏试验结果选择敏感的抗菌药物，尽量减少盲目用药；②用药应全程、足量，以彻底杀灭病原菌；③易产生耐药性的菌株或需长期用药的慢性病患，应考虑合理地联合用药，以减少细菌耐药菌株突变。

三、疾病预防

用人工方法诱导细菌或病毒变异，使其毒力减低但仍保持免疫原性，筛选减毒变异株或无毒株制备各种疫苗用于人工自动免疫，是提高人群免疫力、预防传染性疾病发生的有效措施。如接种卡介苗、乙肝疫苗对结核病、乙型肝炎的预防。

四、基因工程

基因工程（genetic engineering），也称遗传工程、DNA重组技术，是在分子水平上对基因进行操作的复杂技术，将外源目的基因通过体外重组后导入受体细胞内，使该基因在受体细胞内复制、转录、翻译表达的操作。基因工程的主要步骤是：①目的基因的获取。通过适当方法（如PCR技术）获取需要表达的目的基因。②基因表达载体的构建。用核苷酸内切酶（RE）对目的基因和质粒进行酶切，将切下的目的基因片段插入质粒的切口处，通过适量DNA连接酶使目的基因片段结合到载体上形成重组质粒。③将目的基因导入受体细胞。借鉴细菌或病毒侵染细胞的途径，把目的基因转移到工程菌（受体菌）内。④目的基因的检测与鉴定。受体菌大量繁殖并表达目的基因的产物。目前，基因工程技术已用于胰岛素、干扰素、乙肝疫苗、凝血因子等生物制品的大量生产。

第4节　细菌的耐药性与防治

细菌的耐药性（drug resistance），又称抗药性，是指细菌对某种抗菌药物（抗生素或消毒剂）作用的耐受性或相对抵抗性。细菌的耐药程度用某种药物对细菌的最小抑菌浓度（minimum inhibitory concentration，MIC）表示。临床上有效药物治疗剂量在血清中浓度大于最小抑菌浓度称为敏感；反之则称为耐药。

一、细菌的耐药机制

（一）细菌耐药的遗传机制

1. 固有耐药性　系指细菌对某些抗菌药物的天然不敏感，亦称天然耐药性。固有耐药性由细菌染色体基因决定，始终如一且可预测。如链球菌对氨基糖苷类抗生素天然耐药，铜绿假单胞菌对多数抗生素均不敏感。固有耐药性细菌的耐药基因来自亲代，存在于亲代细菌染色体上，具种属特异性。如多数 G⁻ 菌对万古霉素、甲氧西林，肠球菌对头孢菌素等耐药。

2. 获得耐药性　系指细菌的 DNA 发生改变而获得了耐药性表型。这种耐药基因源于基因突变或获得新基因，新基因获取方式有接合、转导、转化和溶原性转换等形式。获得性耐药是在正常情况下，在原先对抗菌药物敏感的细菌群体中出现了对该种抗菌药物的耐药性。细菌获得耐药性的发生率受药物剂量、细菌耐药的自发突变率及耐药基因的转移等三个因素的影响。

（二）细菌耐药的生化机制

1. 产生钝化酶　钝化酶（modified enzyme）是指一类由耐药菌株产生的、具有破坏或灭活抗菌药物活性的某种酶。钝化酶通过水解或修饰作用破坏抗生素的结构从而使其失去抗菌活性。重要的钝化酶有以下几种，① β- 内酰胺酶：由细菌染色体或质粒编码。对青霉素类和头孢菌素类耐药的菌株可产生 β- 内酰胺酶，该酶可特异性地打开药物分子结构中的β- 内酰胺环，使其完全失去抗菌活性，故又称其灭活酶。②氨基糖苷类钝化酶：细菌在接触到氨基糖苷类抗生素后产生钝化酶使后者失去抗菌作用，钝化酶基因经质粒介导合成，可将乙酰基、腺苷酰基及磷酰基等连接到氨基糖苷类的氨基或羟基上，使氨基糖苷类的结构改变而失去抗菌活性。③氯霉素乙酰转移酶：此酶亦由质粒编码产生，可使氯霉素乙酰化导致其丧失抗菌活性。

2. 改变药物的作用靶位　细菌可改变抗生素作用靶位的蛋白结构或数量，导致其与抗生素结合的有效位点改变，从而影响药物的结合使细菌对抗菌药不敏感。

3. 阻碍抗菌药物的渗透　细菌的细胞壁障碍或改变细胞膜的通透性，将阻碍药物到达作用部位而影响抗菌药物的性能。

4. 主动外排药物　某些 G⁻ 菌的外膜上有特殊的药物外排系统，将药物主动外排而使得菌体内的药物浓度不足，难以发挥抗菌作用而致耐药。

5. 交叉耐药性　指致病微生物对某种抗菌药产生耐药性后，对作用机制相似的其他抗菌药物也会产生耐药性。

考点提示：
细菌的耐药机制

二、细菌耐药性的预防

1. 合理使用抗菌药物　医务人员和患者须规范用药，在用药前应进行病原学检测，并针对病原体进行药物敏感试验，将药敏试验结果作为使用抗生素的参考。使用抗菌药物的疗程应尽可能短，严格掌握抗菌药物的局部应用和预防应用及联合用药对象，避免滥用抗菌药物。

2. 严格消毒隔离　对耐药菌感染的患者应予以隔离，避免交叉感染。因细菌耐药性的传播主要通过细菌间的传递而获得，耐药菌株可通过各种媒介引起传播。作为病原菌聚集之处的医院，应定期检查医务人员的带菌情况，严格消毒与隔离，是避免耐药菌由医务人员传给患者引起院内感染的有效方法。

3. 加强细菌耐药性的监测　建立细菌的耐药监测网，建立细菌耐药预警机制。掌握本单位乃至本地区重要致病菌和抗菌药物的耐药性的变迁，为临床提供及时有用的信息。加强药政管理，抗菌药物凭处方供应。细菌耐药性一旦产生，在停用有关药物一段时期后，其敏感性有可能渐次得以恢复。

4. 研制新的抗菌药物　根据细菌耐药性机制及其与抗菌药物结构的关系，寻找和研制具有抗菌活性，尤其是对耐药菌有活性的新型抗菌药物，同时针对耐药菌产生的钝化酶，寻找有效的酶抑制剂。

小　结

遗传与变异是细菌重要的生命特征。细菌的形态与结构、菌落、毒力及耐药性均可发生变异，而且遗传与变异的物质基础有细菌染色体、质粒、转位因子和噬菌体。细菌的变异在疾病的诊断、治疗、预防及基因工程中具有广泛应用。

细菌的耐药有其遗传机制和生化机制。

目 标 检 测

A₁型题

1. 细菌耐药性的产生是通过哪种质粒获得的

　　A. F质粒　　　　　　　B. R质粒

　　C. Vi质粒　　　　　　 D. Col质粒

　　E. 以上都不是

2. 关于噬菌体的叙述错误的是

　　A. 噬菌体是病毒

　　B. 具有严格的宿主特异性

　　C. 与细菌的变异无关

　　D. 可造成细菌裂解

　　E. 需在活的易感宿主细胞内增殖

3. 前噬菌体是指

　　A. 整合在宿主菌染色体上的噬菌体基因组

　　B. 尚未装配好的噬菌体

　　C. 毒性噬菌体

　　D. 未感染宿主菌的噬菌体

　　E. 未整合到宿主菌染色体上的噬菌体

4. 卡介苗是由于细菌发生了

　　A. 耐药性变异

　　B. 毒力变异

　　C. 形态结构变异

　　D. 抗原性变异

　　E. 菌落变异

5. 青霉素的抗菌作用是由于

　　A. 干扰细菌蛋白质的合成

　　B. 抑制细菌的酶活性

　　C. 抑制细菌的核酸代谢

　　D. 破坏细胞壁中的肽聚糖

　　E. 破坏细胞膜的结构

（旷兴林）

第5章 细菌的致病性与感染

📖 **学习目标**

1. 掌握细菌的致病因素，构成细菌毒力的物质基础。
2. 掌握细菌内、外毒素的主要区别。
3. 掌握医院感染的概念及来源，常见的医院感染及诱发因素

细菌的感染是指细菌突破宿主机体的防御机制，侵入宿主机体后与宿主相互作用引起不同程度的病理变化过程，又称为传染。细菌能否侵入机体引起感染，与细菌的致病性及机体的防御能力和环境因素密切相关。

第1节 细菌的致病性

细菌能引起疾病的能力，称为致病性（pathogenicity）。致病性是细菌的一个重要特性。具有致病性的细菌称为致病菌或病原菌。细菌的致病性与细菌的毒力、侵入的数量、侵入的途径以及机体的免疫力、环境因素有着密切的关系。

一、细菌的毒力

细菌的毒力（virulence）是指病原菌致病性的强弱程度。各种细菌的毒力不同，同种细菌也因型和株的不同存在差异，可分为强毒株、弱毒株和无毒株。构成细菌毒力的物质基础是侵袭力和毒素。

（一）侵袭力

侵袭力（invasiveness）指病原菌突破机体防御功能，在机体内定植、繁殖和扩散的能力。侵袭力与菌体表面结构和侵袭性酶类的作用密切相关。

1. 菌体表面结构

（1）黏附素：是细菌具有黏附作用的表面结构。革兰阴性菌的黏附因子通常为普通菌毛；革兰阳性菌的黏附因子是细胞壁上的毛发样突出的脂磷壁酸。普通菌毛等黏附因子具有对组织细胞的特异性黏附作用，如淋病奈瑟菌黏附于泌尿生殖道黏膜，志贺菌黏附于结肠黏膜。黏附作用的组织特异性与宿主易感细胞表面的相应受体有关。具有黏附因子的细菌只有牢固地黏附于宿主呼吸道、消化道、泌尿生殖道黏膜受体上，才能抵抗分泌液的冲刷、呼吸道上皮细胞的纤毛运动及肠蠕动等作用。黏附作用使细菌在局部定植、繁殖、积聚毒素或继续侵入细胞和组织引起疾病。

（2）荚膜和微荚膜：某些细菌产生的荚膜本身没有毒性，但其具有抗吞噬和抗杀菌物质的作用，避免了对菌体的损伤，增强了细菌停留的能力。有些细菌表面有类似荚膜的物质，即微荚膜，如金黄色葡萄球菌的A蛋白、A群链球菌的M蛋白、伤寒沙门菌的Vi抗原等，也有抗吞噬和保护菌体的作用。

2. 侵袭性酶 某些细菌在生长繁殖过程中，能产生一些有助于细菌在机体内停留、抗

吞噬作用或有助于扩散的酶类即侵袭性酶。如致病性葡萄球菌产生血浆凝固酶，能使血浆中的纤维蛋白原变成固态纤维蛋白并包绕在菌体表面，从而保护抵抗吞噬细胞的吞噬作用；A群链球菌产生的透明质酸酶、链激酶、链道酶等（扩散因子），能分解细胞间质的透明质酸、溶解纤维蛋白、液化脓液等物质中高黏度的DNA等，有利于细菌在组织中的扩散。

（二）毒素

有些细菌在代谢过程中，能合成对机体有毒害作用的毒性代谢产物即毒素（toxin）。毒素按其来源、性质和作用等不同，可以分为外毒素和内毒素两类。

1. 外毒素（exotoxin）　许多革兰阳性菌及少数革兰阴性菌在代谢过程中合成并分泌到菌体外的毒性物质，如破伤风梭菌、肉毒梭菌、白喉棒状杆菌、金黄色葡萄球菌、溶血性链球菌等革兰阳性菌和痢疾志贺菌、产毒性大肠埃希菌、霍乱弧菌等革兰阴性菌。大多数外毒素是在细菌细胞内合成并分泌至胞外，但有少数存在于菌体内，只有当菌体溶解后才释放出来，如痢疾志贺菌和产毒型大肠埃希菌的外毒素。

外毒素的化学成分是蛋白质，性质不稳定，不耐热，容易被酶分解破坏，如破伤风外毒素加热60℃20分钟即可被破坏，但葡萄球菌肠毒素例外，能耐受100℃30分钟。

外毒素毒性极强，极少量即可使易感动物死亡。如1mg肉毒梭菌产生的肉毒毒素纯品能杀死2亿只小白鼠。外毒素经甲醛处理后（0.3%~0.4%甲醛溶液，37℃30天），可失去毒性而保留免疫原性，成为类毒素。类毒素和外毒素均可刺激机体产生抗毒素。抗毒素能中和外毒素的毒性作用，故类毒素可用于人工自动免疫，预防由外毒素引起的疾病。

不同细菌产生的外毒素对组织器官有选择性毒害作用，引起特有的临床症状，如肉毒毒素主要作用于胆碱能神经轴突末梢，干扰乙酰胆碱释放，引起肌肉松弛性麻痹，出现软瘫；破伤风痉挛毒素主要与中枢神经系统抑制性突触前膜结合，阻断抑制性介质释放，引起骨骼肌强直性痉挛收缩。

肉毒毒素中毒病例

2002年1月20日，某县的4名居民在食用了同一种自制豆豉两天后分别出现了头晕、眼花、口干、发音困难等症状，严重者还伴有腹胀、恶心呕吐、呼吸困难等状况。在当地县医院进行救治后效果不好，随将4名患者紧急转送到上一级医院救治。

上级医生与食品卫生检验部门共同会诊，确诊此4人均为肉毒杆菌外毒素中毒，经医院施用特效药抢救十多天后，4人才脱离了生命危险。

肉毒毒素毒性非常强，0.1~1μg即可致人死亡，而且这种毒素在人体摄入后有2~12天的潜伏期。肉毒杆菌外毒素主要存在于动物的粪便中，容易污染豆豉、臭豆腐、蜂蜜及瓶装罐头等食品。在食用这些食品时，要注意加热后食用，因为此种毒素在80℃以上的温度下，仅需20分钟时间就会被破坏。

链接

2. 内毒素（endotoxin）　是革兰阴性菌细胞壁的脂多糖（LPS）成分，主要由革兰阴性菌产生。只有当细菌死亡裂解后才能释放出来。螺旋体、衣原体、立克次体等胞壁中也具有内毒素样物质，亦有内毒素活性。内毒素对理化因素稳定，耐热，加热60℃数小时不被破坏，160℃作用2~4小时或用强碱、强酸或强氧化剂煮沸30分钟才能破坏，用甲醛处理不能成为类毒素。内毒素的免疫原性弱，刺激机体产生的抗体无明显中和作用。

LPS由特异性多糖、核心多糖和脂质A三部分组成。内毒素的主要毒性成分是脂质A，其毒性作用相对较弱，且无选择性，不同革兰阴性菌产生的内毒素致病作用相似，引起的病理变化和临床症状有：

（1）发热反应：极微量（1ng/kg）内毒素入血后，即可引起发热反应。其机制是内毒素作用于单核细胞、巨噬细胞和中性粒细胞，使其释放内源性致热原，作用下丘脑体温调节中枢，引起发热。

（2）白细胞反应：脂多糖诱生的中性粒细胞释放因子，刺激骨髓释放大量中性粒细胞进入血流，使血流中的中性粒细胞数量增多，且有核左移现象。但伤寒沙门菌内毒素例外，其可使外周循环中白细胞数减少，机制可能与伤寒内毒素导致白细胞在外周血中分布异常有关。

（3）内毒素血症与内毒素休克：当血液中细菌或病灶内细菌释放大量内毒素入血时，即可导致内毒素血症。内毒素作用于血小板、白细胞、补体系统、凝血系统等，诱生和释放组胺、5-羟色胺、前列腺素、激肽等血管活性介质，使小血管收缩和舒张功能紊乱而造成微循环障碍，表现为血液淤滞于微循环，血管通透性增加，血浆外渗，有效循环血量剧减，血压显著下降，组织器官的血液灌注不足、缺氧、酸中毒等，严重时则形成以微循环衰竭和低血压为特征的内毒素休克。

（4）弥散性血管内凝血（DIC）：内毒素可激活凝血因子，并使血小板凝聚和释放介质，导致微血栓形成和炎症反应，使纤维蛋白原变成纤维蛋白，血液凝固，进而形成DIC。凝血因子大量消耗，导致凝血障碍，引起皮肤、黏膜的出血和渗血或内脏的出血，严重者可危及生命。

细菌外毒素与内毒素的主要区别见表5-1。

表 5-1　外毒素与内毒素的主要区别

区别	外毒素	内毒素
来源	由活的革兰阳性菌（多见）及少数革兰阴性菌产生分泌释放至细菌体外	多由革兰阴性菌产生，为细菌细胞壁成分，菌体裂解后释出
化学组成	为蛋白质，不耐热，60℃ 30分钟以上迅速破坏	脂多糖，耐热，160℃ 2～4 小时破坏
免疫原性	强，可刺激机体产生高效价的抗毒素。经甲醛处理，可脱毒成为类毒素，可用于人工自动免疫	弱，刺激机体低效价抗体，保护作用弱，甲醛处理后不能形成类毒素
毒性作用	强，各种外毒素对组织器官有选择性毒害作用，引起特殊临床症状	弱，各种细菌内毒素的毒性作用大致相同。引起发热、弥散性血管内凝血、粒细胞减少等

二、细菌的侵入数量

具有毒力的病原菌侵入机体后，还需要足够的数量才能引起感染。细菌引起感染的数量与其毒力成反比，即毒力越强，引起感染所需细菌数量越少；反之则需要量大。如毒力强的鼠疫耶尔森菌，数个细菌侵入后即可引起感染；而毒力弱的肠炎沙门菌，常需数亿个细菌才能引起感染。

三、细菌的侵入途径

病原菌与机体作用引起特定的感染，必须通过适当的侵入途径才能实现。这与病原菌生长繁殖需要一定的微环境有关，如破伤风梭菌，必须侵入缺氧的深部创口才能引起破伤风；痢疾志贺菌、伤寒沙门菌须经口侵入肠道才能致病；也有一些病原菌有多种侵入途径，如结核分枝杆菌可经呼吸道、消化道、皮肤创伤等多个门户侵入机体引起感染。

第2节　感染的来源和类型

一、感染的来源

（一）外源性感染

外源性感染（exogenous infection）指引起感染的病原体来源于体外，如来自患者、带菌者或病畜和带菌动物及外界环境（食物、土壤、水，空气）等，通过各种途径进入机体，引起机体各部位的感染。

（二）内源性感染

内源性感染（endogenous infection）指引起感染的病原体来源于自身的体表或体内的正常菌群，多为机会致病菌引起。如机体长期大量使用广谱抗生素或免疫抑制剂，导致机体免疫功能降低时，机会致病菌得以迅速繁殖而发生感染。

二、传播方式与途径

（一）呼吸道感染

患者或带菌者通过咳嗽、打喷嚏将带有病原菌的分泌物或飞沫排出，散布到空气中并被他人吸入而感染，如肺结核分枝杆菌、白喉棒状杆菌、百日咳杆菌等。

（二）消化道感染

含有病原菌的排泄物污染食物、水源等，经口进入消化道而感染，即粪—口途径。经消化道感染的病原菌有霍乱弧菌、痢疾志贺菌、伤寒沙门菌等。

（三）创伤感染

细菌经皮肤、黏膜的创伤破损处进入人体而引起的感染，如金黄色葡萄球菌、破伤风梭菌、产气荚膜梭菌等。

（四）接触感染

通过人与人或人与动物的密切接触而感染，如淋病奈瑟菌、梅毒螺旋体等。

（五）节肢动物叮咬感染

病原体以节肢动物为传播媒介而引起的感染，如乙型脑炎病毒、鼠疫耶尔森菌等。

有些病原菌可通过呼吸道、消化道、创伤等多种途径传播，如结核分枝杆菌、炭疽芽胞杆菌等。

三、感染类型

感染的发生、发展与结局是病原菌的致病作用和机体抗菌免疫相互作用的过程。可分为隐性感染、显性感染和带菌状态三种感染类型。

（一）隐性感染

当机体抗感染的免疫力较强，侵入的病原菌数量少、毒力较弱时，感染后病原菌对机体的损害轻微，不出现或出现不易察觉的临床症状称为隐性感染（inapparent infection），又称亚临床感染。隐性感染后，机体一般可获得特异性免疫力，可抵抗同种病原菌的再次感染。

（二）显性感染

当机体抗感染的免疫力较弱，或侵入的病原菌数量较多、毒力较强时，以致机体组织细胞受到较严重损害，生理功能发生紊乱，出现一系列的临床症状和体征者为显性感染（apparent infection）。

1. 根据病情缓急不同　显性感染可分为急性感染和慢性感染。

（1）急性感染：发病急，病程短，一般是数日至数周，如霍乱、急性胃肠炎等疾病。病愈后病原菌从体内消失。

（2）慢性感染：发病慢、病程长，常持续数月或数年。细胞内寄生菌引起的感染往往是慢性感染，如结核、麻风、布鲁氏菌病等。

2.按感染部位及性质不同　显性感染可分为局部感染和全身性感染。

（1）局部感染：病原菌侵入机体后，仅局限于机体某一部位，引起局部病变，如化脓性球菌引起的疖、痈等。

（2）全身感染：感染发生后，病原菌及其毒性代谢产物向全身扩散，引起全身症状。临床上常见的全身感染有以下几种：①毒血症。病原菌侵入机体后，只在侵入部位生长繁殖，不进入血流，但其释放的外毒素可入血，引起特殊的毒性症状，如白喉、破伤风等。②菌血症。病原菌由感染部位一时性或间断性侵入血流，但未在血中繁殖，只是通过血流到达其他的适宜部位生长繁殖引起病变，如伤寒早期菌血症。③败血症。病原菌侵入血流并在其中大量繁殖，产生毒性代谢产物，造成机体严重损害。出现全身中毒症状，如高热、皮肤黏膜瘀斑、肝脾肿大等。如致病性葡萄球菌引起的败血症。④脓毒血症。化脓性细菌由病灶侵入血流后，在其中大量繁殖，并随血流向全身扩散，在其他组织和器官引起新的多发性化脓性病灶，如金黄色葡萄球菌所致的脓毒血症，常引起多发性肝脓肿、肾脓肿等。

（三）带菌状态

机体在显性感染或隐性感染后，病原菌并未从机体及时消失，而在体内继续留存一定时间并不断排出体外，病原菌与机体免疫力处于相对平衡状态，称为带菌状态。处于带菌状态的人称为带菌者（carrier）。带菌者有两种：

1.健康带菌者　即经隐性感染后的带菌者，健康带菌者是最危险的传染源。

2.恢复期带菌者　即患传染病后，临床症状消失，在短期内机体仍存留并不断排出病原菌者。

带菌者经常或间歇排出病原菌，成为重要传染源。因此，及时发现并对带菌者进行隔离和有效治疗，对控制和消灭传染病的流行具有重要意义。

历史上最著名的健康带菌者

"伤寒玛丽"，本名为玛丽·梅伦（Mary Mallon），1869 年生于爱尔兰，15 岁时移民美国。起初，她给人当女佣。后来，她发现自己很有烹调才能，于是转行当了厨娘。玛丽虽然身体一直健康，却携带伤寒杆菌，经检查她是一名健康带菌者。后因玛丽相继传染多人，最终被隔离在纽约附近一个名为北兄弟岛的小岛上的传染病房里。医生对隔离中的玛丽使用了可以治疗伤寒病的所有药物，但伤寒病菌却一直顽强地存在于她的体内。最终玛丽于 1938 年 11 月 11 日死于肺炎。

第 3 节　医院感染

一、医院感染的概念

医院感染（hospital infection）指患者或医院工作人员在医院内所获得的感染。由于感染有一定的潜伏期，医院感染也包括在医院内感染出院后发病的患者。

二、医院感染类型

根据感染来源的不同医院感染分为内源性感染和外源性感染。

（一）内源性感染

内源性感染也称为自身感染，由患者自己体内正常菌群转变为条件致病菌而引起的感染。

（二）外源性感染

1. 交叉感染　指患者受到非自身存在的微生物侵袭而发生的感染。

2. 医源性感染　在诊断、治疗或预防过程中，由于所用医疗器械等消毒不严格而造成的感染。

三、医院中常见的微生物及传播途径

（一）医院感染常见的微生物

医院感染常见的微生物主要包括细菌、病毒、真菌三大类。常见细菌有葡萄球菌属、微球菌属、链球菌属、肠杆菌科、假单胞菌属、不动杆菌属、军团菌、脑膜炎败血性黄杆菌、结核分枝杆菌、非结核分枝杆菌、类杆菌、产气荚膜梭菌、破伤风梭菌、核梭杆菌、丙酸杆菌、消化球菌等。常见病毒有肝炎病毒、水痘病毒、流感病毒、轮状病毒、单纯疱疹病毒、巨细胞病毒等。常见真菌有假丝酵母菌、组织胞浆菌、球孢子菌、隐球菌、曲霉菌等。

常见的医院感染有肺部感染、尿路感染、伤口感染、病毒性肝炎、皮肤感染等。住院患者中凡有气管插管、多次手术或延长手术时间、留置导尿、应用化疗、放疗、免疫抑制剂者及老年患者，均应视为预防医院感染的重点对象。

（二）医院感染的传播途径

1. 接触感染　在医院感染中接触感染是一种重要途径，患者与患者之间、医护人员与患者间的直接接触的感染，也可通过病原体污染的手、衣物、餐具及其他用品之间的间接接触感染。

2. 直接注入　使用被微生物污染的血液、药物、生物制品等直接注入体内而引起感染，如艾滋病病毒、乙型肝炎病毒、丙型肝炎病毒等均可通过使用污染的血液或血液制品引起感染。使用灭菌不严格的医疗器械（注射器、手术器械、插管、导管、内镜等），也是医院感染的重要途径。

3. 环境污染　医院内经常有各种患者聚集，空气污染相对严重，这是引起手术创伤感染、呼吸道感染的主要原因。

四、医院感染的微生物学检测与控制

（一）医院感染的微生物学检测

医院感染的检测内容有发病率、感染部位的统计、病原学诊断、易感因素分析、医院环境微生物指标及消毒灭菌效果的检测等。主要包括全面性检测和目标性检测。

1. 全面性检测　指对住院患者、工作人员及医院感染有关因素进行全面综合的检测，摸清医院感染基本资料。

2. 目标性检测　是在全面综合检测的基础上，对医院感染严重的科室、造成经济损失最大的感染点进行检测，目的是集中有限的人力物力解决重大问题，提高医院的诊治水平。

（二）医院感染的控制

发生医院感染的原因虽然很多，但只要加强管理，采取有效的措施，大部分的医院感染是可以预防和控制的。首先要建立管理机构，加强对医院感染的检测；要组织对医务人员的培训教育；严格消毒灭菌和隔离工作，严格执行无菌操作；加强对医疗垃圾的管理；合理使用抗生素等。

控制和降低医院感染，需要各级卫生部门和医务人员的高度重视。完善的组织机构，具体的防控计划，严格消毒灭菌与隔离，可达到控制传染源、切断传播途径，降低医院感染发生的目的。

小 结

　　细菌感染取决于细菌的致病性与机体的免疫力及环境因素。细菌的致病性与细菌的毒力、侵入数量和侵入途径、机体的免疫力、环境因素有着密切的关系。构成细菌毒力的物质基础是侵袭力和毒素。细菌的侵袭力有利于细菌在体内停留、生长繁殖以及扩散。外毒素主要由革兰阳性菌产生，其毒性强，对组织器官有选择性毒害作用，不同的外毒素引起不同的病理变化；内毒素为革兰阴性菌的细胞壁成分，各种内毒素的作用基本相似。感染的来源有外源性感染、内源性感染和医院感染（各类人员在医院内所发生的感染）等。感染的途径主要有呼吸道感染、消化道感染、创伤感染、接触性感染、节肢动物叮咬感染。细菌入侵机体后，可表现为隐性感染、显性感染和带菌状态。

目 标 检 测

A₁ 型题

1. 与细菌侵袭力无关的物质是
   A. 荚膜　　　　　　　B. 菌毛
   C. 黏附因子　　　　　D. 芽胞
   E. 以上均不是

2. 下列有关外毒素特性的叙述错误的是
   A. 外毒素的化学成分是蛋白质
   B. 各种细菌的外毒素对机体的毒害作用大致相同
   C. 外毒素的毒性强
   D. 外毒素多由 G^+ 菌产生
   E. 可制备成类毒素

3. 与细菌致病性相关的因素有
   A. 细菌的毒力
   B. 细菌的侵入数量和途径
   C. 环境因素
   D. 机体的免疫力
   E. 以上都是

4. 内毒素的主要成分是
   A. 特异性多糖　　　　B. 脂质 A
   C. 核心多糖　　　　　D. 蛋白质
   E. 以上都是

5. 可经多途径感染的细菌是
   A. 脑膜炎奈瑟菌
   B. 伤寒沙门菌
   C. 淋病奈瑟菌
   D. 结核分枝杆菌
   E. 百日咳鲍特菌

6. 有利于细菌在体内扩散的物质是
   A. 菌毛　　　　　　　B. 荚膜
   C. M 蛋白　　　　　　D. 血浆凝固酶
   E. 透明质酸酶

7. 病原菌在局部生长繁殖，其外毒素进入血液引起特殊的临床中毒症状称为
   A. 菌血症　　　　　　B. 毒血症
   C. 败血症　　　　　　D. 脓毒血症
   E. 病毒血症

8. 外源性感染的传染源主要有
   A. 患者　　　　　　　B. 带菌者
   C. 患病动物　　　　　D. 带菌动物
   E. 以上都是

9. 目前已知的毒性最强的生物毒素是
   A. 破伤风痉挛毒素
   B. 霍乱肠毒素
   C. 肉毒毒素
   D. 伤寒内毒素
   E. 致热外毒素

10. 关于医院内感染的叙述错误的是
    A. 感染地点发生在医院
    B. 感染来源以内源性感染多见
    C. 感染的对象主要为住院患者
    D. 常为耐药菌株的感染
    E. 近年来革兰阳性菌的感染有明显增加的趋势

（郑　红）

第6章　球　菌

📖 学习目标

1. 掌握葡萄球菌、链球菌、淋病奈瑟菌和脑膜炎奈瑟菌主要生物学性状、致病性。
2. 熟悉肺炎链球菌的主要生物学性状、致病性。
3. 了解各种病原性球菌标本采集、检验原则及防治原则。

球菌是细菌中的一大类，种类繁多，大部分为非致病菌。对人致病的球菌称病原性球菌。因其主要引起化脓性感染，故又称化脓性球菌。临床最常见的病原性球菌有葡萄球菌属、链球菌属、奈瑟菌属、肠球菌属和莫拉菌属。

第1节　葡萄球菌属

葡萄球菌属（*Staphylococcus*）是化脓性细菌中最常见者，因其常堆积成葡萄串状而得名。葡萄球菌广泛分布于自然界、人和动物的体表及与外界相通的腔道中，如口腔、鼻咽腔等。葡萄球菌属包括30多个种和亚种，在人类金黄色葡萄球菌引起的感染最常见，占化脓性感染的80%左右；人类对该菌带菌率高（一般为20%～50%，医务人员高达70%），是引起医院交叉感染的重要病原菌。

一、生物学性状

（一）形态与染色

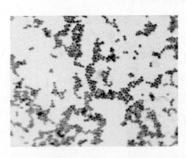

图6-1　葡萄球菌

葡萄球菌呈球形或略呈椭圆形，平均直径为1.0μm，在固体培养基上生长的细菌呈典型的葡萄串状排列（图6-1），但在液体培养基或脓汁标本中生长的葡萄球菌多成双或呈短链状排列。无鞭毛和芽胞，某些菌株可形成荚膜。革兰染色阳性。

案例6-1

患者，女，18岁。军训时饮水过少，口唇干裂。军训第5天，发现上唇左侧偏口角处红肿、灼热、胀痛，并有小硬结形成。3天后，小硬结肿大，呈锥形隆起，结节中央逐渐变软，隐约可见黄白色小脓栓，无发热等全身症状。患者用力挤压患部，排出少许黄色黏稠带血的脓汁。当日夜间，患者感觉患侧眼部周围进行性红肿，伴疼痛和压痛，继而出现头痛、寒战、高热，体温39.2℃。急诊入院诊治。

思考题：

患者发生了什么情况？为什么会这样？罪魁祸首是谁？我们应该吸取什么教训？

（二）培养特性

葡萄球菌需氧或兼性厌氧，营养要求不高，在普通琼脂培养基上即可生长。最适生长温度为 35～37℃，最适 pH 为 7.4。在 20% CO_2 环境中有利于毒素产生。在肉汤培养基中培养 18～24 小时，呈均匀混浊生长，管底稍有沉淀。在普通琼脂平板上形成直径 2～3mm，圆形、凸起、边缘整齐、表面光滑、湿润、有光泽、不透明的菌落，菌落因种不同而呈金黄色、白色或柠檬色。在血平板上，致病菌株可形成透明溶血环。该菌耐盐，故可用高盐培养基分离葡萄球菌。

葡萄球菌多能分解葡萄糖、麦芽糖、蔗糖，产酸不产气，致病菌能分解甘露醇。致病性葡萄球菌凝固酶试验多为阳性。

（三）分类

根据色素和生化反应的不同，葡萄球菌可分为金黄色葡萄球菌、表皮葡萄球菌和腐生葡萄球菌。其中，金黄色葡萄球菌多为致病菌，表皮葡萄球菌为条件致病菌，腐生葡萄球菌一般不致病。三者的主要特性见表 6-1。

表 6-1　三种葡萄球菌的主要性状

性状	金黄色葡萄球菌	表皮葡萄球菌	腐生葡萄球菌
菌落色素	金黄色	白色	白色或柠檬色
凝固酶	+	-	-
溶血素	+	-	-
甘露醇分解	+	-	-
A 蛋白	+	-	-
耐热核酸酶	+	-	-
致病性	强	弱或无	无

（四）抗原构造

1. 葡萄球菌 A 蛋白（staphylococcal protein A，SPA）　是存在于细胞壁表面的蛋白质，为完全抗原，有种属特异性。90% 的金黄色葡萄球菌有此抗原。SPA 具有抗吞噬、促细胞分裂、引起超敏反应等作用。SPA 可与人类 IgG 分子中的 Fc 段发生非特异性结合，而 Fab 段仍能与相应的抗原发生特异性结合，故常用含 SPA 的葡萄球菌作为载体，结合特异性抗体后，用于多种微生物抗原的检测，称为协同凝集试验。

2. 荚膜抗原　宿主体内的金黄色葡萄球菌多有荚膜多糖抗原，有利于细菌黏附到细胞或生物合成材料（如人工关节、生物性瓣膜等）表面，引起感染。

（五）抵抗力

葡萄球菌对外界的抵抗力强于其他无芽胞菌。在干燥的脓汁、痰液中可存活 2～3 个月；加热 60℃ 1 小时或 80℃ 30 分钟才被杀死；耐盐性强，在含 10%～15% 的 NaCl 的培养基中仍可生长；对龙胆紫敏感，1/10 万的龙胆紫溶液可抑制其生长；2% 苯酚中 15 分钟或 1% 升汞中 10 分钟死亡；对红霉素、链霉素和氯霉素均敏感。但本菌易产生耐药性，目前金黄色葡萄球菌对青霉素的耐药株高达 90% 以上。

二、致病性与免疫性

（一）致病物质

金黄色葡萄球菌能产生多种侵袭性酶类和毒素，致病力较强。主要的毒力因子有：

1. 血浆凝固酶（coagulase）　是能使人或兔血浆发生凝固的酶。致病菌株多能产生，可作为鉴定葡萄球菌有无致病性的重要指标。

凝固酶可使血浆中的纤维蛋白原变成纤维蛋白，沉积在菌体表面，阻碍吞噬细胞对细菌的吞噬及杀菌物质的杀伤作用，同时病灶处细菌不易扩散。故葡萄球菌引起的感染易于局限化和形成血栓、脓汁黏稠。

2. 葡萄球菌溶血素（staphylolysin）　葡萄球菌能产生α、β、γ、δ、ε五种溶血素，对人有致病作用的主要是α溶血素。

α溶血素是一种外毒素，化学成分为蛋白质，不耐热，对多种哺乳类动物红细胞、白细胞、血小板、肝细胞、成纤维细胞等均有损伤作用。α溶血素经甲醛脱毒可制成类毒素。

3. 杀白细胞素（leukocidin）　只破坏中性粒细胞和巨噬细胞。含有两种蛋白质，两者必须协同作用，才能通过改变细胞膜的通透性破坏细胞。能抵抗宿主吞噬细胞的吞噬，增强细菌的侵袭力。

4. 肠毒素（enterotoxin）　是一组对热稳定的可溶性蛋白质，耐热100℃ 30分钟，亦不受胃肠液中蛋白酶的影响。如误食污染肠毒素的食物如牛奶、肉类、鱼、蛋类后，毒素作用于肠道神经受体，传入中枢神经系统后，刺激呕吐中枢，引起以呕吐为主要症状的急性胃肠炎，即食物中毒。

5. 表皮剥脱毒素（exfoliative toxin，exfoliatin）　也称表皮溶解毒素。能裂解表皮组织的棘状颗粒层，使表皮与真皮脱离，引起剥脱性皮炎。化学成分为蛋白质，具有抗原性，可制成类毒素。

6. 毒性休克综合征毒素-1（toxic shocksyndrome toxin1，TSST-1）　可引起机体发热、休克及脱屑性皮疹，并增加对内毒素的敏感性。

（二）所致疾病

金黄色葡萄球菌所致疾病有侵袭性和毒素性两种类型。

1. 侵袭性疾病　葡萄球菌可通过多种途径侵入机体，引起化脓性感染。

（1）局部感染：主要有皮肤软组织感染，如疖、痈、脓肿、甲沟炎、睑腺炎（麦粒肿）及创伤感染等。感染的特点是脓汁黄色、黏稠无臭味，病灶局限。发生在危险三角区的疖被挤压，细菌会沿内眦静脉进入颅内海绵窦，引起海绵状静脉炎。此外还可引起内脏器官感染如支气管炎、肺炎、中耳炎、新生儿脐炎、脑膜炎等。

（2）全身感染：由于用力挤压疖肿或过早切开未成熟的脓肿，细菌可向全身扩散，在机体免疫力低下时，可大量繁殖引起败血症；或随血流进入肝、脾、肾等器官，引起多发脓肿，即脓毒血症。

2. 毒素性疾病

（1）食物中毒：食入污染肠毒素食物后经1～6小时潜伏期，出现恶心、呕吐、腹痛、腹泻等急性胃肠炎症状，呕吐最为突出。1～2天内可恢复。

（2）烫伤样皮肤综合征：开始皮肤出现红斑，1～2天表皮起皱，继而出现含清亮液体的水疱，易破溃，最后表皮上层脱落。多见于新生儿、婴儿、免疫力低下的成人。

（3）毒性休克综合征：主要表现为急性高热、低血压、猩红热样皮疹伴脱屑，严重时出现休克。

表皮葡萄球菌一般不致病，在特殊情况下可成为条件致病菌。

葡萄球菌引起感染后，机体可获得一定的免疫力，但难以防止再次感染。

案例 6-1 提示（1）

　　通过本节知识的学习，不难了解，患者因口唇干裂造成局部免疫力低下，金黄色葡萄球菌趁机侵入，大量繁殖，引起唇疖。因病变部位血液循环丰富，位于上唇周围和鼻部组成的"危险三角区"处，唇疖被患者用力挤压，金黄色葡萄球菌沿内眦静脉和眼静脉进入颅内的海绵窦，引起化脓性海绵状静脉炎。该病病情严重，死亡率较高。

三、实验室检查

1. 标本采集　根据不同疾病，可采集脓汁、渗出液、血液、剩余食物、呕吐物、粪便等。

2. 直接涂片镜检　根据镜下细菌形态、排列和染色性作出初步诊断。

3. 分离培养与鉴定　将标本接种于血平板，35℃培养 18～24 小时后，选取可疑菌落染色镜检。再根据色素、溶血环、凝固酶试验、甘露醇分解试验、耐热核酸酶等鉴定是否为致病性葡萄球菌。

案例 6-1 提示（2）

日常生活中应经常锻炼，增强免疫力。注意个人卫生，保持皮肤清洁。一旦发生疖，其周围的皮肤要保持清洁，并用 75% 乙醇涂擦，以防扩散。切忌挤压疖，特别是"危险三角区"的疖。有全身症状的疖应进行抗生素治疗。

四、防治原则

注意个人卫生，保持皮肤清洁，创伤应及时消毒处理。切忌挤压疖，特别是"危险三角区"的疖。加强食品卫生管理。严格无菌操作，防止医源性感染。皮肤有化脓性感染者，尤其手部，未治愈前不宜从事食品制作或饮食服务行业。合理使用抗生素，根据药敏试验选择药物。

考点提示：葡萄球菌的致病性和防治原则

第 2 节　链球菌属

链球菌属（*Streptocoecus*）的细菌广泛分布于自然界、人及动物的粪便和健康人的口腔、鼻咽部，大多数为正常菌群，不致病。链球菌属中对人类致病的主要是乙型溶血性链球菌，主要引起化脓性感染、猩红热、风湿热、肾小球肾炎等。

一、生物学性状

（一）形态与染色

链球菌呈球形或卵圆形，直径为 0.6～1.0μm，常呈链状排列。链的长短与菌种和生长环境有关，在液体培养基中易形成长链，在固体培养基上和脓汁标本中多为短链、成双或单个散在排列。无鞭毛和芽胞，多数菌株可形成荚膜，成分为透明质酸，培养时间稍久，因产生透明质酸酶使荚膜分解消失。细胞壁外有菌毛样结构，含型特异性的 M 蛋白。革兰染色阳性（图 6-2）。

（二）分类

1. 根据溶血现象分类

（1）甲型溶血性链球菌（α-hemolytic streptococcus）：血平板上菌落周围形成 1～2mm 宽的草绿色溶血环，称甲型溶血或 α 溶血，低

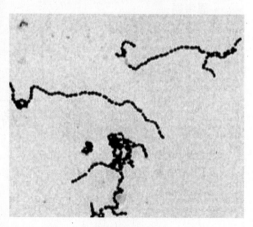

图 6-2　链球菌

倍镜观察可见α溶血环内红细胞并未完全溶解，故亦称不完全溶血。多为条件致病菌。

（2）乙型溶血性链球菌（β-hemolytic streptococcus）：血平板上菌落周围形成2～4mm宽、界线分明、完全透明的无色溶血环，称乙型溶血或β溶血，溶血环中的红细胞完全溶解，故又称完全溶血。这类链球菌又称为溶血性链球菌。致病力较强，人类和动物的多种疾病由该菌引起。

（3）丙型链球菌（γ-streptococcus）：菌落周围无溶血环，因而亦称为不溶血性链球菌。一般不致病。

2. 根据抗原构造分类　根据链球菌细胞壁中多糖抗原的不同，将链球菌分为A、B、C、D、E、F、G、H、K、L、M、N、O、P、Q、R、S、T、U、V共20群。对人类致病的链球菌90%属A群，其次为B、C、D、G群。同一群的链球菌又分若干型。

链球菌的群别与其溶血性之间无平行关系，但对人类致病的A群链球菌多形成β溶血。

（三）培养特性

链球菌兼性厌氧，少数为专性厌氧。营养要求较高，需在含血液、血清、葡萄糖等物质的培养基中才能生长。最适生长温度为35～37℃，最适pH为7.4～7.6。在血清肉汤培养基中呈絮状沉淀生长；在血平板上，形成灰白色、表面光滑、边缘整齐、直径0.5～0.75mm的细小菌落，不同菌株形成的菌落周围可出现不同的溶血环。

链球菌能分解葡萄糖产酸不产气，对乳糖、甘露醇的分解因不同菌株而异。

（四）抗原构造

抗原构造主要有三种：①多糖抗原，有群特异性，是分群依据。②蛋白抗原，有型特异性，与致病有关的是M蛋白。③核蛋白抗原，无特异性。

（五）抵抗力

抵抗力较弱，60℃30分钟即可杀死该菌。对常用消毒剂敏感。在干燥的痰中可存活数周。对青霉素、红霉素、四环素及磺胺均敏感。青霉素是链球菌感染的首选药物。

> **案例6-2**
>
> 　　患儿，男，8岁。咽痛伴发热2天，体温39.5℃，畏光、头痛、肌肉酸痛，精神和食欲欠佳，大小便正常。发病前，同学中患"咽峡炎"者较多。查体：患儿全身弥散性充血潮红，可见散在针尖大小密集的点状充血性斑丘疹，触之有沙粒感。口周苍白圈，杨梅舌，咽部充血，扁桃体Ⅱ度肿大，有少许分泌物。血常规：白细胞增高；咽拭培养：分离出乙型溶血性链球菌。
>
> **思考题：**
> 1. 临床诊断什么病？致病物质是什么？
> 2. 该病通过何种途径传播？
> 3. 病后免疫状况如何？
> 4. 治疗首选哪种抗生素？

二、致病性与免疫性

（一）致病物质

A群链球菌是链球菌中致病力最强者，致病物质主要有三大类：细菌胞壁成分、外毒素及侵袭性酶类。

1. 细菌胞壁成分

（1）脂磷壁酸：与M蛋白一起构成菌毛样结构，增强细菌对细胞的黏附性。

（2）M蛋白：有抵抗吞噬细胞的吞噬和杀菌作用。与心肌、肾小球基膜有共同抗原，某些超敏反应性疾病的发生与M蛋白有关。

（3）F蛋白：是A群链球菌重要的黏附素成员，有利于细菌在宿主体内定植和繁殖。

2. 外毒素

（1）链球菌溶血素：有两种，即链球菌溶血素O（streptolysin O，SLO）和链球菌溶血素S（streptolysin S，SLS）。SLO为含—SH基的蛋白质，对氧敏感，遇氧时，—SH基易被氧化为—S—S—基，失去溶血活性。但加入还原剂，溶血作用可逆转。SLO对中性粒细胞、血小板、巨噬细胞、神经细胞及心肌细胞有毒性作用。免疫原性强，可刺激机体产生抗体（ASO）。在链球菌感染2～3周至一年内，85%～95%患者血清中可检出ASO。活动性风湿热患者ASO显著增高，故临床常以测定ASO含量作为风湿热及其活动性的辅助诊断。SLS对氧稳定，对热和酸敏感，不宜保存。无免疫原性。链球菌在血平板上的β溶血是由SLS所致。

（2）致热外毒素（pyrogenic exotoxin）：致热外毒素又称红疹毒素，是人类猩红热的主要毒性物质。其化学成分为蛋白质，有A、B、C三种血清型，较耐热，96℃ 45分钟才能被完全破坏。此毒素使吞噬细胞释放内源性致热原，直接作用于下丘脑的体温调节中枢而引起发热；与猩红热的皮疹形成有关。

3. 侵袭性酶类

（1）透明质酸酶（hyaluronidase）：能分解细胞间质的透明质酸，有利于细菌扩散，故又称扩散因子。

（2）链激酶（strepto-kinase，SK）：又称溶纤维蛋白酶。能使血液中纤维蛋白酶原变成纤维蛋白酶，可溶解血块或阻止血浆凝固，有助于细菌扩散。

（3）链道酶（streptodornase，SD）：亦称DNA酶，能分解脓汁中具有高度黏稠性的DNA，使脓汁稀薄，促进病原菌扩散。

故链球菌引起的化脓性感染病灶界线不清，脓汁稀薄，感染易扩散。

（二）所致疾病

A群链球菌引起的疾病约占人类链球菌感染的90%，分为化脓性感染、中毒性疾病和超敏反应性疾病。

1. 化脓性感染　如蜂窝组织炎、丹毒、扁桃体炎、淋巴管炎、脓疱疮、败血症等。

2. 中毒性疾病　猩红热是由产生红疹毒素的A群链球菌引起的急性呼吸道传染病。10岁以下儿童多发，潜伏期为2～3天，主要临床表现为发热、咽炎、全身弥漫性鲜红色皮疹及疹退后明显的脱屑、口周苍白圈和杨梅舌等。

3. 超敏反应疾病

（1）风湿热：常继发于A群链球菌感染引起的咽炎或扁桃体炎，潜伏期为2～3周，临床表现为发热、关节炎、心肌炎等。

（2）急性肾小球肾炎：多见于儿童和青少年，临床以发热、血尿、蛋白尿、水肿、高血压为主要表现。其发病机制属于Ⅱ型或Ⅲ型超敏反应。

甲型溶血性链球菌是条件致病菌。拔牙或扁桃体摘除时，口腔中的甲型溶血性链球菌乘机侵入血液，心脏若有先天性缺陷或风湿性损伤，细菌可在该处停留繁殖，引起亚急性细菌性心内膜炎。变异链球菌与龋齿的发生密切相关。

多吃糖为什么易患龋齿？

龋齿俗称"虫牙"，是发生在牙体硬组织的一种慢性、进行性、破坏性疾病。龋齿的发生是由于口腔中的变异链球菌产生葡糖基转移酶，分解口腔中残留的糖，产生黏性大的葡聚糖，借此将大量细菌黏附在牙面形成牙菌斑。菌斑中的变异链球菌、乳酸杆菌等不断分解残留糖，产生大量的酸，当 pH 降至 4.5 左右时，牙体硬组织脱钙、溶解而形成龋洞。吃糖多，特别是三餐间和睡前食用含糖较高的黏性食物，口腔中残留的糖多，被细菌分解产生的酸多，使牙齿长时间处于 pH<4.5 的酸性环境，增加牙体硬组织脱钙和溶解，增加了龋齿的发病率。少吃糖、勤刷牙可有效预防龋齿。

链 接

链球菌感染后，可建立牢固的型特异性免疫，但因型别多，型间无交叉免疫，故易反复感染。猩红热病后可建立牢固的同型抗毒素免疫。

三、实验室检查

（一）标本采集

根据所致疾病不同，可采集脓汁、咽拭子、血液等标本送检。

（二）直接涂片镜检

在脓性分泌物中发现链状排列的革兰阳性球菌可初步诊断。

（三）分离培养与鉴定

用血平板分离培养，18～24 小时后根据菌落特点、溶血特点及涂片染色结果可确诊。

（四）抗链球菌溶血素 O 试验

抗链球菌溶血素 O 试验（简称抗 O 试验）是将链球菌溶血素 O 制成抗原，用于检测患者血清中抗链球菌溶血素 O 抗体（ASO）的血清学试验。正常人群 ASO 效价小于 250，风湿热或急性肾小球肾炎的患者，血清中抗 O 抗体多明显高于正常人，效价 ≥ 400。

案例 6-2 提示

根据患者咽痛、发热、皮肤弥漫充血、有密集针尖大小斑丘疹、口周苍白圈、杨梅舌、白细胞增高，咽拭培养（分离出乙型溶血性链球菌），同学中患"咽峡炎"者较多等现象可诊断猩红热。猩红热是儿童急性呼吸道传播疾病。致病物质为乙型溶血性链球菌产生的致热外毒素。病后可获得牢固免疫力。治疗首选青霉素。

四、防治原则

考点提示：
乙型溶血性
链球菌所致
疾病和防治
原则

链球菌感染主要通过飞沫传播，及时治疗患者及带菌者，以减少传染源。注意对空气、医疗器械和敷料的消毒和灭菌。彻底治疗急性咽峡炎和扁桃体炎，以防止急性肾小球肾炎、风湿热的发生。治疗首选青霉素。

第 3 节　肺炎链球菌

肺炎链球菌（pneumococcus），俗称肺炎球菌。常寄居在正常人的鼻咽腔内，多不致病，只形成带菌状态，当机体免疫力降低时致病。主要引起大叶性肺炎等。

一、主要生物学性状

菌体呈矛头状，多成双排列，钝端相对，尖端相背。无鞭毛和芽胞，在机体内可形成厚荚膜，革兰染色阳性（图6-3）。营养要求较高，在血平板上形成细小、灰白色、圆形略扁、半透明、有草绿色溶血环的菌落。培养超过24小时，因产生自溶酶，细菌自溶，菌落中央下陷呈脐窝状。自溶酶可被胆汁或胆盐激活，促进培养物中细菌自溶，借此可与甲型链球菌鉴别。对外界抵抗力较弱，对一般消毒剂敏感。

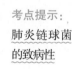

图6-3 肺炎链球菌

二、致病性与免疫性

（一）致病物质

肺炎链球菌主要致病物质是荚膜，有抗吞噬作用。此外，肺炎链球菌溶血素O、脂磷壁酸、神经氨酸酶与肺炎链球菌的黏附、定植、繁殖及扩散有关。

（二）所致疾病

肺炎链球菌通过呼吸道感染，主要引起大叶性肺炎。肺炎后可继发胸膜炎、脓胸、中耳炎、脑膜炎、败血症等。

病后可建立较牢固的型特异性免疫。同型病菌再次感染少见。

三、防治原则

提高免疫力，接种荚膜多糖疫苗可有效预防感染。治疗可选用青霉素、红霉素等。

考点提示：
肺炎链球菌的致病性

第4节 奈瑟菌属

奈瑟菌属（*Neisseria*）主要寄居在人类的鼻咽部、胃肠道和泌尿生殖道，一般不致病。对人类致病的只有脑膜炎奈瑟菌和淋病奈瑟菌。

一、脑膜炎奈瑟菌

脑膜炎奈瑟菌（meningococcus）俗称脑膜炎球菌，是流行性脑脊髓膜炎（简称流脑）的病原体。

（一）生物学性状

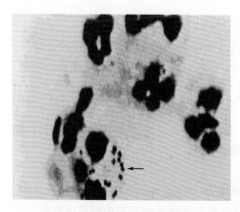

图6-4 脑膜炎奈瑟菌

1. 形态与染色 菌体呈肾形或豆形、成双排列，凹面相对，直径0.6～0.8μm，无芽胞和鞭毛。在患者的脑脊液中，细菌多位于中性粒细胞内，形态典型（图6-4）。新分离的菌株多有荚膜和菌毛。革兰染色阴性。

2. 培养特性 专性需氧。营养要求较高，常用巧克力血琼脂平板培养，初次分离需5%～10% CO_2。最适生长温度35～37℃，低于30℃或高于40℃则不生长。最适pH 7.4～7.6。在巧克力血琼脂平板上培养，形成圆形、略凸起、光滑、边缘整齐、半透明、湿润、蓝灰色菌落。

脑膜炎奈瑟菌多能分解葡萄糖和麦芽糖，产酸不产气，不分解蛋白质。

3. 抗原结构与分类

（1）荚膜多糖抗原：据此将脑膜炎奈瑟菌分为 A、B、C……13 个血清群，以 C 群致病力最强。

（2）外膜蛋白抗原：有型特异性，据此将各血清群（A 群除外）分为若干血清型。

（3）脂多糖抗原：是脑膜炎奈瑟菌的主要致病物质。

4. 抵抗力　较弱，对冷、热、干燥及消毒剂极敏感，在生理盐水中仅存活数小时，加热 60℃ 5 分钟即死亡。可产生自溶酶。故标本应保温、保湿立即送检。

（二）致病性与免疫性

1. 致病物质

（1）荚膜：有抗吞噬作用，能增强细菌的侵袭力。

（2）菌毛：与鼻咽部黏膜细胞结合，有利于细菌进一步侵入。

（3）内毒素：是主要致病物质。可作用于小血管和毛细血管，引起坏死、出血，表现为皮肤瘀斑和微循环障碍。

2. 所致疾病　脑膜炎奈瑟菌是流脑的病原菌，通过飞沫经呼吸道传播。传染源是患者和带菌者。多在冬春季流行，流脑流行期间，正常人群带菌率达 70% 以上，是重要的传染源。易感者主要为 15 岁以下儿童。因侵入病原菌毒力、数量和机体免疫力不同，流脑的病情轻重不一。临床分普通型、暴发型和慢性败血症型。①普通型占 90% 左右，主要表现有突发寒战、高热、出血性皮疹、剧烈头痛、喷射状呕吐、颈强直等。②暴发型流脑少见，除有高热、头痛、呕吐外，还可出现烦躁不安、意识障碍、昏迷等。病情凶险，若不及时抢救，常于 24 小时内死亡。③慢性败血症型成人患者较多，病程可迁延数日。

3. 免疫性　以体液免疫为主。显性感染、隐性感染或接种疫苗后 2 周，血清中群特异性抗体水平提高。6 个月以内的婴儿可通过母体获得抗体，故具有一定的免疫力，6 个月至 2 岁儿童因免疫力弱，发病率较高。

（三）实验室检查

1. 标本采集　一般根据病情可采集脑脊液、血液、瘀斑穿刺液、咽拭子等。标本应保温、保湿立即送检，最好床边接种。接种的培养基应先预温。

2. 直接涂片镜检　取脑脊液的离心沉淀物或瘀斑渗出物，涂片染色镜检，若在中性粒细胞内或外见到革兰阴性双球菌，可初步诊断。

3. 分离培养与鉴定　血液和脑脊液先增菌再用巧克力色血琼脂平板分离培养。根据菌落特点、生化反应及玻片凝集试验做出诊断。

考点提示：
流脑的传播
途径

（四）防治原则

患者须早隔离、早治疗以尽快消除传染源。对儿童接种流脑疫苗以进行特异性预防，流行期间可服用磺胺药物预防，治疗首选青霉素，剂量要大，过敏者可选用红霉素。

二、淋病奈瑟菌

淋病奈瑟菌（gonococcus）是淋病的病原菌，主要引起人类泌尿生殖系统黏膜的化脓性感染。淋病是目前我国流行的发病率最高的性传播疾病。

（一）生物学性状

1. 形态与染色　菌体呈肾形或咖啡豆形，成双排列，直径 0.6～0.8μm。脓汁标本中，大多数淋病奈瑟菌常位于中性粒细胞内，慢性淋病患者奈瑟菌多分布在中性粒细胞外。无芽胞和鞭毛，有荚膜和菌毛。革兰染色阴性（图6-5）。

2. 培养特性　专性需氧，初次分离培养时须提供 5% CO_2。营养要求高，常用巧克力血平板培养。最适生长温度 35～37℃，低于 30℃或高于 36℃不生长。最适 pH 7.5。在巧克力血平板上经 24 小时培养，可形成圆形、凸起、直径 0.5～1.0mm、灰白色光滑型菌落。

3. 抗原结构与分类　①菌毛蛋白抗原：存在于有毒菌株。②脂多糖抗原：有致热作用，易发生变异。③外膜蛋白抗原：包括 PⅠ、PⅡ、PⅢ。PⅠ是主要的外膜蛋白，是淋病奈瑟菌分型的基础。

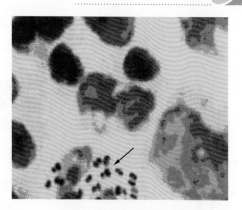

图 6-5　淋病奈瑟菌

4. 抵抗力　对热、冷、干燥和消毒剂极度敏感。在干燥的环境中仅能存活 1～2 小时，湿热 55℃ 5 分钟或 100℃立即死亡；在不完全干燥的情况下，附着在衣裤或被褥上可生存 18～24 小时；1%硝酸银、1%苯酚可迅速杀死该菌。对大观霉素（淋必治）和头孢曲松钠（菌必治）敏感。

案例 6-3

　　患者，女，14 岁，单亲。月经初潮结束后 3 天，出现尿频、尿痛、排尿困难、外阴部烧灼感、分泌物明显增多等症状。体检发现外阴、阴道外口及尿道口充血、红肿，有脓性分泌物。取分泌物涂片，革兰染色镜检，在中性粒细胞内发现大量革兰阴性、蚕豆形、成双排列的球菌。母亲否认有性病史，但在母亲的阴道分泌物中培养出革兰阴性双球菌，进一步询问得知，母亲有婚外性行为，家中用浴盆洗浴，并有混洗衣物的习惯。

思考题：

1. 该病原菌是什么菌？

2. 女孩感染了哪种疾病？

3. 女孩是怎么被感染的？该病还可以通过哪些途径传播？

4. 如何对患者进行健康教育？

（二）致病性与免疫性

1. 致病物质

（1）菌毛：有菌毛的菌株可黏附到人类尿道黏膜上，不易被尿液冲洗掉；抗吞噬作用明显，即使被吞噬，仍能寄生在吞噬细胞内。

（2）外膜蛋白：PⅠ可导致中性粒细胞胞膜的损伤，PⅡ起到黏附作用，PⅢ可阻抑杀菌抗体的活性。

（3）内毒素：与补体、抗体共同作用，在局部形成炎症反应。

（4）IgA1 蛋白酶：能破坏黏膜表面存在的特异性 IgA，使细菌能黏附在黏膜表面。

2. 所致疾病　人类是淋病奈瑟菌唯一的宿主。主要通过性接触和间接接触被污染的物品如毛巾、浴盆、衣物等方式感染；新生儿可经产道感染，致淋病性结膜炎，因眼内有大量脓性分泌物，故称脓漏眼。淋病潜伏期为 3～5 天，主要表现为泌尿生殖道的化脓性感染（即淋病），出现尿频、尿急、尿痛、尿道或宫颈口流脓等症状；部分女性患者可无症状或症状轻微，易被忽视。

人类对淋病奈瑟菌无天然免疫力，患病后可产生特异性的抗体，但免疫力不持久，再感染和慢性患者普遍存在。

（三）实验室检查

取阴道或尿道脓性分泌物，涂片染色镜检，在中性粒细胞内或外发现革兰阴性球菌，有诊断意义。将标本接种于巧克力血平板做分离培养，根据菌落特点、涂片及生化反应可确诊。标本注意保温、保湿，立即送检接种。

案例6-3 提示

1. 在阴道分泌物内发现革兰阴性、蚕豆形、成双排列的球菌，可确诊为淋病奈瑟菌。

2. 女孩感染了淋病。

3. 虽然母亲没有明显的临床症状，但其阴道分泌物中培养出淋病奈瑟菌，并有婚外性行为，是淋病感染者，该家庭有盆浴、混洗衣物的习惯，使女孩间接接触污染物造成淋球菌感染。淋病主要通过性接触传播（其母亲即通过此途径感染），淋病母亲可通过产道感染胎儿和新生儿。

4. 防止不正当的两性关系；注意个人卫生，养成良好的生活习惯，衣物要分洗，单独存放和消毒；进行早期规范治疗。

（四）防治原则

考点提示：淋病的传播途径及防治原则

加强性病防治的卫生宣教；禁止卖淫嫖娼和防止不正当的两性关系是预防淋病的重要环节。对患者应尽早治疗，可选择大观霉素（淋必治）和头孢曲松钠（菌必治）。但由于耐药菌株的增加，治疗时应根据药敏试验选择敏感药物治疗。患者以及与患者有性接触的人应同时治疗。新生儿用1%硝酸银滴眼以预防淋球菌性结膜炎。

小　结

病原性球菌主要包括革兰阳性的葡萄球菌、链球菌和肺炎链球菌及革兰阴性的脑膜炎奈瑟菌和淋病奈瑟菌。

葡萄球菌分金黄色葡萄球菌、表皮葡萄球菌和腐生葡萄球菌三种，金黄色葡萄球菌致病力最强。主要致病物质有血浆凝固酶和外毒素，血浆凝固酶是鉴定致病性的重要指标。所致疾病有侵袭性和中毒性两种，其化脓性感染的特点为脓汁黏稠、病灶局限。带菌率高，易引起医院内交叉感染，对常用抗生素易产生耐药性。

链球菌所致疾病中90%由A群链球菌引起。主要致病物质有菌体成分、毒素及侵袭性酶类。所致疾病有化脓性感染、猩红热、超敏反应性疾病，其化脓性感染的特点为病灶与周围界线不清，有扩散趋势，脓汁稀薄。抗O试验可作为风湿热的辅助诊断。治疗首选青霉素。

肺炎链球菌以荚膜致病，主要引起大叶性肺炎。

脑膜炎奈瑟菌是流脑的病原菌，经呼吸道传播，冬春季流行，流行期间可用磺胺类药物预防。易感儿童可接种流脑疫苗进行特异性预防。治疗首选青霉素。

淋病奈瑟菌是淋病的病原菌。主要通过性接触和间接接触传播。主要表现为泌尿生殖道的化脓性炎症。新生儿可经产道感染，引起新生儿淋球菌性结膜炎，1%硝酸银滴眼可预防。

目 标 检 测

A1 型题

1. 乙型溶血性链球菌生长时，菌落周围常出现的溶血环是
   A. α 溶血
   B. β 溶血
   C. γ 溶血
   D. δ 溶血
   E. ε 溶血

2. 致病性葡萄球菌在血平板上出现的溶血现象是
   A. α 溶血
   B. β 溶血
   C. γ 溶血
   D. δ 溶血
   E. ε 溶血

3. 与脑膜炎奈瑟菌生物学特性不符的是
   A. 菌体如咖啡豆样，呈双排列
   B. 革兰染色阴性
   C. 有荚膜、菌毛
   D. 有鞭毛，能运动
   E. 在患者脑脊液中常位于中性粒细胞内

4. 致病性葡萄球菌的鉴定依据是
   A. 菌落有金黄色色素
   B. 菌落周围有透明溶血环
   C. 血浆凝固酶阳性
   D. 分解甘露醇
   E. 以上都是

5. 可引起食物中毒的细菌是
   A. 葡萄球菌
   B. 链球菌
   C. 肺炎链球菌
   D. 脑膜炎奈瑟菌
   E. 淋病奈瑟菌

6. 链球菌可以产生的侵袭性的酶类是
   A. 血浆凝固酶
   B. 透明质酸酶
   C. 链激酶
   D. 链道酶
   E. BCD

7. 关于金黄色葡萄球菌，下列说法错误的是
   A. 耐盐性强
   B. 在血平板上形成完全透明的溶血环
   C. 引起局部化脓性感染时病变比较局限
   D. 不易产生耐药性，抵抗力强
   E. 革兰阳性菌

8. 葡萄球菌致急性胃肠炎的致病因素是
   A. 杀白细胞素
   B. 溶血毒素
   C. 肠毒素
   D. 血浆凝固酶
   E. 红疹毒素

9. 对脑膜炎奈瑟菌标本采送的叙述错误的是
   A. 低温
   B. 保温
   C. 防干燥
   D. 快速
   E. 防光线

10. 肺炎链球菌的致病因素主要是
    A. 内毒素
    B. 外毒素
    C. 荚膜
    D. 菌毛
    E. 侵袭性酶

11. 关于淋球菌，下列说法错误的是
    A. G⁻ 肾性双球菌
    B. 人是本菌唯一宿主
    C. 通过性接触传播
    D. 新生儿可经产道传播
    E. 耐干燥，抵抗能力强

12. 链球菌感染后引起的变态反应性疾病是
    A. 产褥热
    B. 风湿热
    C. 猩红热
    D. 波浪热
    E. 以上都不是

13. 根据抗原结构分类，链球菌分 20 个群，对人致病的 90% 属于
    A. A 群
    B. B 群
    C. C 群
    D. D 群
    E. E 群

14. 引起亚急性心内膜炎的病菌是
    A. 葡萄球菌
    B. 衣原体
    C. 大肠埃希菌
    D. 甲型溶血性链球菌
    E. 乙型溶血性链球菌

（叶　霞）

第7章 肠道杆菌

📖 学习目标

1. 掌握埃希菌属、志贺菌属、沙门菌属的生物学性状、致病性、免疫性、标本采送和防治原则。

2. 了解肠道杆菌的常用实验室检查方法。

3. 了解其他肠道杆菌的生物学性状、致病性、标本采送和防治原则。

肠道杆菌（enterobacteriaceae）是一大群寄居在人和动物肠道中，生物学性状相似的革兰阴性杆菌，随人和动物粪便排出而广泛分布于土壤、水和腐物中。多为肠道的正常菌群，但当机体免疫力降低或细菌侵入肠外其他部位时，可引起感染；少数为致病菌，如伤寒沙门菌、志贺菌、致病性大肠埃希菌等。肠杆菌科细菌种类繁多，与医学有关的主要有埃希菌属、志贺菌属、沙门菌属、变形杆菌属、克雷伯菌属等。

肠道杆菌共同特性：肠道杆菌均为中等大小的革兰阴性无芽胞杆菌，多数有鞭毛和菌毛。营养要求不高，在普通培养基上生长良好。生化反应非常活泼，发酵型分解葡萄糖，氧化酶试验阴性、触酶多阳性，多能还原硝酸盐为亚硝酸盐；在含乳糖的SS培养基上，肠道致病菌不分解乳糖，形成无色菌落，非致病菌分解乳糖产酸，形成有色菌落，可用于肠道杆菌鉴别。抗原构造复杂，有菌体（O）抗原、鞭毛（H）抗原、表面抗原。抵抗力不强，对热及一般化学消毒剂敏感。该科细菌易发生变异，如鞭毛变异、菌落变异、生化反应变异、耐药性变异等。

吃隔夜菜为什么会发生亚硝酸盐中毒？

在种植过程中，由于使用氮肥，各种蔬菜中都会含有一定量的硝酸盐。硝酸盐在硝酸盐还原菌的作用下会产生亚硝酸盐（工业盐），亚硝酸盐可使亚铁血红蛋白氧化成高铁血红蛋白，失去运氧的功能，使组织缺氧，人食入0.3～0.5g的亚硝酸盐即会出现青紫而中毒。吃剩下的菜，由于被口腔中细菌及食具污染菌污染，室温放置12小时（过夜），若菜中细菌大量增生（$>10^4$），其中叶类菜中亚硝酸盐含量会超过300mg/kg，食用后即可引起亚硝酸盐中毒。链球菌属、葡萄球菌属及肠道杆菌属多为硝酸盐还原菌，要小心啊！

链接

第1节 埃希菌属

埃希菌属（*Escherichia*）包括5个种，其中大肠埃希菌（*E. coli*）在临床标本中最常见。大肠埃希菌俗称大肠杆菌，是人类肠道中的正常菌群，婴儿出生后几小时该菌即进入肠道并伴随终生。大肠埃希菌在正常情况下对机体是有益的，其产生的维生素B和维生素K为机体提供营养；大肠菌素可抑制痢疾杆菌等致病菌生长。但在机体免疫力下降或细菌侵入肠道外组织器官时，可引起肠道外感染，成为条件致病菌。某些血清型大肠埃希菌具有致病性，可导致肠道感染。在环境卫生学和食品卫生学中，常被用作粪便污染的卫生学检测指标。

案例 7-1

　　患者，女，19 岁。爱清洁，每日用湿巾擦拭下体。近一年来，反复出现尿频、尿急、尿痛等症状，口服抗生素治疗，症状缓解。4 天前，被雨淋过后，出现发热、腰痛，排尿时有烧灼感，口服抗生素治疗无效，并出现寒战、高热、头痛、恶心呕吐等全身症状，腰部疼痛逐渐加重。入院查体：体温 39.5℃，肾区压痛和叩击痛明显，血压 110/70mmHg；血常规示白细胞增高；尿中白细胞＞ 100 个 /HP，红细胞 0～2 个 /HP，尿蛋白（-）；中段尿培养菌落计数大于 10^5 个 /ml。

　　思考题：

　　1. 临床诊断什么病？

　　2. 该病最常见的病原菌是什么？主要通过何种途径感染？

　　3. 尿培养在什么时间进行阳性率较高？

　　4. 应如何对患者进行健康教育？

一、生物学性状

　　菌体呈杆状，长 1～3μm，宽 0.4～0.7μm。无芽胞，多数菌株有周鞭毛，有菌毛和荚膜。革兰染色阴性（图 7-1）。

　　大肠埃希菌兼性厌氧，营养要求不高，在普通琼脂平板上培养 18～24 小时，形成直径 2～3mm、圆形凸起、灰白色的光滑型菌落，有粪臭味。在液体培养基中呈均匀混浊生长。在肠道选择培养基 SS 或 EMB 上因分解乳糖形成有色菌落。抵抗力较强，60℃ 15 分钟仍可存活。在肥沃的土壤表层可存活数月。

　　生化反应活泼，能发酵葡萄糖、乳糖、麦芽糖、甘露醇产酸产气，不产生硫化氢，动力阳性，IMViC（吲哚、甲基红、VP、枸橼酸盐试验）＋＋－－。

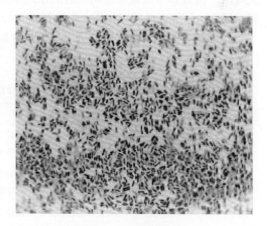

图 7-1　大肠埃希菌

　　有 O、H、K 三种抗原，是分型的依据。

　　O 抗原是细胞壁脂多糖最外层的特异性多糖，目前已知有 171 种。

　　H 抗原位于鞭毛上，加热和用乙醇处理，可使 H 抗原变性或丧失，有 56 种。

　　K 抗原位于 O 抗原外层，为多糖。与细菌的侵袭力有关，有 100 种。

　　大肠埃希菌血清型的表示方式是按 O：K：H 排列，如 $O_6：K_{15}：H_{16}$ 即为肠产毒素大肠埃希菌的一个血清型。

二、致　病　性

（一）致病物质

　　1. 黏附素　又称定植因子。能使细菌紧密黏附在泌尿道和肠道的细胞上，避免因排尿时尿液的冲洗和肠道的蠕动作用而被排除。

2.外毒素 主要有志贺毒素Ⅰ和Ⅱ；耐热肠毒素a和b；不耐热肠毒素Ⅰ和Ⅱ；溶血毒素A。

3.K抗原 具有抗吞噬作用。

案例 7-1 提示（1）

　　因患者不正确的清洗方法，造成大肠杆菌污染尿道，细菌上行感染，引起尿道炎和膀胱炎，出现尿急、尿频和尿痛等症状。但患者并没有进行正规治疗，故症状反复出现。在免疫力低下（被雨淋）时，病情进一步加重，细菌上行感染肾盂，引起肾盂肾炎，出现寒战、高热、腰痛等症状。患者的血常规、血培养、尿常规及尿细菌培养均支持肾盂肾炎的诊断。

（二）所致疾病

1.肠道外感染 多数大肠埃希菌在肠道内不致病，当移居至肠道外的组织或器官则可引起肠道外感染。肠道外感染以泌尿道感染和化脓性感染最常见，如尿道炎、膀胱炎、肾盂肾炎、腹膜炎、胆囊炎、婴儿和老年人败血症及新生儿脑膜炎等。

引起泌尿道感染的大肠埃希菌大多来源于结肠，污染尿道后，上行至膀胱、肾脏和前列腺，引起上行性感染。女性尿道短而宽，不能完全有效防止细菌上行，故女性尿道感染比男性高。年轻女性首次尿道感染，90%以上是由本菌引起。尿道结石、前列腺肥大、先天畸形、插管和膀胱镜检查均是造成尿路感染的危险因素。尿道感染的临床症状主要有尿频、尿急、尿痛、血尿和脓尿；累及肾盂时可出现寒战、高热、腰痛等症状。

2.肠道感染 某些血清型可引起人类胃肠炎。主要有5种类型，称致病性大肠埃希菌（表7-1）。

表 7-1 致病性大肠埃希菌

菌株	作用部位	疾病与症状	致病机制	常见O血清型
ETEC	小肠	旅行者腹泻；婴幼儿腹泻；水样便、恶心、呕吐、腹痛、低热	质粒介导LT和ST肠毒素，大量分泌液体和电解质	6、8、15、25、27、78、148、159
EIEC	大肠	痢疾样腹泻；水样便、继以少量血便、腹痛、发热	质粒介导侵袭和破坏结肠黏膜上皮细胞	28、29、112、124、136、143、144、152、164、167
EPEC	小肠	婴儿腹泻；水样便、恶心、呕吐、发热	质粒介导黏附和破坏上皮细胞绒毛结构导致吸收受损和腹泻	2、55、86、111、114、119、125、126、127、128、142、158
EHEC	大肠	出血性腹泻；水样便，继以大量出血、剧烈腹痛、低热或无，可并发溶血性尿毒综合征和血小板减少性紫癜	溶原性噬菌体编码Stx-I或Stx-II，中断蛋白质合成	157、26、111
EAEC	小肠	婴儿腹泻；持续性水样便、呕吐、脱水、低热	质粒介导集聚性黏附上皮细胞，阻止液体吸收	42、44、3、86

（1）肠产毒素性大肠埃希菌（ETEC）：能产生两种肠毒素，即耐热肠毒素（ST）和不耐热肠毒素（LT），LT是主要毒素。

"青出于蓝"的 $O_{104}:H_4$

2011 年 5 月发生在德国的肠出血性大肠杆菌感染暴发流行，历时月余，欧洲和北美共有逾 4400 人遭感染，852 人发展为溶血性尿毒症，50 多人死亡。这是自 1982 年 EHEC 首次被发现以来引起的十余次暴发流行中，死亡人数最多的一次。为什么会导致如此严重的后果呢？EHEC 的主要致病菌株为 $O_{157}:H_7$，之前世界各国发生的 EHEC 感染流行皆由该菌株引起。而本次的病原菌株为 $O_{104}:H_4$，它是常见的肠出血性大肠杆菌的一个非常远的远亲。中德科学家联合对其进行了全基因组测序，结果显示它大约 80% 的基因来自血清型为 O_{104} 型的大肠埃希菌，其余 20% 的基因来自另外一种大肠埃希菌。这一新组合体兼具侵袭、产毒、抗药等多种"凶性"，难以治疗，死亡率偏高。真是"青出于蓝而胜于蓝"啊！

链　接

（2）肠致病性大肠埃希菌（EPEC）：不产生肠毒素，多有黏附因子，能黏附在肠道黏膜细胞上。主要引起婴幼儿腹泻。

（3）肠侵袭性大肠埃希菌（EIEC）：不产生肠毒素，具有侵袭力，能侵入肠黏膜上皮细胞生长繁殖，形成炎症和溃疡。

（4）肠出血性大肠埃希菌（EHEC）：能产生类志贺菌毒素，可致出血性肠炎，少数病例可并发溶血性尿毒症。此类大肠埃希菌的感染主要因食入消毒不完全的牛奶和肉类所致，可发生于任何年龄。

（5）肠集聚性大肠埃希菌（EAEC）：能产生损伤肠细胞的类志贺菌样的外毒素，引起小儿顽固性腹泻和旅游者的腹泻。

（三）卫生学意义

大肠埃希菌不断随粪便排出，可污染周围环境、水源、食品等。样品中检出此菌越多，表示被粪便污染越严重，间接提示有肠道致病菌污染的可能。因此，卫生细菌学以"大肠菌群数"作为饮水、食品等被粪便污染的指标之一。大肠菌群指数是指每 1000ml 样品中大肠菌群数。大肠菌群是指在 37℃ 24 小时内发酵乳糖产酸产气，需氧和兼性厌氧的肠道杆菌，包括埃希菌属、枸橼酸杆菌属、克雷伯杆菌属、肠杆菌属等。我国卫生标准规定，大肠菌群数在每升饮水中不得超过 3 个；每 100ml 瓶装汽水、果汁中不得超过 5 个。

（四）实验室检查

肠道外感染采取中段尿、血液、脓汁、脑脊液等；胃肠炎则取粪便。除血液标本外，均需做涂片染色检查。经分离培养后，根据菌落特点及生化反应进行鉴定。尿路感染尚需计数菌落数，每毫升尿中细菌数 $\geq 10^5$ 才有诊断意义。肠道内感染还需通过 ELISA、核酸杂交、PCR 等方法检测不同类型大肠埃希菌的肠毒素、致病物质和血清型等。

案例 7-1 提示（2）

因抗生素影响尿细菌培养阳性率，故应停用抗生素 5 天后做尿细菌培养。健康指导要点：本病是由大肠埃希菌寄居部位改变，细菌侵入尿道，上行引起的内源性感染，平日应正确清洗下体，防止尿道感染；一旦出现尿路感染应选择敏感抗生素彻底治愈；急性期应卧床休息；多饮水，增加尿量，冲洗尿路，加速细菌排出；勤排尿，还可以降低髓质渗透压，提高机体吞噬细胞的功能。病愈后，注意锻炼身体以提高自身免疫力。

（五）防治原则

考点提示：
大肠埃希菌
的致病性和
防治原则

　　加强饮食卫生和水源管理，以减少引起胃肠炎的大肠埃希菌的侵入机会。尿道插管和膀胱镜检查应严格无菌操作，以防尿路感染的发生。尿路感染者应多饮水，增加尿量，冲洗尿路，加速细菌排出；勤排尿，还可以降低髓质渗透压，提高机体吞噬细胞的功能。治疗应在药敏试验指导下选择用药。

第2节　志贺菌属

　　志贺菌属（*Shigella*）是人类细菌性痢疾的病原菌，通称痢疾杆菌。细菌性痢疾是一种常见的消化道传播性疾病，主要流行于发展中国家，全世界年病例数超过 2 亿，其中住院病例达 500 万，每年约有 65 万人死于痢疾。

案例 7-2

　　患儿，女，7 岁。中午在校外小餐馆用餐后，回家又食用了冰箱内存放多天的西瓜。当晚出现发热，体温 39℃，伴咽痛，无寒战，无吐泻。按上呼吸道感染给予抗生素治疗，热不退。夜间开始腹泻，黄稀水样便，便中含少量黏液，无脓血，一晚 4 次，按肠道感染治疗无好转。体温升至 40～41℃，腹泻不止。次日，患儿精神委靡，并出现抽搐 2 次，患儿意识模糊不清，脉细速，血压 60/40mmHg。急诊入院，临床诊断中毒性痢疾。

思考题：

1. 诊断依据是什么？
2. 该病由哪种病原菌引起？
3. 护士应如何对患儿及家长进行健康教育？

一、生物学性状

　　菌体呈杆状，长 2～3μm，宽 0.5～0.7μm。无芽胞，无鞭毛，无荚膜，有菌毛。革兰染色阴性。

　　志贺菌营养要求不高，在普通琼脂平板上经 24 小时培养，形成直径 2mm、半透明的光滑型菌落。宋内志贺菌常形成较大、扁平的粗糙型菌落。在 SS 或 EMB 培养基上因不分解乳糖，形成无色菌落。宋内志贺菌培养超过 48 小时，可迟缓分解乳糖，形成有色菌落。

　　分解葡萄糖产酸不产气，除宋内志贺菌外，均不分解乳糖；不产生硫化氢；动力阴性。

　　志贺菌属细菌有 O 和 K 两种抗原。O 抗原是分群的依据，借以将志贺菌属分 4 群：A 群（痢疾志贺菌）、B 群（福氏志贺菌）、C 群（鲍氏志贺菌）、D 群（宋内志贺菌）（表 7-2）。我国流行的主要是福氏志贺菌和宋内志贺菌。

表 7-2　志贺菌的分类

菌种	群型	亚型
痢疾志贺菌 A	1～10	8a、8b、8c
福氏志贺菌 B	1～6，x，y 变种	1a、1b、2a、2b、3a、3b、3c、4a、4b
鲍氏志贺菌 C	1～18	
宋内志贺菌 D	1	

志贺菌的抵抗力比其他肠道杆菌弱，加热 60℃ 10 分钟可被杀死。对酸和一般消毒剂敏感，在粪便中，由于其他肠道杆菌产酸或噬菌体的作用常使本菌在数小时内死亡，故粪便标本应迅速送检。但在污染物品及瓜果、蔬菜上，志贺菌可存活 10～20 天。在适宜的温度下，可在水和食品中繁殖，引起水源和食物型的暴发流行。易出现耐药性。

二、致病性与免疫性

（一）致病物质

致病物质包括菌毛、内毒素和外毒素。

1. 菌毛　对小肠黏膜有较强的黏附能力。

2. 内毒素　志贺菌属所有菌株皆有强烈的内毒素。内毒素作用于肠黏膜，使其通透性增高，进一步促进对内毒素的吸收，引起发热、微循环障碍、中毒性休克及 DIC 等一系列症状。内毒素可破坏肠黏膜，形成炎症和溃疡，出现典型的黏液脓血便。作用于肠壁自主神经系统使肠功能紊乱、肠蠕动失调和痉挛。尤以直肠括约肌痉挛最明显，因而出现腹痛、里急后重等症状。

3. 外毒素　A 群志贺菌 I 型和 II 型能产生外毒素。该毒素同时具有细胞毒素、神经毒素、肠毒素 3 种毒性，可引起细胞坏死、神经麻痹、水样腹泻。

（二）所致疾病

所致疾病为细菌性痢疾。主要通过粪—口途径传播。传染源为患者和带菌者。潜伏期为 1～3 天。常见的感染剂量为 10^3 个，比沙门菌和霍乱弧菌的感染剂量低 2～5 个数量级。A 群志贺菌感染者病情较重，D 群志贺菌多引起轻型感染，B 群志贺菌感染易转为慢性，病程迁延。我国以 B 群和 D 群引起的感染常见。细菌性痢疾分为急性、慢性和中毒性三种类型。

1. 急性细菌性痢疾　起病急，常有发热、腹痛、腹泻，腹泻次数由 10 多次增至数十次，并由水样腹泻转变为黏液脓血便，伴里急后重、下腹部疼痛等症状。50% 以上的病例在 2～5 天内发热和腹泻可自发消退，预后良好。痢疾志贺菌引起的菌痢严重，死亡率高达 20%。

2. 急性中毒性痢疾　多见于小儿，各型志贺菌都可引起。常无明显的消化道症状而以全身中毒症状为主。主要表现为高热、休克、中毒性脑病，可迅速发生循环及呼吸衰竭，死亡率高。

3. 慢性细菌性痢疾　是指急性菌痢治疗不彻底，反复发作，病程超过 2 个月者。症状不典型易误诊而延误治疗。急性菌痢有 10%～20% 可转为慢性。

志贺菌感染局限于肠黏膜，一般不入血。感染恢复后，多可产生循环抗体，但此种抗体无保护作用。抗感染免疫主要是消化道黏膜表面的分泌型 IgA，但不牢固。

案例 7-2 提示（1）

依据：

1. 有不洁饮食史。

2. 急性起病，病情数小时进行性加重。

3. 除肠道症状外，有明显的发热、精神和神经症状（精神委靡、抽搐、意识障碍）及末梢循环不良、血压低等症状。

三、实验室检查

（一）标本采集

应在使用抗生素之前采集新鲜粪便的脓血黏液部分，避免与尿液混合。标本应立即送检或将标本保存在30%甘油缓冲液盐水或专门运送培养基内。中毒性痢疾患者可取肛拭。

（二）分离培养与鉴定

将标本接种于肠道选择培养基上，37℃培养18～24小时，挑取无色透明可疑菌落做生化反应和血清学试验，可以确定菌群和菌型。

（三）快速诊断法

现临床还可通过免疫荧光菌球法、协同凝集试验、乳胶凝集试验、分子生物学方法对细菌性痢疾进行快速诊断。

案例 7-2 提示（2）

健康教育：
1. 饭前便后要洗手。
2. 不吃不干净的食物及在冰箱内储存过久的食物。
3. 患儿的食具用物须煮沸消毒。
4. 患儿应在家隔离至粪便培养2次阴性才能上学。

四、防治原则

加强水、食物、牛奶等的卫生管理；防蝇、灭蝇；对患者要早诊断、早隔离、早治疗，症状消失，粪便培养2次阴性可解除隔离。治疗可选用磺胺药、诺氟沙星、小檗碱等。但此菌易出现多重耐药菌株。可用活菌苗预防。

考点提示：
中毒性痢疾

第3节 沙门菌属

沙门菌属（*Salmonella*）包括一大群寄居在人和动物肠道中，生物学性状相关的革兰阴性杆菌。其型别繁多，现已发现2463个血清型。但仅少数对人类致病，如伤寒沙门菌、甲型副伤寒沙门菌、肖氏沙门菌和希氏沙门菌；对动物致病的沙门菌，如鼠伤寒沙门菌、猪霍乱沙门菌、肠炎沙门菌，偶可致人食物中毒或败血症。

一、生物学性状

（一）形态与染色

沙门菌为革兰染色阴性杆菌，长2～4.0μm，宽0.6～1.0μm。无芽胞，有菌毛，多有周鞭毛，一般无荚膜（图7-2）。

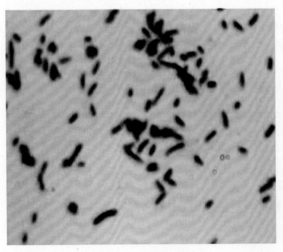

图 7-2　伤寒沙门菌

案例 7-3

患者，男，27 岁，海员。航海时出现发热（体温 39.5～41℃）、全身不适、乏力、头痛、腹泻、腹胀等症状。用四环素、罗红霉素等抗生素治疗，病情未见好转。8 天后，船靠岸入院诊治。体检：患者表情淡漠，呆滞迟缓，相对缓脉，肝脏肋下 2cm，脾脏肋下 1cm，躯干背侧隐约可见多颗米粒大小、压之退色的淡红色皮疹。血液检查：白细胞数低于正常，中性粒细胞占 0.7，淋巴细胞占 0.3。粪便检查：镜下见少许白细胞及脓细胞，便培养无致病菌生长。

思考题：

1. 可疑诊断是什么？

2. 为进一步确诊，还应做哪些检查？

3. 如何选择抗生素治疗？

（二）培养特性

沙门菌属兼性厌氧，营养要求不高，在普通培养基上可生长，在 SS 培养基上形成中等大小、无色半透明的光滑型菌落。

（三）生化反应

发酵葡萄糖、麦芽糖、甘露醇产酸产气（伤寒沙门菌不产气），不发酵乳糖和蔗糖。有些菌株产生硫化氢，动力阳性，不分解尿素，不产生靛基质，VP 阴性，甲基红试验阳性。

（四）抗原构造

沙门菌属主要有 O 抗原和 H 抗原，少数菌（如伤寒沙门菌、希氏沙门菌）有表面抗原，一般认为其与毒力有关，故称 Vi 抗原。

1. O 抗原 是细菌细胞壁脂多糖中特异性多糖部分，100℃不被破坏，O 抗原至少有 58 种，以阿拉伯数字顺序排列，现已排列至 67（其中有 9 种被删除）。每个沙门菌的血清型含一种或多种 O 抗原。将含有相同 O 抗原组分的沙门菌归为一个群，据此可将沙门菌属分成 A～Z、O_{51}～O_{63}、O_{65}～O_{67} 共 42 个群。引起人类疾病的沙门菌大多在 A～E 群。

2. H 抗原 位于细菌鞭毛，不耐热，60℃即被破坏。H 抗原分第 I 相和第 II 相两种。第 I 相特异性高，又称特异相，以 a、b、c……表示。第 II 相特异性低，可为多种沙门菌共有，故称非特异相，以 1、2、3……表示。每群沙门菌根据 H 抗原的不同，可进一步将群内沙门菌分成不同菌型。

3. Vi 抗原 是沙门菌的表面抗原，可阻止 O 抗原与其相应抗体的凝集反应。新分离的伤寒沙门菌和希氏沙门菌有此抗原。不稳定，经 60℃加热、苯酚处理或传代培养后消失。常见的沙门菌的抗原组成见表 7-3。

表 7-3 常见沙门菌的抗原组分

群	菌名	O 抗原	H 抗原	
			第 I 相	第 II 相
A 群	甲型副伤寒沙门菌	1, 2, 12	a	—
B 群	肖氏沙门菌	1, 4, 5, 12	b	1, 2
	鼠伤寒沙门菌	1, 4, 5, 12	i	
C_1 群	希氏沙门菌	6, 7, Vi	c	1, 5
	猪霍乱沙门菌	6, 7	c	1, 5

续表

群	菌名	O抗原	H抗原	
			第Ⅰ相	第Ⅱ相
D群	伤寒沙门菌	9，12，Vi	d	—
	肠炎沙门菌	1，9，12	d，m	—
E₁群	鸭沙门菌	3，10	e，h	1，6

（五）抵抗力

沙门菌对理化因素抵抗力较差，湿热65℃ 15～30分钟即被杀死。对一般消毒剂敏感，但对某些化学物质如胆盐、煌绿等的耐受性较其他肠道杆菌强。本菌在水中能存活2～3周，粪便中可存活1～2个月，在冰水中能存活更长时间。

二、致病性与免疫性

（一）致病物质

沙门菌有较强的内毒素，并有一定的侵袭力，个别菌尚能产生肠毒素。

1. 菌毛　对小肠黏膜有较强的黏附能力，并穿入其内繁殖。

2. Vi抗原　具有荚膜功能，可防御吞噬细胞的吞噬和杀伤，并可阻挡抗体、补体等破坏菌体的作用。

3. 内毒素　沙门菌死亡后，释放出内毒素，可引起宿主体温升高，白细胞下降，大剂量时导致中毒症状和休克。

4. 肠毒素　性质类似ETEC产生的肠毒素。

案例 7-3 提示（1）

根据持续高热、肝脾肿大、相对缓脉、玫瑰疹及白细胞数减少这些典型的临床表现，我们不难作出肠热症的诊断。

在疾病2～3周时，因病原菌侵入肠壁淋巴组织，引发超敏反应，导致局部坏死、溃疡，易发生肠出血或肠穿孔等并发症。故此时护士应叮嘱患者禁食刺激性较强和粗纤维食物，加强营养，但少食多餐，注意预防便秘，以防肠穿孔和肠出血的发生。

（二）所致疾病

人类沙门菌感染有4种类型：

1. 肠热症　包括伤寒沙门菌引起的伤寒和由甲型副伤寒沙门菌、肖氏沙门菌、希氏沙门菌引起的副伤寒。伤寒和副伤寒的致病机制和临床症状基本相似，只是副伤寒的病情较轻，病程较短。病原菌经口侵入小肠下部，穿过小肠黏膜，进入黏膜下层被吞噬细胞吞噬后，部分细菌通过淋巴液到达肠系膜淋巴结大量增殖后，经胸导管进入血流，引起第一次菌血症。细菌随血流进入肝、脾、肾、胆囊的器官。患者出现发热、不适、全身疼痛。病原菌在上述器官中增殖后，再次进入血流造成第二次菌血症。此时患者高热（39～40℃），可持续7～10天，同时出现相对缓脉，肝脾肿大，全身中毒症状明显，皮肤出现玫瑰疹，外周血白细胞正常或下降。胆囊中的细菌通过胆汁进入肠道，一部分随粪便排出体外，另一部分再次侵入肠壁淋巴组织，使已致敏的组织发生超敏反应，导致局部坏死和溃疡，严重的出现肠出血或肠穿孔并发症。肾中细菌可随尿液排出体外。以上病变在疾病的第2～3周出现。若无并发症，自第3～4周病情开始好转。未经治疗的典型伤寒患者死亡率约为

20%。

2.胃肠炎（食物中毒）　是最常见的沙门菌感染，约占 70%。由摄入含大量（>10^8）鼠伤寒沙门菌、猪霍乱沙门菌、肠炎沙门菌的食物引起。常见的食物主要有畜、禽肉类、蛋类、奶及奶制品。潜伏期为 6～24 小时。起病急，主要表现为发热、恶心、呕吐、腹痛、水样腹泻，偶有黏液或脓性腹泻。常为集体性食物中毒。多见于老人、婴儿和体弱者。2～3 天可自愈。

3.败血症　多见于儿童及免疫力低下的成人。病菌以猪霍乱沙门菌、希氏沙门菌、鼠伤寒沙门菌、肠炎沙门菌常见。临床表现为发热、寒战、厌食和贫血，肠道症状少见。

4.无症状带菌　指在症状消失后 1 年或更长时间内仍可在其粪便或尿液中检出相应沙门菌。有 1%～5% 的肠热症患者可转变为无症状带菌者。带菌者是危险的传染源。

肠热症病后可获牢固免疫力，以细胞免疫为主。特异性体液免疫也有助于杀菌作用。

三、实验室检查

（一）标本采集

肠热症第 1 周取静脉血，第 1～3 周取骨髓，第 2 周起取粪便和尿液；食物中毒取吐泻物和可疑食物；败血症取血液进行微生物学检查。

（二）分离培养和鉴定

血液和骨髓标本先增菌再用 SS 或 EMB 分离培养；粪便和尿液直接接种于选择培养基，37℃培养 18～24 小时，挑取无色菌落作生化反应，并用沙门菌多价和单价血清作玻片凝集试验予以确诊。

（三）血清学试验

肥达反应是用已知伤寒 O、H 抗原和副伤寒沙门菌 H 抗原与患者血清做定量凝集试验，测定患者血清中有无相应抗体及其含量的血清学试验，以辅助诊断肠热症。正常人群因沙门菌隐性感染或预防接种，血清中可有一定量的相应抗体，故当 TO > 80、TH > 160、PA > 80、PB > 80 时有诊断价值。有时单次效价增高不能定论，可在病程中逐周复查。若效价逐次递增或恢复期效价比初次≥4 倍者有诊断意义。此外，O 抗体和 H 抗体在体内的消长情况不同，若 O 抗体、H 抗体效价均超出正常值，则肠热症的可能性大；反之，则肠热症的可能性小。如 O 抗体高 H 抗体低，可能是早期感染；如 O 抗体不高而 H 抗体高，可能是预防接种或非特异性回忆反应。

案例 7-3 提示（2）

为进一步确诊可再作粪便细菌培养，以分离出病原菌——伤寒沙门菌；取静脉血作肥达反应，如效价高于正常，可辅助诊断肠热症。该菌对氯霉素、环丙沙星敏感，故可先选择这两种药物治疗，再根据药敏试验调整。

四、防治原则

及时发现、隔离、治疗患者及带菌者。加强食品、饮水卫生及粪便管理。对易感人群注射疫苗。目前有效治疗药物是环丙沙星。

考点提示：伤寒所致疾病及标本采集

第4节 其他菌属

一、变形杆菌属

变形杆菌属（*Proteus*）是一群运动活泼、产生 H_2S、尿素酶阳性的革兰阴性杆菌。广泛分布于土壤、水、垃圾和人及动物肠道中。变形杆菌属中普通变形杆菌在临床分离标本中最为常见。

菌体多形，有周身鞭毛，运动活泼。在普通琼脂平板或血琼脂平板上培养，呈扩散生长，形成厚薄交替、同心圆形的层层纹状薄膜，布满整个培养基表面，称迁徙生长现象。能迅速分解尿素是该菌的一个重要特征。

普通变形杆菌 OX_{19}、OX_2、OX_K 菌株的菌体抗原，与斑疹伤寒立克次体和恙虫病立克次体有共同的耐热多糖抗原，故可用其代替立克次体抗原与患者血清作凝集试验，称外斐反应，以辅助诊断有关的立克次体病。

变形杆菌为条件致病菌，是医院感染的常见病原菌之一。肾结石和膀胱结石的形成可能与变形杆菌感染有关。某些菌株可引起慢性中耳炎、脑膜炎、腹膜炎、败血症和食物中毒等。

二、克雷伯菌属

克雷伯菌属（*Klebsiella*）中常见的是肺炎克雷伯菌，俗称肺炎杆菌。肺炎克雷伯菌有三个亚种，分别是肺炎克雷伯菌肺炎亚种，肺炎克雷伯菌臭鼻亚种和肺炎克雷伯菌鼻硬节亚种。

菌体呈球杆状，革兰染色阴性。菌体外有明显荚膜，多数有菌毛。肺炎克雷伯菌肺炎亚种存在于人的肠道、呼吸道及水和谷物中。当机体免疫力降低或长期使用大量抗生素导致菌群失调时引起感染，常见的有肺炎、支气管炎、泌尿道和创伤感染。有时引起严重的脑膜炎、腹膜炎、败血症等。该菌是医院感染的主要病原菌之一，仅次于大肠埃希菌。合理使用抗生素，防止菌群失调是防治的必要的条件。严格无菌操作，防止医源性感染。克雷伯菌感染的患者，应在药敏试验的基础上，联合使用多种药物治疗，可取得良好效果。

三、肠杆菌属

肠杆菌属（*Enterobacter*）的细菌有周身鞭毛，能运动，革兰染色阴性，发酵甘露糖、乳糖、蔗糖、水杨苷、山梨醇，能利用枸橼酸盐及醋酸盐为碳源，甲基红反应阴性，VP反应阳性，不形成吲哚，常见的有阴沟杆菌和产气杆菌。

肠杆菌存在于人和动物的肠道以及土壤、乳品和污水中，一般不致病或条件致病，本组细菌很少引起原发感染，但在住院患者的痰液、尿和脓液标本中常能分离出纯菌，在机体免疫功能低下时，可导致败血症、泌尿道感染和脑膜炎。此外，亦可引起医院获得性感染。

四、沙雷菌属

沙雷菌属（*Serratia*）的细菌有动力，部分菌株有荚膜。多数菌株产生亮红色色素，亦称灵菌素。广泛存在于水、土壤、垃圾及污染食品中。代表菌株为黏质沙雷菌，是细菌中最小者，大小为 0.5μm×（0.5～1）μm。

　　沙雷菌一般不致病，是目前引起医院内二重感染的重要细菌之一，特别是对新生儿、衰弱者等免疫功能低下人群，可引起肺炎、败血症、心内膜炎、泌尿道感染、创伤感染等疾患。通过拔牙、医务人员的手等方式传播。泌尿道和呼吸道是重要的储菌部位。

小　结

　　肠道杆菌为革兰阴性无芽胞杆菌，多有鞭毛和菌毛。发酵分解葡萄糖，氧化酶阴性，触酶阳性，能还原硝酸盐为亚硝酸盐。抗原构造复杂，是分类、分型的依据。对热及一般化学消毒剂敏感。

　　大肠埃希菌是肠道中重要的正常菌群，常被用作粪便污染的卫生学检测指标。在机体免疫力降低或细菌寄居部位改变时，可成为条件致病菌，引起肠道外感染。一些血清型大肠埃希菌具有致病性，可引起人类腹泻。

　　志贺菌分四群，我国以福氏志贺菌为主。致病物质主要有内毒素、外毒素和菌毛。主要引起细菌性痢疾。

　　与人类疾病密切相关的沙门菌有伤寒沙门菌、甲型副伤寒沙门菌、肖氏沙门菌、希氏沙门菌、猪霍乱沙门菌、鼠伤寒沙门菌、肠炎沙门菌。可引起肠热症、食物中毒、败血症及无症状带菌。肥达反应可辅助诊断肠热症。肠热症病后可获持久免疫力。

　　变形杆菌为条件致病菌，是仅次于大肠埃希菌的泌尿道感染的病原菌。某些菌株与立克次体有共同抗原，可辅助诊断立克次体病。

　　肺炎克雷伯菌肺炎亚种在机体免疫力降低或长期使用大量抗生素导致菌群失调时引起感染，是目前除大肠埃希菌外的医院感染最重要的条件致病菌。

目 标 检 测

A₁ 型题

1. 我国城市饮水卫生标准规定：每升饮水中大肠菌群数不超过
   A. 3 个　　　　　　　B. 5 个
   C. 10 个　　　　　　 D. 30 个
   E. 0 个

2. 在我国引起细菌性痢疾的病原菌主要是
   A. 痢疾志贺菌　　　　B. 鲍氏志贺菌
   C. 福氏志贺菌　　　　D. 宋内志贺菌
   E. 大肠埃希菌

3. 伤寒沙门菌主要引起
   A. 猩红热　　　　　　B. 肠热症
   C. 风湿热　　　　　　D. 流感
   E. 产褥热

4. 与立克次体有共同抗原的肠道杆菌是
   A. 大肠埃希菌　　　　B. 伤寒沙门菌
   C. 痢疾志贺菌　　　　D. 变形杆菌
   E. 肺炎克雷伯菌

5. 无动力的细菌是
   A. 志贺菌　　　　　　B. 伤寒沙门菌
   C. 大肠埃希菌　　　　D. 变形杆菌
   E. 肠炎杆菌

（李宏勇）

第8章 弧菌属与弯曲菌属

第1节 弧 菌 属

一、霍 乱 弧 菌

霍乱弧菌是人类霍乱的病原体。霍乱是一种古老且流行广泛的烈性传染病之一。曾在世界上引起多次大流行，主要表现为剧烈的呕吐，腹泻，失水，死亡率甚高。霍乱属于国际检疫传染病。霍乱弧菌包括两个生物型：古典生物型和埃尔托生物型。霍乱弧菌这两种型别除个别生物学性状稍有不同外，形态和免疫学特性基本相同，在临床病理及流行病学特征上没有本质的差别。自1817年以来，全球共发生了七次世界性大流行，前六次的病原是古典型霍乱弧菌，第七次的病原是埃尔托型霍乱弧菌。

（一）主要生物学性状

1. 形态与染色 新从患者体内分离出的霍乱弧菌比较典型，为革兰阴性菌，菌体弯曲，呈弧状或逗点状。菌体一端有单根鞭毛和菌毛，无荚膜与芽胞。经人工培养后，易失去弧形而呈杆状。取霍乱患者米泔水样粪便做菌悬滴观察，可观察到细菌运动极为活泼，如流星穿梭运动，呈鱼群状排列（图8-1）。

2. 培养特性 营养要求不高，在pH 8.8～9.0的碱性蛋白胨水或碱性琼脂平板中生长良好。

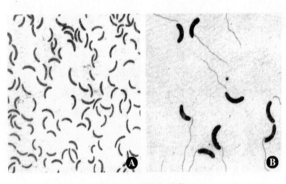

图8-1 霍乱弧菌

A. 革兰染色；B. 鞭毛染色

3. 抗原构造与分型 霍乱弧菌有O抗原和H抗原，根据O抗原的不同将霍乱弧菌分为155个血清群。其中O_1群、O_{139}群引起霍乱，其他存在于水中，引起人类胃肠炎等疾病。H抗原无特异性，为霍乱弧菌的共同抗原。根据O_1群霍乱弧菌的表型差异，可以将O_1群分为两个生物型，即古典生物型和埃尔托生物型。

4. 抵抗力 霍乱弧菌古典生物型对外环境抵抗力较弱，埃尔托生物型抵抗力较强，在河水、井水、海水中可存活1～3周，在鲜鱼、贝壳类食物上存活1～2周。霍乱弧菌对热、干燥、日光、化学消毒剂和酸均很敏感，耐低温，耐碱。湿热55℃ 15分钟，100℃ 1～2分钟，水中加0.5mg/kg氯15分钟可被杀死。0.1%高锰酸钾浸泡蔬菜、水果可达到消毒目的。在正常胃酸中仅生存4分钟。

考点提示：
霍乱弧菌的培养特性

我国法定传染病的种类

国家的《中华人民共和国传染病防治法》将全国发病率较高、流行面较大、危害严重的急性和慢性传染病列为法定管理的传染病，并根据其传播方式、速度及危害程度，分为甲、乙、丙三类。

甲类传染病（2 种）：鼠疫、霍乱。

乙类传染病（26 种）：甲型 H1N1 流感（新加）、传染性非典型肺炎、艾滋病、病毒性肝炎、脊髓灰质炎、人感染高致病性禽流感、麻疹、流行性出血热、狂犬病、流行性乙型脑炎、登革热、炭疽、细菌性和阿米巴性痢疾、肺结核、伤寒和副伤寒、流行性脑脊髓膜炎、百日咳、白喉、新生儿破伤风、猩红热、布鲁氏菌病、淋病、梅毒、钩端螺旋体病、血吸虫病、疟疾。

丙类传染病（11 种）：流行性感冒、流行性腮腺炎、风疹、急性出血性结膜炎、麻风病、流行性和地方性斑疹伤寒、黑热病、棘球蚴病、丝虫病，除霍乱、细菌性和阿米巴性痢疾、伤寒和副伤寒以外的感染性腹泻病、手足口病。

链 接

（二）致病性与免疫性

1. 致病物质

（1）侵袭物质：霍乱弧菌活泼的单鞭毛运动有利于细菌穿过肠黏膜的表面，接近肠壁上皮细胞。霍乱弧菌的普通菌毛可使细菌黏附定居于小肠壁。

（2）霍乱肠毒素：霍乱弧菌产生强烈的外毒素即霍乱肠毒素，由 A 亚单位和 B 亚单位组成。B 亚单位与该处黏膜上皮细胞表面受体神经节苷脂结合后 A、B 两种亚单位解离，A 亚单位穿过细胞膜进入细胞内，激活腺苷酸环化酶，使细胞内腺苷三磷酸 (ATP) 转化为环磷酸腺苷 (cAMP)，使细胞内环磷酸腺苷含量提高，促使一系列酶反应加速进行，导致空肠到回肠部腺细胞分泌功能亢进，引起大量液体及血浆中的钠、钾、氯等离子进入肠腔，由于分泌功能超过肠道再吸收能力，从而造成严重的腹泻及呕吐。由于胆汁分泌减少，且肠腔中有大量水、黏液及电解质，故腹泻物呈白色"米泔水"样；由于剧烈吐泻，导致脱水和电解质丢失，引起缺钾、缺钠及肌肉痉挛；由于碳酸氢根离子丢失，酸性代谢物在体内蓄积，引起代谢性酸中毒；由于有效血容量急剧减少，血液浓缩，导致尿量减少、血压下降甚至休克；由于肾缺血、缺氧，细胞内缺钾，导致肾小管上皮细胞变性、坏死，造成急性肾衰竭。

2. 所致疾病　引起烈性肠道传染病——霍乱。霍乱为我国的甲类法定传染病。在自然情况下，人类是霍乱弧菌的唯一易感者。在地方性流行区，除患者外，无症状感染者也是重要传染源。传播途径主要是通过污染的水源或未煮熟的食物如海产品、蔬菜经口摄入。公用水源是造成暴发流行的重要因素。人与人之间的直接传播不常见。在正常胃酸条件下，如以水为载体，需饮入大于 10^{10} 个细菌方能引起感染；如以食物作为载体，由于食物高强度的缓冲能力，感染剂量可减少到 $10^2 \sim 10^4$ 个细菌。

病菌到达小肠后，黏附于肠黏膜表面并迅速繁殖，不侵入肠上皮细胞和肠腺，细菌在繁殖过程中产生肠毒素进入血液而致病。O_1 群霍乱弧菌感染可从无症状或轻型腹泻到严重的致死性腹泻。在古典生物型霍乱弧菌感染中，无症状者可达 60%；在埃尔托生物型感染中，无症状者可达 75%。霍乱弧菌古典生物型所致疾病较埃尔托生物型严重。典型病例一般在吞食细菌后 2～3 天突然出现剧烈腹泻和呕吐，多无腹痛，每天大便数次或数十次。在疾病最严重时，每小时失水量可高达 1 升，排出由黏膜、上皮细胞和大量弧菌构成的如米泔水样的腹泻物。由于大量水分和电解质丧失而导致失水，代谢性酸中毒，低碱血症和低容量性休克及心律不齐和肾衰竭。如未经治疗处理，患者可在 12～24 小时内死亡，死亡率

考点提示：
霍乱弧菌的
致病物质和
所致疾病

高达25%～60%，但若及时给患者补充液体及电解质，死亡率可小于1%。

3. 免疫性　霍乱患者病后可获得牢固的免疫力，再感染者少见。在发病数日内患者的血液中即可出现特异性抗体，7～14天抗体滴度达高峰，随后逐渐下降至较低水平，但能持续约3个月之久。病后小肠内可出现SIgA。抗体与免疫的关系尚不清楚，一般认为局部SIgA可在肠黏膜与病菌之间形成免疫屏障，有阻断黏附和中和毒素的作用。

（三）实验室检查

采取患者米泔水样粪便或呕吐物进行实验室检查。

1. 直接涂片镜检　观察细菌形态、动力特征。

2. 分离培养鉴定　将标本接种至碱性蛋白胨水37℃培养6～8小时后，取生长物作形态观察，并转种于碱性平板作分离培养，取可疑菌落作玻片凝集反应，阳性者再作生化反应及生物型别鉴定试验。

（四）防治原则

必须贯彻预防为主的方针，作好对外交往及入口的检疫工作，严防本菌传入，此外应加强水源、粪便管理，注意饮食卫生。对患者要严格隔离，必要时实行疫区封锁，以免疾病扩散蔓延。治疗的关键为及时补充液体和电解质，预防因失水而引起的低血容量性休克和代谢性酸中毒，同时应用抗菌药物如链霉素、氯霉素、多西环素、复方SMZ-TMP等加速细菌的清除。

二、副溶血性弧菌

副溶血性弧菌是一种嗜盐性细菌，主要来自海产品，如墨鱼、海鱼、海虾、海蟹、海蜇，以及含盐分较高的腌制食品，如咸菜、腌肉等，进食含有该菌的食物可致食物中毒。临床上以急性起病、腹痛、呕吐、腹泻及水样便为主要症状。本病多在夏秋季发生于沿海地区，常造成集体发病。

副溶血弧菌为革兰染色阴性，兼性厌氧菌，为多形态杆菌或稍弯曲弧菌。嗜盐菌。最适pH为8.8～9.0。本菌对酸较敏感，当pH在6以下即不能生长，在普通食醋中5分钟即可杀死。对高温抵抗力小，50℃20分钟、65℃5分钟或80℃1分钟即可被杀死。本菌对常用消毒剂抵抗力敏感。

考点提示：
副溶血性弧
菌的致病特
点

副溶血弧菌防治原则包括对海产品、盐渍食品应该加热后食用，生食应加醋调味，治疗用药为庆大霉素、诺氟沙星和磺胺药等。

第2节　弯曲菌属

一、空肠弯曲菌

（一）生物学性状

空肠弯曲菌菌体轻度弯曲似逗点状，长1.5～5μm，宽0.2～0.8μm。菌体一端或两端有鞭毛，运动活泼，在暗视野镜下观察似飞蝇。有荚膜，不形成芽胞。空肠弯曲菌为微需氧菌，在含2.5%～5%氧和10% CO_2 的环境中生长最好。最适温度为37～42℃。在正常大气或无氧环境中均不能生长。

本菌抵抗力不强，易被干燥、直射日光及弱消毒剂所杀灭，56℃5分钟可被杀死。对红霉素、新霉素、庆大霉素、四环素、氯霉素、卡那霉素等抗生素敏感。近年发现了不少耐药菌株。

（二）致病性与免疫性

空肠弯曲菌是多种动物如牛、羊、狗及禽类的正常寄居菌。在它们的生殖道或肠道有大量细菌，故可通过分娩或排泄物污染食物和饮水。

人群普遍易感，5岁以下儿童的发病率最高，夏秋季多见。苍蝇起重要的媒介作用。

亦可经接触感染。感染的产妇可在分娩时传染给胎儿。

本菌有内毒素，能侵袭小肠和大肠黏膜引起急性肠炎，亦可引起腹泻的暴发流行或集体食物中毒。潜伏期一般为 3～5 天，对人的致病部位是空肠、回肠及结肠。主要症状为腹泻和腹痛，有时发热，偶有呕吐和脱水。细菌有时可通过肠黏膜入血流引起败血症和其他脏器感染，如脑膜炎、关节炎、肾盂肾炎等。孕妇感染本菌可导致流产、早产，而且可使新生儿受染。

感染后能产生特异性血清抗体，可增强吞噬细胞功能。目前尚未测得肠道局部 SIgA 抗体。

（三）实验室检查

1. 分离培养　取服用抗生素前的腹泻粪便或宫颈黏液等，3 小时之内接种于具有高度选择性的平板培养置 42℃孵箱内培养 48 小时，挑选可疑菌落，再用生化反应和血清凝集试验作出最后鉴定。

2. 血清学检查　发病一周后，血清内可出现抗体，主要为 IgM，可用间接血凝试验及间接免疫荧光试验等检测特异性抗体效价，正常人或带菌者血清效价可达 1：2～1：8，急性期患者抗体效价可达 1：8～1：32，恢复期可达 1：80～1：320 以上。由于血清抗体效价不高，须采取双份血清检测，以效价增高 4 倍作为诊断依据。

（四）防治原则

本病的预防在于及时诊断和治疗患者，以免传播。加强卫生防疫及人畜粪便管理，注意饮食和饮水卫生。本菌对多种抗生素敏感，常用红霉素、四环素治疗。

二、幽门螺杆菌

螺杆菌是一类氧化酶和过氧化氢酶均阳性，微需氧，在 37℃能够生长，在 25℃不能生长、在 42℃少数生长的革兰阴性弯曲的细菌，有动力。能引起人类疾病的有 3 个种，即幽门螺杆菌（*Helicobacter pylori*）、费内利阿螺杆菌（*H.fennelliae*）和辛阿堤螺杆菌（*H.cinaedi*）。幽门螺杆菌多见。

预防幽门螺杆菌感染

幽门螺旋杆菌传染性很强，大家在平时生活中应注意以下几点来预防其感染：

1. 幽门螺杆菌是经口腔传入机体的，常存在于患者的牙垢和唾液里，养成良好的卫生习惯和注意口腔卫生很重要。

2. 注意饮食规律，尽量做到定时定量，进食易消化、细软食物，忌食辛辣食物，不吃生食，养成良好的饮食原则。

3. 幽门螺杆菌感染家庭集聚情况居多，为了更好地避免再次感染，尽量同时治疗，实施分餐制度，以免发生二次传染、三次传染的现象。

4. 另外，患有幽门螺杆菌感染的患者，所排出的呕吐物、粪便要得到及时的清理，应尽量做到消毒。

链接

（一）生物学性状

革兰阴性杆菌，菌体细长弯曲呈螺旋形、S 形或海鸥状，菌体一端或两端可有多根带鞘鞭毛，运动活泼。微需氧，在 5% O_2、85% N_2、10% CO_2 的环境中生长良好。对湿度要求较高，相对湿度最好在 98% 以上。

营养要求较高，一般需含血或血清才生长。幽门螺杆菌（HP）与其他细菌相比有一定的耐酸性，但对酸仍比较敏感，pH 降至 3.5 以下活力明显减弱。

生化反应不活泼，具有大量高活性尿素酶。快速脲酶试验强阳性，用于本菌的快速诊断。

（二）致病性

致病物质与致病机制尚不清楚。目前认为本菌的趋化黏附作用、尿素酶及蛋白酶的作用可能与致病有关。HP存在于胃黏膜上皮表面和黏液底层，胃窦为定植的最佳部位，HP数量较多，胃体和胃底较少。全球一半以上人口被HP感染，传播途径主要为经口感染，HP感染与胃炎、各种消化性溃疡、胃腺癌有密切关系。

（三）实验室检查与防治原则

1. 标本采集 从多部位采集胃黏膜活检标本，放入20%葡萄糖运送液或无菌生理盐水中立即送检，4℃冰箱保存，不超过5小时。

2. 检验方法

（1）快速诊断：有直接染色镜检、快速脲酶分解试验、碳标记（^{13}C或^{14}C标记尿素）呼气试验（如果CO_2超标，提示HP存在）等。呼气试验被广泛认为是HP检测的首选方法。

（2）分离培养鉴定：用选择性培养基和非选择性培养基放在微需氧和湿润的环境中，35℃孵育3~4天，挑选出细小、针尖大小、半透明、不溶血的可疑菌落，做生化鉴定。

3. 治疗 选用一种质子泵抑制剂（PPI）或一种胶体铋剂加上克拉霉素、阿莫西林（或四环素）、甲硝唑（或替硝唑）三种抗菌药物中的两种，组成三联疗法。也可用PPI、胶体铋剂联合两种抗生素的四联疗法。

考点提示：
幽门螺杆菌的致病性

小 结

霍乱弧菌为革兰阴性菌，菌体弯曲呈弧状或逗点状。菌体一端有单根鞭毛和菌毛，无荚膜与芽胞，在pH8.8~9.0的碱性蛋白胨水或碱性琼脂平板中生长良好。通过污染的水源或未煮熟的食物如海产品、蔬菜经口摄入，可产生霍乱肠毒素，引起烈性肠道传染病——霍乱，典型病例表现为剧烈呕吐、腹泻，呈米泔水样。

副溶血性弧菌是一种嗜盐性细菌，主要来自海产品及含盐分较高的腌制食品，进食含有该菌的食物可致食物中毒。临床上以急性起病、腹痛、呕吐、腹泻及水样便为主要症状。

空肠弯曲菌是多种动物如牛、羊、狗及禽类的正常寄居菌，通过污染的食物和饮水感染，可引起腹泻的暴发流行或集体食物中毒。

幽门螺杆菌（HP）主要经口感染，与胃炎、各种消化性溃疡、胃腺癌有密切关系。

目 标 检 测

A₁型题

1. 霍乱弧菌的主要致病物质是
   A. 内毒素
   B. 外毒素
   C. 普通菌毛
   D. 荚膜
   E. 鞭毛

2. 霍乱患者粪便的特征是
   A. 水样
   B. 蛋花样
   C. 果酱样
   D. 米泔水样
   E. 脓血便

3. 吃海产品或盐渍食品引起食物中毒的细菌是
   A. 霍乱弧菌
   B. 大肠埃希菌
   C. 肉毒芽胞梭菌
   D. 副溶血性弧菌
   E. 志贺菌

4. 弧菌的生长特征是
   A. 专性厌氧
   B. 最适温度是25℃
   C. 能在碱性环境中生长
   D. 营养要求高
   E. 以上都是

5. 吃海产品引起食物中毒与哪种细菌有关
   A. 霍乱弧菌
   B. 葡萄球菌
   C. 变形杆菌
   D. 副溶血性弧菌
   E. 沙门菌

6. 与胃炎、胃溃疡、胃癌密切相关的病原菌是
   A. 空肠弯曲菌
   B. 幽门螺杆菌
   C. 变形杆菌
   D. 大肠埃希菌
   E. 肠炎沙门菌

（郑　红）

第 9 章　厌氧性细菌

📖 学习目标

1. 掌握破伤风梭菌的生物学性状、致病性及防治原则。
2. 熟悉产气荚膜梭菌、肉毒梭菌的生物学性状、致病性及防治原则。
3. 了解无芽胞厌氧菌的致病性及防治原则。

厌氧性细菌（*anaerobic bacteria*）是一群在有氧条件下不能生长，必须在无氧环境中才能生长的专性厌氧菌。根据能否形成芽胞，可将厌氧菌分为厌氧芽胞梭菌属和无芽胞厌氧菌。有芽胞的厌氧菌能以芽胞的形式存在于体外，而绝大多数无芽胞厌氧菌为人体内的正常菌群，容易引起人体的内源性感染，目前临床上无芽胞厌氧菌感染已越来越引起人们的重视。

第 1 节　厌氧芽胞梭菌属

厌氧芽胞梭菌属（*Clostridum*），为革兰染色阳性粗大杆菌，能形成圆形或卵圆形芽胞，直径多大于菌体，位于菌体中央、顶端或次极端，使菌体膨大呈梭状。多数为腐物寄生菌，少数为致病菌，如破伤风梭菌、产气荚膜梭菌及肉毒梭菌等。

案例 9-1

患者，男，26 岁，建筑工人。被工地一沾有泥土的锈铁钉刺伤脚掌，伤口窄而深，自己进行一般消毒处理。7 天后出现表情肌痉挛、张口困难和牙关紧闭等症状。

思考题：
1. 初步诊断为何病？
2. 该病紧急预防的措施有哪些？

一、破伤风梭菌

破伤风梭菌（*C. tetani*）是破伤风的病原菌，大量存在于人和动物肠道内，经粪便污染土壤，人类通过伤口感染引起破伤风，死亡率高，为外源性感染。

（一）生物学性状

菌体细长，宽 $0.5 \sim 1.7 \mu m$，长 $2 \sim 18 \mu m$。有周鞭毛，无荚膜。芽胞呈圆形，直径大于菌体宽度，位于菌体一端，细菌呈鼓槌状，是本菌的典型特征（图 9-1）。革兰染色阳性。专性厌氧。在血平板上，37℃培养 48 小时后，见薄膜状爬行菌落，有 β 溶血环。本菌大多生化反应

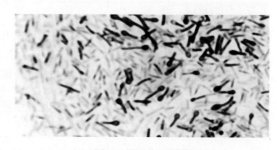

图 9-1　破伤风梭菌

阴性，不发酵糖类。

芽胞抵抗力强，煮沸 30 分钟或干热 150℃不被破坏，在土壤中可存活数十年。

（二）致病性与免疫性

1. 致病条件　破伤风是由破伤风梭菌从伤口侵入机体生长繁殖产生毒素引起的，因此必须具备两个条件：①有破伤风梭菌（芽胞或繁殖体）侵入伤口。但在一般表浅伤口病菌不能生长。②伤口局部形成厌氧环境。如伤口窄而深（如刺伤）；伴有泥土或异物污染；大面积创伤、烧伤，坏死组织多，局部组织缺血；同时有需氧菌或兼性厌氧菌混合感染的伤口，均易造成厌氧微环境，有利于破伤风梭菌生长繁殖。

2. 致病物质和致病机制　致病物质主要为破伤风痉挛毒素（外毒素）。该毒素毒性极强，对人的致死量小于 1μg。其化学性质为蛋白质，不耐热，可被肠道中存在的蛋白酶所分解。侵入伤口的破伤风梭菌仅在局部繁殖，不侵入血流，其产生的痉挛毒素被局部神经细胞吸收或经淋巴、血流到中枢神经系统。毒素对脊髓前角细胞和脑干神经细胞有高度的亲和力。毒素能与神经节苷脂结合，封闭脊髓的抑制性突触，阻止神经细胞抑制性介质的释放，干扰了抑制性神经元的协调作用，使运动神经元持续兴奋，导致骨骼肌出现强烈痉挛。肌肉活动的兴奋与抑制失调，使屈肌、伸肌同时发生强烈收缩，出现破伤风症状，如咀嚼肌痉挛所造成的张口困难、苦笑面容、牙关紧闭以及由持续性背部肌肉痉挛引起的角弓反张等（图9-2）。

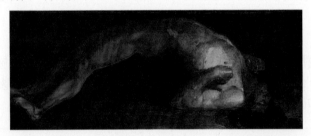

图 9-2　角弓反张

考点提示：
破伤风外毒素的致病机制

3. 免疫性　机体对破伤风的免疫属于体液免疫，主要是抗毒素的中和作用。破伤风痉挛毒素毒性很强，极少量毒素（小于 1μg）即可致死，但少量的毒素尚不足以引起免疫，且毒素与组织的结合是不可逆的，与组织结合的毒素不能有效刺激免疫系统产生抗毒素，故一般病后不会获得牢固的免疫力。因此，获得有效免疫的途径是人工自动和被动免疫。抗毒素只能结合游离的破伤风痉挛毒素，阻断其与神经细胞受体结合，对已经与神经细胞结合的毒素则无中和作用，所以对可疑是破伤风患者要及时注射抗毒素。

（三）实验室检查

从感染伤口分离培养破伤风梭菌阳性率很低，根据病史和典型的临床症状可作出诊断，故一般不进行微生物学检查。

案例 9-1 提示

1. 可能是被带有破伤风芽胞梭菌的锈铁钉刺伤，同时结合伤口的局部厌氧环境和典型的破伤风临床症状，可以考虑诊断为破伤风。

2. 首先是正确清创、杀菌和防止伤口局部厌氧环境的产生，更重要的是及时接种破伤风抗毒素进行特异性预防。

（四）防治原则

1. 特异性预防　对婴幼儿使用的"百-白-破"三联疫苗（百日咳疫苗、白喉类毒素和破伤风类毒素）进行免疫，可同时获得对这三种常见病的免疫力，其免疫程序为婴儿出生后第 3 个月、4 个月、5 个月连续免疫 3 次，2 岁和 7 岁时各加强一次，以建立免疫基础。对军人和易受创伤者可以采用加强接种。

2. 正确处理伤口　迅速对伤口进行清创扩创，使用 3% 过氧化氢溶液彻底冲洗伤口，杀菌及防止伤口形成厌氧环境。

3. 紧急预防　对可疑患者应立即注射破伤风抗毒素（tetanus antitoxin，TAT），注射前作皮肤过敏试验，过敏者可采用脱敏注射法。目前我国已经生产出不需要做皮肤过敏试验的破伤风人免疫球蛋白，但价格比较昂贵。

4. 特异性治疗　包括使用抗毒素和抗生素两方面。对已发病者必须早期、足量使用破伤风抗毒素，一旦毒素与细胞受体结合，抗毒素就不能中和其毒性作用。对破伤风抗毒素过敏者可采用脱敏注射法或使用人破伤风免疫球蛋白。抗菌治疗可选用四环素、红霉素等抗生素。

二、产气荚膜梭菌

产气荚膜梭菌（*C. perfringens*）主要引起人类气性坏疽和食物中毒。产气荚膜梭菌在自然界广泛分布，主要存在于土壤、动物和人的肠道。土壤中产气荚膜梭菌芽胞主要来源于动物的粪便。

（一）生物学性状

产气荚膜梭菌为革兰阳性粗大杆菌，宽 0.6～2.4 μm，长 3～19.0 μm。芽胞呈椭圆形，位于菌体中央或次极端（图 9-3）。无鞭毛，在机体内可形成明显的荚膜。非严格厌氧，生长迅速，代谢活跃，可分解多种糖类，产酸产气。在牛奶培养基中分解乳糖产酸，使酪蛋白凝固，同时产生大量气体，可将凝固的酪蛋白冲成蜂窝状，甚至冲掉试管口棉塞，称"汹涌发酵"，是本菌的特点之一。

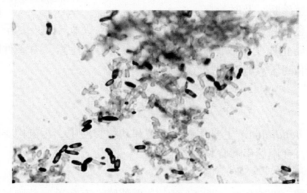

图 9-3　产气荚膜梭菌

根据产气荚膜梭菌产生毒素的种类不同，可将该细菌分为 A、B、C、D、E 五个血清型。对人致病的主要为 A 型。

（二）致病性

1. 致病物质　产气荚膜梭菌产生多种侵袭性酶类和外毒素。主要的致病物质有：①卵磷脂酶。毒性最强，分解细胞膜上的磷脂，导致多种细胞膜受损，产生血管内皮细胞损伤、组织坏死和溶血，血管通透性增强，渗出水肿，局部坏死和出血等。②胶原酶。分解肌肉及皮下组织的胶原蛋白，使局部组织崩解。③透明质酸酶。分解细胞间质中的透明质酸，使局部组织疏松，利于细菌的扩散。④β毒素。能引起组织坏死。⑤DNA酶。使细胞的 DNA 被分解，降低坏死组织黏稠度，有利于细菌扩散。⑥肠毒素。作用于回肠和空肠黏膜细胞引起食物中毒，机制同霍乱弧菌肠毒素。

2. 所致疾病

（1）气性坏疽：为产气荚膜梭菌侵入伤口引起的严重急性感染，好发于下肢，死亡率高达 40% 以上。其致病条件与破伤风梭菌相似。

气性坏疽潜伏期短，一般仅为 8～48 小时，病菌在局部繁殖快，产生多种毒素和侵袭性酶类，溶解组织，同时分解发酵肌肉组织中的糖类，产生大量气体，造成气肿，血管通透性增加引起局部水肿，从而挤压软组织和血管，影响血液供应，造成组织坏死。典型病例表现为组织胀痛剧烈、水气夹杂、触摸有捻发感、大块组织坏死伴有恶臭。严重者引起毒血症、败血症甚至死亡。

（2）食物中毒：产气荚膜梭菌污染食物（主要是肉类食品）产生肠毒素，该肠毒素不耐热，但能耐受消化道蛋白酶的作用，其作用类似于霍乱肠毒素。食入被污染食品后，可出现腹痛、腹胀、水样腹泻，一般 1～2 天后自愈。

（三）实验室检查

气性坏疽病情发展急剧，死亡率高，应尽早明确诊断。

1. 直接涂片镜检　对早期诊断意义重大。取伤口坏死组织或分泌物涂片革兰染色镜检，如见革兰阳性大杆菌有荚膜，白细胞甚少且形态不典型，并伴有其他杂菌等三个特点即可做出初步诊断。

2. 分离培养　取坏死组织制成悬液，接种血平板等培养基，厌氧培养并进行分离鉴定。

3. 动物试验　取细菌培养液 0.5～1ml 给小鼠静脉注射，10 分钟后将其处死，置 37℃恒温箱培养 5～8 小时，如动物躯体膨胀，解剖观察脏器有大量气体，恶臭，肝脏呈泡沫状。涂片染色如观察到大量形成荚膜的革兰阳性梭菌可明确诊断。

（四）防治原则

早期发现，快速诊断，及时治疗。

及时清创、扩创，用过氧化氢溶液冲洗伤口，消除厌氧环境。尽早手术和清除坏死组织，必要时截肢以防止病变扩散，使用大剂量青霉素等抗生素。有条件时尽早使用气性坏疽多价抗毒素血清和高压氧舱法治疗气性坏疽。

三、肉毒梭菌

肉毒梭菌（*C. botulinum*）主要存在于土壤和动物粪便中，污染肉类罐头和发酵豆制品等能产生肉毒毒素，食用后引起食物中毒。

（一）生物学性状

革兰阳性大杆菌，宽 0.9μm，长 4～6μm，无荚膜，有鞭毛，芽胞呈椭圆形，直径大于菌体宽度，位于次极端，使菌体呈网球拍样（图9-4）。

芽胞抵抗力强。但肉毒毒素不耐热，煮沸 1 分钟即被破坏。

（二）致病性

1. 致病物质　肉毒梭菌产生的肉毒毒素是已知毒性最强的毒性物质，比氰化钾的毒性强 1 万倍，1mg 纯结晶的肉毒毒素能杀死 2 亿只小白鼠。该毒素为嗜神经毒素，人食入后经肠道吸收进入血液扩散至全身，作用于脑神经核和外周神经肌肉接头处及植物神经末梢，阻碍乙酰胆碱释放，影响神

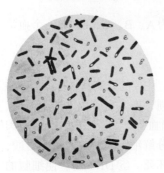

图9-4　肉毒梭菌

经冲动传递，导致肌肉松弛性麻痹。

2. 所致疾病　主要引起食物中毒。食品在制作过程中被肉毒梭菌芽胞污染，在厌氧的条件下生长繁殖产生肉毒毒素。食用被污染的食物并且在食用前未经加热烹调会引起肉毒中毒。容易引起食物中毒的食品有发酵豆制品（臭豆腐、豆瓣酱、豆豉）、罐头、火腿、香肠等。肉毒中毒的特点是很少引起消化道症状，主要为神经末梢麻痹，如眼睑下垂、斜视、吞咽困难等症状，严重者可因呼吸肌及心肌麻痹而死亡。

（三）实验室检查

主要检测肉毒毒素。将可疑食物或呕吐物制成悬液，分两组小鼠，第一组腹腔直接注射悬液，第二组腹腔注射与抗毒素混合的悬液，如果第一组小鼠发病而第二组没有发病，毒素检测为阳性。

（四）防治原则

加强食品安全的管理和监测是预防肉毒中毒的重点，食品的加热消毒是预防肉毒中毒的关键。尽早注射多价肉毒抗毒素是治疗肉毒中毒的特效手段。维护患者呼吸和循环功能是护理的重点。

第 2 节　无芽胞厌氧菌

无芽胞厌氧菌是人体正常菌群的主要组成部分，在人类肠道中厌氧菌的数量是非厌氧菌的 1000 倍以上，在其寄居部位改变、宿主免疫力下降和菌群比例失调等条件下可引起内源性感染。在临床厌氧菌感染中，无芽胞厌氧菌的感染率高达 90%，感染可涉及全身各个系统，以混合感染多见。

一、种类与分布

无芽胞厌氧菌包括革兰阳性及阴性的杆菌和球菌，其中以革兰阴性杆菌引起的感染最为多见，临床分离的厌氧菌 50% 以上为类杆菌属，其次为消化链球菌属，占 20%～25%（表 9-1）。

表 9-1　人体常见无芽胞厌氧菌种类和所致疾病

无芽胞厌氧菌	代表菌属	所致疾病
革兰阴性厌氧杆菌	类杆菌属	女性生殖道感染、盆腔或腹腔感染、口腔和上呼吸道感染、感染性心内膜炎、败血症等
	普雷沃菌属	口腔和上呼吸道感染、女性生殖道感染等
	卟啉单胞菌属	牙周炎、牙髓炎等口腔感染和泌尿生殖道感染等
	梭杆菌属	口腔感染、胸腔感染、泌尿道感染等
革兰阳性厌氧杆菌	丙酸杆菌属	皮肤感染、与痤疮和酒糟鼻有关
	真杆菌属	主要与其他细菌合并引起混合感染
	双歧杆菌属	除双歧杆菌与龋齿发生有关外，致病作用不明确
革兰阴性厌氧球菌	韦荣菌属	主要与其他细菌一起引起内源性混合感染
革兰阳性厌氧球菌	消化链球菌属	泌尿生殖道感染和菌血症等

二、致　病　性

（一）致病物质

致病物质主要有：①通过荚膜、菌毛等细菌表面结构侵入组织细胞。②产生毒素和各种侵袭性酶类损伤破坏组织细胞。③改变局部微环境，有利于细菌在局部组织的扩散生长。

案例 9-2

患者，女，38岁。因下腹部疼痛、发热15天就诊入院，检查：体温39℃，下腹部有明显压痛，妇科检查可触及波动的盆腔肿块。白细胞 $13 \times 10^9/L$，脓肿穿刺液黏稠、褐色、有恶臭味，涂片染色镜检有长短不一的革兰阴性杆菌，普通培养未见细菌生长，厌氧培养有细菌生长。

思考题：

1. 初步考虑是由哪一类细菌引起的脓肿？
2. 该类细菌感染的特点是什么？

（二）致病条件

无芽胞厌氧菌是人体重要的正常菌群，但在其寄居部位改变、机体免疫力下降、菌群失调或局部组织缺血坏死形成厌氧微环境等条件下，容易引起内源性感染。

（三）感染特征

1. 内源性感染，条件致病，呈慢性过程。
2. 多数为化脓性感染，局部脓肿或组织坏死，可引起菌血症和败血症。
3. 分泌物或脓液黏稠、有颜色、恶臭。
4. 分泌物直接涂片镜检可见细菌，普通培养无菌生长。
5. 使用氨基糖苷类抗生素（如链霉素、卡那霉素、庆大霉素）治疗无效。

（四）所致疾病

1. 腹部感染　因胃肠道手术、损伤、穿孔及其他异常引起的腹膜炎、腹腔脓肿等主要与消化道厌氧菌有关。腹腔感染中，脆弱类杆菌占60%以上。

2. 女性生殖道和盆腔感染　手术或其他并发症引起的盆腔脓肿、输卵管、卵巢脓肿、子宫内膜炎等。以消化链球菌属引起多见。

3. 口腔与牙齿感染　主要包括三大类：①齿槽脓肿和下颌骨髓炎。②樊尚咽峡炎。③牙周病。主要由消化链球菌、产黑色素类杆菌等引起。

4. 呼吸道感染　如扁桃体周围蜂窝组织炎、吸入性肺炎、坏死性肺炎、肺脓肿和脓胸等。厌氧菌的肺部感染发生率仅次于肺炎链球菌，呼吸道感染中分离最多的厌氧菌为普雷沃菌属、消化链球菌及脆弱类杆菌等。

5. 败血症和菌血症　多数为脆弱类杆菌，其次为消化链球菌。原发病灶主要来自胃肠道、泌尿生殖道，病死率高达50%。

6. 中枢神经系统感染　中耳炎、乳突炎、鼻窦炎等头面部局部厌氧菌感染，可经直接扩散和转移而引起脑脓肿。以革兰阴性厌氧杆菌引起多见。

三、实验室检查

（一）标本采集

注意避免正常菌群的污染，从感染中心或组织深部采集标本，如抽血、感染组织切除、深部脓液和胸腹腔、膀胱、心包液等穿刺等。由于厌氧菌对氧敏感，标本采集后应尽量避免接触空气，立即接种或迅速送检。

案例 9-2 提示

1. 穿刺脓液涂片染色显微镜下见革兰阴性杆菌，普通培养无菌生长，厌氧培养有菌生长，加上脓肿部位和脓液特点，应考虑为无芽胞厌氧菌感染。

2. 感染特点为：内源性感染，多为化脓性感染和慢性过程，脓液黏稠、有颜色、恶臭，脓液涂片可见细菌，普通培养无菌生长，使用普通抗生素疗效不佳。

（二）直接涂片镜检

液体标本直接涂片染色镜检，观察细菌的形态特征、染色性及细菌数量，初步判断。

（三）分离培养与鉴定

确诊无芽胞厌氧菌感染的方法是分离培养。标本接种培养基，37℃厌氧培养 2～3 天，如无菌生长，继续培养至 1 周。有菌落生长时，挑取菌落做耐氧试验，只能在厌氧环境中生长的才是专性厌氧菌。获得纯培养后，进行菌种鉴定和药物敏感试验。

四、防治原则

（一）预防

1. 严格无菌操作，避免正常菌群寄居部位的改变。对伤口及时进行清创处理，促进血液循环，消除局部厌氧环境。

2. 增强机体免疫力。对各种原因造成免疫功能低下的患者，要加强护理，避免交叉感染。

3. 正确使用抗生素，避免菌群失调引发的厌氧菌感染。

（二）治疗

绝大多数无芽胞厌氧菌对甲硝唑、氯霉素类和克林霉素等抗生素敏感。对临床标本分离出的厌氧菌做药物敏感试验，指导用药，提高疗效，避免菌群失调。

考点提示：
无芽胞厌氧菌感染的致病条件和特点

小　结

厌氧菌包括厌氧芽胞梭菌和无芽胞厌氧菌。厌氧芽胞梭菌引起人类致病的主要有破伤风梭菌、产气荚膜梭菌和肉毒梭菌。破伤风梭菌感染厌氧伤口，产生破伤风痉挛毒素引起破伤风。产气荚膜梭菌能产生多种侵袭性酶类和毒素，引起气性坏疽和食物中毒。肉毒梭菌能产生毒性极强的肉毒毒素，引起食物中毒。无芽胞厌氧菌是人体正常菌群，在其寄居部位改变、宿主免疫力下降或菌群失调等条件下，可引起内源性感染。多数为化脓性感染，可为局部或全身感染。临床上由厌氧菌引起的内源性感染中无芽胞厌氧菌占 90%，因此，无芽胞厌氧菌感染在临床上已越来越受到重视。

目 标 检 测

A₁ 型题

1. 长期使用抗生素易引起
   A. 无芽胞厌氧菌感染　B. 厌氧芽胞杆菌感染
   C. 病毒感染　　　　　D. 缺陷病毒感染
   E. 梅毒螺旋体感染

2. 以下关于厌氧芽胞杆菌的描述正确的是
   A. 厌氧芽胞杆菌属于厌氧芽胞梭菌属
   B. 多数为病原菌，少数为腐生菌
   C. 内、外毒素同时致病
   D. 多引起内源性感染
   E. 繁殖体抵抗力强于其他无芽胞细菌

3. 注射 TAT 的目的是
   A. 对易感人群进行预防接种
   B. 对可疑破伤风患者治疗及紧急预防
   C. 杀灭伤口中繁殖体的破伤风杆菌
   D. 主要用于儿童的预防接种
   E. 中和与神经细胞结合的毒素

4. 血平板上形成双层溶血环的细菌是
   A. 葡萄球菌　　　　B. 肺炎球菌
   C. 破伤风杆菌　　　D. 产气荚膜杆菌
   E. 白喉杆菌

5. 引起气性坏疽的细菌是
    A. 乙型溶血性链球菌　B. 肉毒杆菌
    C. 炭疽杆菌　　　　　D. 分枝杆菌
    E. 产气荚膜杆菌

6. 疱肉培养基可用来培养
    A. 枯草杆菌　　　　　B. 炭疽杆菌
    C. 百日咳杆菌　　　　D. 产气荚膜杆菌
    E. 流感嗜血杆菌

7. 肉毒毒素的特点是
    A. 可被肠道蛋白酶水解
    B. 引起肌肉强直性收缩
    C. 引起肌肉大块坏死
    D. 主要经消化道吸收
    E. 细菌生活状态下释放

8. 肉毒梭菌的芽胞特点是
    A. 椭圆形，位于菌体顶端
    B. 椭圆形，位于菌体次极端
    C. 正圆形，位于菌体顶端
    D. 正圆形，位于菌体次极端
    E. 椭圆形，小于菌体

9. 肉毒毒素的作用部位是
    A. 脊髓前脚　　　　　B. 脊髓后脚
    C. 外周神经-肌肉接头处
    D. 呕吐中枢　　　　　E. 血管内皮

10. 肉毒毒素的致病机制是
    A. 抑制细胞蛋白质合成
    B. 阻碍乙酰胆碱释放
    C. 激活腺苷酸环化酶
    D. 与 Ab FC 段非特异性结合
    E. 破坏 CD4 T 细胞

11. 高倍镜下形成"汤勺状"的细菌是
    A. 白喉杆菌　　　　　B. 枯草杆菌
    C. 炭疽杆菌　　　　　D. 产气荚膜杆菌
    E. 肉毒梭菌

12. 肉毒病的感染途径是
    A. 食用污染食物　　　B. 污染伤口
    C. 节肢动物叮咬　　　D. 吸入污染的空气
    E. 接触肉毒病患者的用品

13. 人体肠道正常菌群中占绝对优势的细菌是

    A. 大肠埃希菌　　　　B. 无芽胞厌氧菌
    C. 链球菌　　　　　　D. 变形杆菌
    E. 白念珠菌

14. 破伤风特异性治疗可应用
    A. 抗生素　　　　　　B. 抗毒素
    C. 类毒素　　　　　　D. 细菌素
    E. 破伤风菌苗

15. 关于厌氧芽胞杆菌的叙述错误的是
    A. 均为革兰阳性杆菌
    B. 都能形成芽胞
    C. 都能通过伤口感染
    D. 都是厌氧菌
    E. 主要分布于土壤

16. 关于产气荚膜杆菌致病性的叙述正确的是
    A. 可引起严重的创伤感染
    B. 以组织气肿、水肿、坏死为主要病理表现
    C. 致病因素为毒素和酶
    D. 可致食物中毒
    E. 以上均对

17. 下列哪项不是肉毒梭菌的特点
    A. 肉毒毒素是毒性最强的物质
    B. 肉毒毒素作用于胆碱能神经末梢，抑制乙
       酰胆碱释放
    C. 食入含肉毒毒素食物致病
    D. 革兰染色阳性，形成芽胞，有荚膜
    E. 肉毒梭菌中毒死亡率高

18. 破伤风抗毒素治疗破伤风的机制是
    A. 中和游离的外毒素
    B. 中和与神经细胞结合的外毒素
    C. 抑制破伤风杆菌生长
    D. 在补体参与下溶解破坏破伤风杆菌
    E. 减轻临床症状

19. 正常情况下无芽胞厌氧菌不存在的部位是
    A. 子宫腔　　　　　　B. 尿道
    C. 肠道　　　　　　　D. 阴道
    E. 上呼吸道

（王革新）

第10章　分枝杆菌属

📖 学习目标

1. 掌握结核分枝杆菌的生物学特性、致病因素及所致疾病、防治原则。
2. 掌握结核菌素试验原理及临床应用。
3. 了解麻风杆菌的传播途径和致病特点。

分枝杆菌属（*Mycobacterium*）是一类细长弯曲的杆菌，因生长繁殖时有分枝生长的趋势而得名。本属细菌的特点是细胞壁含有分枝菌酸和大量的脂类，这与其染色性、抵抗力、致病性等密切相关。用普通染色法一般不易着色，若经加温或延长染色时间而着色后，能抵抗盐酸酒精的脱色作用，故又称为抗酸杆菌（acid-fast bacilli）。

案例10-1

患者，男，20岁。咳嗽数周。1个月前开始咳嗽，食欲减退，发热2周后咳嗽中带血丝，体重减轻。入院：体温38℃，慢性病容，右上肺有啰音，WBC 11×10^9/L。

思考题：

1. 患者可能的诊断是什么？
2. 需要做何种检测以便确诊？
3. 细菌的致病机制是什么？应怎样预防？

第1节　结核分枝杆菌

结核分枝杆菌（*Mycobacterium tuberculosis*）简称结核杆菌（tubercle bacillus）。1882年，Koch首先发现并证明结核杆菌为结核的病原菌，据世界卫生组织报道，目前全球有17亿人感染结核杆菌，世界每年新发结核病患者有900万例，至少有300万人死于该病。有些地区因艾滋病、吸毒等原因，结核病的发病率有上升趋势。目前我国结核分枝杆菌感染人数达4亿，活动性肺结核患者达600万，每年因结核病死亡的人约有25万，位居各类传染病之首。

一、生物学性状

（一）形态与染色

典型的结核分枝杆菌为细长稍弯的杆菌。大小为（1～4）μm ×0.4μm，在痰或组织标本中，常单个存在呈分枝状排列或聚集成团，在不同的条件下，如在体内经抗结核药物治疗后，结核分枝杆菌可形成L型，菌体呈球形、丝状等（图10-1）。结核分枝杆菌细胞壁含有大量的脂质，故不易着色，常用抗酸染色法染色。结核分枝杆菌无芽胞、无鞭毛，电镜下观察发现细胞壁外有一层荚膜，荚膜对细菌有保护作用。

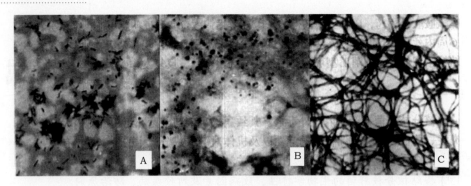

图 10-1　结核分枝杆菌
A. 细菌型；B.L 型（颗粒状）；C.L 型（丝状型）

（二）培养特性

结核分枝杆菌为专性需氧菌，营养要求高，常用培养基为罗氏培养基，该培养基内含有鸡蛋、甘油、马铃薯、天门冬素、无机盐和孔雀绿等。生长最适宜的温度为 37℃，pH 以 6.5～6.8 为宜。因其细胞壁脂质含量高，影响物质交换，故生长缓慢，18～24 小时分裂一次，在固体培养基上经 2～4 周出现肉眼可见的菌落。菌落呈乳白色或淡黄色，表面干而粗糙，不透明，许多菌落堆集在一起呈菜花状。

（三）抵抗力

结核分枝杆菌细胞壁中含有大量脂质，对干燥的抵抗力特别强。在干燥的痰中可存活 6～8 个月，尘埃中保持传染性达 8～10 天。对湿热敏感，液体中加热 62～63℃ 15 分钟或 70℃ 3 分钟即可杀死。对紫外线敏感，直接日光照射 2～7 小时就可以杀死。70%～75% 乙醇数分钟被杀死。结核分枝杆菌对酸、碱有较强的抵抗力，可以抵抗 3% 的盐酸、6% 的硫酸和 4% 的氢氧化钠长达半小时，结核分枝杆菌对链霉素、异烟肼、利福平、乙胺丁醇等药物敏感，但长期用药易出现耐药性。

（四）变异性

与其他细菌一样结核分枝杆菌可发生形态、菌落、毒力和耐药性等变异。在体内结核分枝杆菌可对异烟肼、链霉素、利福平等抗结核药产生耐药现象。耐药性的产生与耐药基因密切相关。耐药性结核分枝杆菌可呈 L 型，一定的条件下可恢复到原来的细菌状态。结核分枝杆菌变异株的菌落为光滑型。耐药菌株的毒力往往减弱。毒力变异现象可以经人为地在培养基中连续传代实现。卡介苗（BCG）就是 1908 年 Calmette 和 Guerin 二人将有毒的牛型结核分枝杆菌培养在含甘油、胆汁、马铃薯的培养基中经 13 年 230 次传代，获得减毒菌株，用于制备疫苗，预防结核病。

临床微生物学应用

1995 年底世界卫生组织（WHO）将每年 3 月 24 日作为世界防治结核病日，以提醒公众加深对结核病的认识。1882 年 3 月 24 日是世界著名的德国科学家科赫在柏林宣读发现结核菌的日子。1850～1950 年全球死于结核病的人数达 10 亿。当人们不再把结核病当一回事的时候，全国人大代表、中国工程院院士钟南山在接受一次采访中表示，全国共有 450 万活动性结核患者，带菌者高达 5.5 亿。更严重的是，结核病中的广泛耐药结核病，几乎对目前所有的抗结核药都产生耐药性，如果得上这种病，医生目前基本无能为力！如果广泛耐药结核病得不到控制，人类将被带回面对结核病几乎束手无策的时代。

链接

二、致病性与免疫性

结核分枝杆菌不产生内毒素与外毒素，也不产生侵袭性酶。其致病性主要与菌体某些成分对机体的刺激，菌体在组织细胞内大量繁殖引起的炎症、代谢产物的毒性及菌体成分造成的免疫损伤等有关。

（一）致病物质

1. 荚膜 具有抗吞噬作用和黏附作用。抗吞噬作用可抑制吞噬体与溶酶体的结合保护细菌。而黏附作用可增加细菌对组织细胞的黏附与穿入。

2. 脂质 本菌脂质的含量占细胞壁干重的 60% 左右，与毒力有密切的关系。脂质的毒性成分：①磷脂，能刺激单核细胞增生，有抑制蛋白酶的分解作用，能使结核病灶形成结核结节和干酪样坏死。②分枝菌酸苷酶，存在于细胞壁表面，与分枝杆菌的抗酸性有关，而且能减弱溶酶体酶、抗体及其他杀菌物质对结核分枝杆菌的杀伤作用。③索状因子，存在于有毒结核杆菌的细胞壁中，是分枝菌酸与海藻糖结合的一种糖脂。它能破坏细胞线粒体膜和抑制氧化磷酸化过程，干扰细胞呼吸，能抑制粒细胞游走和引起慢性肉芽肿。④蜡质D，是分枝菌酸与肽糖脂的复合物，可激发机体产生迟发型超敏反应。⑤硫酸脑苷脂，能抑制吞噬细胞中的吞噬体与溶酶体结合，有助于结核分枝杆菌在吞噬细胞内长期存活。

3. 蛋白质 结核分枝杆菌具有多种蛋白质，结核菌素就是其中主要的蛋白质。结核菌素与蜡质D结合，注入人体能诱发对结核菌素的超敏反应。

（二）传染源及感染途径

结核病的传染源主要是排菌的肺结核患者，结核分枝杆菌可通过呼吸道、消化道或损伤的皮肤侵入易感机体，侵犯肺、肠、肾、骨和神经系统等器官组织，引起相应部位的结核病。

案例 10-2

患者，女，17 岁。咳嗽、痰中时有血丝、食欲缺乏、消瘦并感疲乏无力、午后低热、盗汗 1 月余。X 线胸部检查：肺尖有块状阴影，边缘模糊不清。痰标本抗酸染色，检出抗酸杆菌。

思考题：

1. 最有可能的初步诊断是什么？为什么？

2. 如何对该病进行特异性预防？

（三）所致疾病

1. 肺结核 在临床上以肺结核最为多见，由于感染结核分枝杆菌的毒力、数量和感染者的免疫状态不同，肺结核分为原发感染和继发感染两大类。

（1）原发感染：多见于儿童。结核分枝杆菌借飞沫、尘埃经呼吸道侵入易感者体内。在肺泡局部引起中性粒细胞及淋巴细胞浸润为主的渗出性炎症，称为原发灶。原发灶多见于肺上叶下部和下叶上部。结核分枝杆菌可经淋巴管扩散至肺门淋巴结，引起肺门淋巴结肿大。原发灶、淋巴管炎和肿大的肺门淋巴结，被称为原发复合征。随着特异性免疫的产生，90%以上的原发感染可经纤维化或钙化而自愈。但病灶内常有少量的结核分枝杆菌长期潜伏，潜伏的结核分枝杆菌不但可以刺激机体产生免疫，还可以作为以后内源性感染的来源。有少数患者因为免疫力低下，结核分枝杆菌可经血流扩散，引起全身粟粒性结核，并常侵犯淋巴结、骨、关节、肾及脑膜等部位，引起相应的结核病。

（2）继发感染：多发生于成年人。结核分枝杆菌可以是潜伏于原发感染灶内的（内源性感染）残存的结核分枝杆菌，也可以是从外界再次吸入的（外源性感染）。原发后感染由于机体已经形成对结核分枝杆菌的特异性细胞免疫，故对再次侵入的结核分枝杆菌有较强的局限能力。因此，病灶常限于局部，一般不累及附近的淋巴结。结核病干酪样坏死灶被纤维素包围，可以逐渐钙化而痊愈。若机体免疫应答能力低下，干酪样坏死发生液化，结核分枝杆菌则在液化灶中大量繁殖。病灶坏死组织吸入气管、支气管时，结核分枝杆菌可随痰排出，传染性极强。

2. 肺外结核 少数患者，结核分枝杆菌可经淋巴循环、血液循环或痰液中的菌被咽入消化道等引起肺外结核，如结核性脑膜炎、泌尿生殖系统结核、骨与关节结核、淋巴结结核、肠结核病及结核性腹膜炎等，免疫力极度低下的患者（如 AIDS 患者）甚至可发展为全身播散性结核。

（四）免疫性与变态反应

1. 免疫性 人类对结核分枝杆菌的感染率很高，但发病率较低，这表明人类对结核分枝杆菌有一定的免疫力。机体感染结核分枝杆菌后，虽能产生抗体，但无保护作用。抗结核免疫主要是细胞免疫。当致敏 T 细胞再次接触结核分枝杆菌时可释放出多种淋巴因子，如 IFN-γ、TNF-α、IL-2 等，能激活巨噬细胞。促进细胞内溶酶体含量增加、酶活性增高，使活化巨噬细胞吞噬能力增强，从而有效地杀灭原发灶中的结核分枝杆菌。

结核的免疫属于传染性免疫或有菌免疫，即只有当结核分枝杆菌在体内存在时才有免疫能力，当体内细菌消失时，抗结核免疫也随之消失。

2. 超敏反应 在机体形成特异性细胞免疫的同时，也形成了对结核分枝杆菌的迟发型超敏反应，两者均为 T 细胞介导。原发后感染机体已产生了一定的免疫力，免疫的同时伴有超敏反应的参与，所以坏死发生快。

3. 结核菌素试验 是应用结核菌素检测受试者对结核杆菌是否有迟发型超敏反应的一种试验。常用来判断机体对结核分枝杆菌有无免疫力。①结核菌素试剂：有两种，一种为旧结核菌素（old tuberculin，OT），是结核分枝杆菌培养物经杀菌、过滤、浓缩而成。其主要成分是结核分枝杆菌蛋白。另一种是纯蛋白衍生物（purified protein derivative，PPD）。②方法：目前结核菌素试验多用 PPD。取 PPD 5 个单位注入前臂掌侧皮内，48～72 小时如局部出现红肿硬结大于 5mm 者为阳性反应。大于 15mm 为阳性强反应。③意义：结核菌素试验阳性反应，表明曾感染过结核分枝杆菌或卡介苗接种成功，不一定有结核病。强阳性者可能患有活动性结核，应进一步检查。阴性反应一般表明未感染过结核分枝杆菌，但感染初期、老年人、严重结核病患者、结核病患者同时患有其他传染病或使用免疫抑制剂，致免疫功能受抑制时，均可暂时呈阴性反应。

结核菌素试验常用于：①选择卡介苗接种对象及接种效果测定，结核菌素试验阴性者应接种 BCG；②作为婴幼儿结核病的辅助诊断；③间接检测肿瘤患者细胞免疫功能。

案例 10-2 提示

患者可能患肺结核，辅助检查有胸部 X 线、结核菌素试验、痰涂片染色镜检和细菌培养。

细菌致病机制：结核分枝杆菌不产生内毒素与外毒素，也不产生侵袭性酶。其致病性主要与菌体某些成分对机体的刺激，菌体在组织细胞内大量繁殖引起的炎症、代谢产物的毒性及菌体成分造成的免疫损伤等有关。①荚膜抗吞噬作用可抑制吞噬体与溶酶体的结合保护细菌。而黏附作用可增加细菌对组织细胞的黏附与穿入。②脂质的含量占细胞壁干重的 60% 左右，与毒力有密切的关系。能刺激单核细胞增生，有抑制蛋白酶分解的作用，能使结核病灶形成结核结节和干酪样坏死；能减弱溶酶体酶、抗体及其他杀菌物质对结核分枝杆菌的杀伤作用；能破坏细胞线粒体膜和抑制氧化磷酸化过程，干扰细胞呼吸，能抑制粒细胞游走和引起慢性肉芽肿；蜡质 D 可激发机体产生迟发型超敏反应。③蛋白质与蜡质 D 结合，注入人体能诱发对结核菌素的超敏反应。蛋白质可刺激机体产生抗体，但结核分枝杆菌属于胞内寄生菌，抗体对机体无保护作用。

三、微生物学检查

（一）标本采取

可采集不同的标本检查，如痰、尿、粪、脑脊液、胸腔积液、血液及病变部位的分泌物或组织细胞等。有杂菌的标本如痰、尿、粪等，需经 4% NaOH 或 6% H_2SO_4 处理 15 分钟杀死杂菌，溶解标本中的黏稠物质，然后离心沉淀，取沉淀物作涂片检查、培养或动物试验。脑脊液、胸腔积液、腹水可直接离心沉淀，取沉淀物检查。

（二）检查方法

1. 直接涂片镜检　标本直接涂片或集菌后涂片，抗酸染色，镜检，若发现抗酸阳性菌，可作初步诊断。也可用金胺染色后用荧光显微镜观察，此法可提高阳性率。

2. 分离培养　将标本接种于罗氏培养基上，37℃培养，每周观察一次。因结核分枝杆菌生长缓慢，一般需 2～6 周才能长出肉眼可见的菌落。必要时可取培养物做生化反应或动物试验。

3. 动物试验　取集菌后的标本注入豚鼠腹股沟皮下。3～4 周后发现局部淋巴结肿大，结核菌素试验阳性，即可进行解剖，观察局部淋巴结、肺、肝等器官有无结核病变，并可进行涂片检查或分离培养鉴定。

4. 快速诊断　常规的结核分枝杆菌检查需要一定量菌体，才能获得阳性结果，随着免疫学诊断技术的迅速发展，目前应用聚合酶链反应（PCR）技术快速鉴定结核分枝杆菌的 DNA，每毫升几个细菌即可获得结果，而且 1～2 天便可得出结论。

四、防治原则

除进行卫生宣传教育外，对患者早期发现、隔离和积极治疗，防止结核病的传播外，卡介苗接种是预防结核病最有效的措施。目前，我国规定出生后即接种卡介苗，7 岁时复种，在农村 12 岁时复种 1 次。接种后免疫力可维持 3～5 年。

结核病治疗原则是早期发现，早期治疗，联合用药，彻底治愈。目前最常用的药物是链霉素、异烟肼、利福平、乙胺丁醇等。利福平与异烟肼联合应用，可减少细菌耐药性的产生。

第 2 节　麻风分枝杆菌

麻风分枝杆菌（*M. leprae*）简称麻风杆菌，是麻风病的病原菌。该菌于 1873 年由挪威学者 Armauer Hansen 首先从患者皮肤结节中发现。麻风病是一种潜伏期长、发病慢、病程长的慢性传染病，主要侵犯皮肤和周围神经，少数病例可累及深部组织和内脏器官。

一、生物学性状

（一）形态结构

麻风分枝杆菌的形态、染色性质和结核分枝杆菌相似，菌体大小为（2～7）μm× 0.4μm，为抗酸杆菌，菌体细长略弯曲，麻风分枝杆菌是一种典型的胞内寄生菌，被感染的细胞内可见大量麻风分枝杆菌，且常聚集成束状，这些细胞的胞质呈泡沫状，称为麻风细胞。

（二）培养特性

麻风分枝杆菌在体外人工培养尚未成功。有人将病变组织中获得的麻风分枝杆菌接种于小鼠足垫可使麻风分枝杆菌在局部有限繁殖。犰狳（armadillo）因细胞免疫功能低下，体温较低（30～36℃），易感染麻风分枝杆菌。将麻风分枝杆菌经皮内或静脉注入犰狳体内，可引起瘤型麻风。故犰狳是研究麻风的良好动物模型。

（三）抵抗力

麻风分枝杆菌对干燥和低温有抵抗力。在干燥环境中 7 天内仍有繁殖能力，-60～-13℃可存活数月，但对紫外线和湿热敏感，阳光直射 3 小时或 60℃ 1 小时该菌均可失去繁殖能力。

二、致病性与免疫性

麻风患者，尤其是瘤型患者是麻风的唯一传染源。麻风分枝杆菌经患者鼻、口、咽喉黏膜分泌物、皮疹渗出液、精液、阴道分泌物排出，故主要通过呼吸道、破损的皮肤黏膜和密切接触的方式传播，以家庭内传播多见。

麻风分枝杆菌侵入人体后能否发病，发病后的病理演变等过程，以及临床表现均取决于机体的免疫力。根据机体的免疫状态、病理变化、临床表现和细菌学检查可将麻风分为两种类型：①结核样型(tuberculoid type)：占麻风病例的 60%～70%，主要侵犯皮肤、黏膜与外周神经，很少侵犯内脏。结核样型麻风细胞免疫正常，血清内无抗麻风分枝杆菌的抗体。病检细胞内麻风分枝杆菌数量极少，故传染性小，愈后较好。②瘤型（lepromatous type）：占麻风病例的 20%～30%。细菌除侵犯皮肤、黏膜及外周神经系统外，可累及深部的组织和器官，形成肉芽肿病变。患者细胞免疫缺陷但体液免疫正常，血清内有大量自身抗体。自身抗体与受损组织释放的抗原结合，形成免疫复合物，沉积在皮肤或黏膜下，形成红斑或结节。面部的结节可融合呈狮面容，是麻风的典型病灶，瘤型麻风为开放型麻风，传染性强，病情严重。若不治疗病情将逐渐恶化。

三、微生物学检查

微生物学检查包括涂片和病理切片。取患者鼻黏膜或皮肤病变部位刮取物，经抗酸染色后镜检，若发现抗酸阳性细菌或麻风细胞，结合病史、临床表现，可作出诊断。结核样型患者标本中很难找到抗酸阳性细菌。

四、防治原则

目前对麻风病尚无特异性预防措施，对可疑患者要做到早发现、早隔离、早治疗。由于麻风分枝杆菌与结核分枝杆菌有共同抗原，用卡介苗接种预防麻风有一定效果。治疗药物主要有砜类、利福平、氯法齐明及丙硫异烟胺。为了防止单一用药物产生耐药性，多采用两种或三种药物联合使用。

小　结

分枝杆菌属（又称抗酸杆菌）中对人致病的主要有结核分枝杆菌和麻风分枝杆菌。结核分枝杆菌菌体细长略弯曲，抗酸染色呈红色，生长缓慢。可经多种途径侵入机体，在多种组织细胞内大量繁殖引起结核病。接种卡介苗可有效预防结核病。结核菌素试验可检测机体对结核分枝杆菌是否有迟发型超敏反应及反应强度，从而为临床诊断和预防接种提供依据。

麻风分枝杆菌是麻风病原菌。通过皮肤黏膜、呼吸道及密切接触传播。麻风病是一种潜伏期长、发病慢、病程长和预后差的慢性传染病，患者是唯一传染源，无特异性预防措施。

目 标 检 测

A₁ 型题

1. 下列细菌中繁殖最慢的是
   A. 大肠埃希菌
   B. 丙型链球菌
   C. 脑膜炎奈瑟菌
   D. 结核分枝杆菌
   E. 肺炎链球菌

2. 在液体培养基中形成菌膜生长的细菌是
   A. 变形杆菌　　　　B. 布氏杆菌
   C. 肉毒梭菌　　　　D. 结核杆菌
   E. 产气荚膜杆菌

3. 人工培养结核分枝杆菌常用的培养基是
   A. 沙保培养基　　　B. 罗氏培养基

C. 疱肉培养基　　　D. 巧克力培养基
E. 亚碲酸钾培养基

4. 细胞壁含脂类最多的细菌是
   A. 结核杆菌　　　　B. 白喉棒状杆菌
   C. 衣氏放线菌　　　D. 霍乱弧菌
   E. 幽门螺杆菌

5. 与结核杆菌抗酸性有关的成分是
   A. 索状因子　　　　B. 磷脂
   C. 分枝菌酸　　　　D. 蜡脂D
   E. 硫酸脑苷脂

（宋　彬）

第11章 其他病原菌

📖 学习目标

1. 掌握人兽共患病的概念，白喉棒状杆菌主要生物学性状、致病性及特异性防治原则。

2. 熟悉铜绿假单胞菌的致病性及防治原则。

3. 了解炭疽芽胞杆菌、流感嗜血杆菌、百日咳鲍特菌、军团菌属、布鲁菌属、鼠疫耶尔森菌、鲍曼不动杆菌的主要生物学性状、致病性及防治原则。

第1节 其他革兰阳性菌

一、白喉棒状杆菌

白喉棒状杆菌（*Corynebacterium diphtheriae*）俗称白喉杆菌，是引起人类白喉的病原菌。白喉是一种急性呼吸道传染病。临床特征为咽、喉、鼻部黏膜充血、肿胀并有不易脱落的灰白色假膜形成。

（一）生物学性状

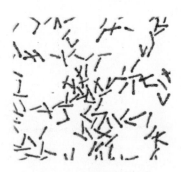

图 11-1 白喉棒状杆菌

菌体细长微弯，一端或两端膨大似棒状，细菌多单个存在或排列成"V"、"L"形（图 11-1）。革兰染色阳性。菌体内可见浓染的颗粒，称异染颗粒。需氧或兼性厌氧。营养要求高，在吕氏血清斜面或鸡蛋斜面培养基上，37℃培养 24 小时，形成直径 1～3mm、灰白色、圆形突起的光滑菌落。在亚碲酸钾血平板上培养，菌落呈黑色。

白喉棒状杆菌对湿热的抵抗力不强，煮沸 1 分钟即死亡。5%苯酚 1 分钟、3%甲酚皂溶液 10 分钟均可杀灭。但对干燥、寒冷和日光抵抗力较强。对青霉素、红霉素及广谱抗生素敏感。

（二）致病性与免疫性

1. 致病物质 主要是白喉外毒素，分别由A、B两个亚单位组成。A亚单位有毒性，B亚单位有受体结合区。毒素与宿主细胞结合后，通过B亚单位的转位介导，使A亚单位进入细胞质内，干扰细胞蛋白质的合成，导致细胞变性和坏死。

案例 11-1

患者，男，32 岁。发热。声音嘶哑、喉痛 3 天。查体：体温 39℃，咽后壁、腭垂处有灰白色膜状物，用无菌棉拭子擦拭不掉，心率 130 次/分，心律不齐。

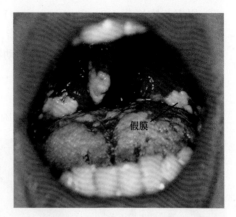

思考题：

1. 该患者疑为何病？病原体为何？传播途径如何？
2. 确诊该病需做哪些实验室检查？

2. 所致疾病　传染源是患者和带菌者，经呼吸道传播，易感者主要是儿童。细菌在鼻咽喉部生长繁殖释放毒素，使咽喉部黏膜细胞坏死，血管通透性增加，粒细胞和纤维素渗出，形成灰白色膜状物，称假膜（图 11-2）。假膜向气管内延伸易脱落，可引起呼吸道阻塞以致窒息。毒素与心肌、肝、肾、肾上腺和外周神经结合，引起细胞变性、坏死，内脏出血和神经麻痹等。约 2/3 患者的心肌受损，成为白喉死亡的主要原因。该菌偶可侵犯眼结膜、外耳道、阴道和皮肤伤口等处，亦能形成假膜。

假膜

图 11-2　白喉患者的假膜

3. 免疫　以体液免疫为主，在病后、隐性感染、预防接种后均可获得牢固免疫力。人对白喉棒状杆菌普遍易感。调查人群对白喉的免疫力，可用白喉毒素作皮内试验，称为锡克试验。

案例 11-1 提示（1）

白喉棒状杆菌存在于白喉患者及带菌者的鼻咽腔分泌物中，经飞沫传播，也可经污染的物品传播。

（三）实验室检查

用无菌棉拭子擦拭病变部位假膜及炎症部位，然后直接涂片，用亚甲蓝或 Alber 染色后镜检，若找到形态典型并有异染颗粒者，即可初步诊断。也可将标本接种于吕氏血清斜面或亚碲酸钾血平板上，培养 18～24 小时后观察菌落。

案例 11-1 提示（2）

疑为白喉患者，应取假膜标本，革兰染色及亚甲蓝染色，如果镜下观察到典型棒状杆菌形态并有异染颗粒，可初步确定为白喉患者。

（四）防治原则

注射白喉类毒素是主要的预防措施。目前国内外均采用"百-白-破"三联疫苗（百日咳菌苗、白喉类毒素、破伤风类毒素），有效率可达 97%。对密切接触患者的儿童，应立即注射白喉抗毒素 1000～3000 U 作紧急预防。

马治愈白喉病

吉姆是一匹再普通不过的马，工作是拉着车给别人送牛奶，生活在 19 世纪末 20 世纪初。吉姆一度看似患上了白喉，主人打算将它从车上解开，送到北部一个美丽的农场，但出人意料的事情发生了：吉姆竟然康复了。原来，吉姆体内不知何故产生了白喉抗体，于是研究人员利用吉姆制造了大量抗白喉血清，借此挽救了无数人的生命。

链接

考点提示：
白喉棒状杆菌的形态特点及致病性

治疗白喉，应尽早注射足量白喉抗毒素。注射抗毒素前应做皮肤过敏试验，阳性者进行脱敏治疗。在治疗过程中同时应用青霉素、红霉素等抗生素。

二、炭疽芽胞杆菌

炭疽芽胞杆菌（*Bacillus anthracis*）为炭疽病的病原菌。炭疽病为一种人兽共患的急性传染病。人兽共患病（zoonosis）是指人类和脊椎动物之间自然感染与传播的疾病。炭疽病主要流行于牧区，是牛、马、羊等动物传染病，也可感染牧民、农民、畜产品加工业工作者。

（一）生物学性状

炭疽芽胞杆菌为革兰阳性粗大杆菌，大小为（5～10μm）×（1～3μm），两端平齐，

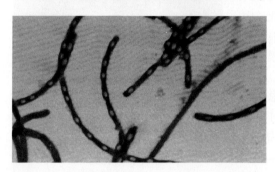

呈竹节状排列（图11-3）。有荚膜，芽胞呈椭圆形，位于菌体中央。需氧，最适生长温度为37℃。在普通培养基上生长良好，24小时形成灰白色边缘不整齐、扁平粗糙型菌落，低倍镜观察菌落边缘呈"卷发"状。在肉汤培养基中生长，出现絮状沉淀。

芽胞抵抗力强，煮沸10分钟或干热140℃经3小时才能杀死，在动物皮毛和土壤中可生存数年至20余年。菌体对青

图11-3　炭疽芽胞杆菌

霉素、头孢菌素、链霉素、卡那霉素和多西环素等高度敏感。

（二）致病性

荚膜和炭疽毒素是该菌的主要致病物质。接触被炭疽芽胞杆菌污染的动物皮毛和患病动物可引起皮肤炭疽，较为多见；进食未熟的病畜肉、奶或被污染的食品可引起肠炭疽；吸入含大量芽胞的尘埃可引起肺炭疽；三型炭疽均可导致败血症，偶尔引起炭疽性脑膜炎，病死率极高。病后可获得持久免疫力。

1989年发生在西藏的一起炭疽事件

1989年3～9月在西藏昌都地区发生了一起罕见的炭疽暴发流行。疫情波及5个县34个自然村，据不完全统计，发病507人，死亡162人，病死率31.9%，在当地引起恐慌。本次疫情首例患者是因剥食流产的小牛而感染，全家5人中3人发病死亡。在临床表现方面，其主要特点是发病突然，出血严重，病死率高。

链接

（三）实验室检查

根据病情采集水疱、脓疱、粪便、痰液、胸腔渗出液、血液等标本进行直接涂片检查或分离培养。

直接涂片镜检，若发现革兰阳性竹节状排列的粗大杆菌，结合临床症状可做出初步诊断。将标本接种于血平板或碳酸氢钠琼脂平板上，培养后观察典型的菌落特点。也可用免疫荧光染色快速检查。还可用ELISA法检查保护性抗体。

（四）防治原则

病畜应严格隔离或处死，必须焚毁或深埋于2m以下。在流行区对易感人群用炭疽减毒活疫苗进行特异性预防，可获得半年至一年的免疫力。治疗首选青霉素，但由于该菌会对

青霉素产生耐药性，临床上经常使用多西环素或环丙沙星。

第 2 节　其他革兰阴性菌

引起人类疾病的革兰阴性杆菌种类较多，主要有铜绿假单胞菌、流感嗜血杆菌、百日咳鲍特菌、军团菌属、布鲁菌属、鼠疫耶尔森菌等（表 11-1）。

考点提示：铜绿假单胞菌的致病性与防治原则

表 11-1　其他革兰阴性菌的主要特征

菌名	主要生物学性状	致病性	防治原则
铜绿假单胞菌	无芽胞，有荚膜、菌毛和鞭毛。产生特征性水溶性绿脓色素。抵抗力强，对多种消毒剂耐受性高，对多种抗生素天然耐药	致病物质为内毒素、外毒素、菌毛、荚膜和多种胞外酶。通过接触、空气、医疗器械引起继发感染、医院感染	重视医院感染，加强医疗器械的消毒灭菌，严格无菌操作，预防医护人员与患者之间的交叉感染
流感嗜血杆菌	多形性。无鞭毛，有荚膜与菌毛。在巧克力血培养基中生长。抵抗力弱	常在流感、麻疹、百日咳等感染时引起继发感染，如支气管炎、肺炎、鼻窦炎、中耳炎	1. 用流感杆菌荚膜多糖菌苗特异性预防 2. 治疗用氨苄西林等
百日咳鲍特菌	无鞭毛、无芽胞，某些菌株有荚膜及菌毛。需氧生长。抵抗力弱	通过呼吸道感染，致病物质为荚膜、菌毛、内毒素、外毒素。引起百日咳，3 岁以下儿童多见	1. 接种百-白-破三联疫苗特异性预防 2. 早发现、早治疗，红霉素、氨苄西林有疗效
军团菌属	粗短杆菌，多形性。有菌毛和端鞭毛，常用镀银染色。专性需氧，营养要求高。对一般消毒剂敏感，在自然水中可存活 1 年以上	通过呼吸道感染，其致病与菌毛、毒素及酶类有关。引起军团病（肺炎型、流感样型）	目前尚无特异性预防方法。治疗可用红霉素、利福平等
布鲁菌属	动物源性细菌，可引起人畜共患病。无鞭毛、无芽胞，专性需氧，营养要求高，需 5% CO_2～10% CO_2 生长。在自然水中可存活数月	通过呼吸道、消化道、皮肤黏膜侵入机体，致病物质为荚膜、侵袭性酶及内毒素。引起人类布鲁氏菌病（波浪热），亦引起羊、猪、牛等母畜传染性流产	1. 加强动物检疫和食品卫生管理 2. 有关职业人员接种减毒活疫苗 3. 治疗以抗生素为主，可采用综合疗法
鼠疫耶尔森菌	动物源性细菌，可引起人畜共患病。球杆菌，两端浓染，有荚膜，无鞭毛，无芽胞。营养要求不高。对寒冷抵抗力强，对湿热敏感	以媒介昆虫传播（鼠—蚤—人类），引起鼠疫（腺型、肺型、败血型），是自然疫源性烈性传染病。致病物质有荚膜、内毒素、外毒素、致病性酶	1. 加强国境海关检疫。灭鼠、灭蚤 2. 流行区接种鼠疫菌苗 3. 隔离治疗。早期足量使用链霉素、磺胺类等抗生素
鲍曼不动杆菌	是医院感染的重要病原菌。近年来的感染在增多，且其耐药性日益严重，已引起临床和微生物学者的严重关注。革兰阴性杆菌，易在潮湿环境中生存，如浴盆、肥皂盒等处，对湿热紫外线及化学消毒剂有较强抵抗力。氧化酶阴性，触酶阳性，无动力，吲哚阴性，不发酵糖类，不还原硝酸盐	广泛存在于自然界的水及土壤、医院环境及人体皮肤、呼吸道、消化道和泌尿生殖道中，为条件致病菌。科室分布以 ICU 最多，其次为呼吸内科。感染的患者多是老年患者、危重病及机体抵抗力弱的患者，以及使用各种侵入性操作和长期使用广谱抗生素治疗的患者。抵抗力弱或有创伤的患者可能被从医务人员的手或消毒不彻底的医疗器械所带有的细菌感染，引起全身多组织器官感染	严格消毒灭菌，严格无菌操作 合理使用抗菌药物

小 结

　　白喉棒状杆菌为革兰阳性细长杆菌，一端或两端膨大呈棒状，呈"V"、"L"形排列，异染颗粒明显。致病物质为白喉外毒素，经呼吸道传播，可引起白喉。

　　炭疽芽胞杆菌为致病菌中最大的革兰阳性杆菌。两端平切，呈竹节样排列。可形成荚膜。芽胞呈椭圆形，位于菌体中央。专性需氧。致病物质为荚膜及炭疽毒素。经皮肤、消化道、呼吸道传播，引起人、畜炭疽病。

　　铜绿假单胞菌为革兰阴性小杆菌，有鞭毛、菌毛及荚膜，能产生水溶性绿色素。致病物质为内毒素、外毒素、菌毛、荚膜、胞外酶，主要通过空气、医疗器械、接触传播，引起各种继发感染，如大面积创面感染（烧伤等），可并发败血症。

　　流感嗜血杆菌引起原发性化脓性感染、急性呼吸道感染的继发感染。

　　百日咳鲍特菌通过呼吸道传播，引起百日咳。

　　军团菌属通过呼吸道（来源于污染的空调和供水系统）传播，引起军团菌病。

　　布鲁菌属可通过皮肤黏膜、眼结膜、消化道、呼吸道传播，引起人、畜布鲁氏菌病。

　　鼠疫耶尔森菌通过带菌的蚤叮咬、呼吸道传播，引起鼠疫（烈性传染病）。

　　鲍曼不动杆菌是医院感染的重要病原菌，广泛存在于自然界的水及土壤、医院环境及人体皮肤、呼吸道、消化道和泌尿生殖道中，为条件致病菌。可引起全身多组织器官感染。

目 标 检 测

A₁ 型题

1. 可在菌体中观察到异染颗粒的细菌是

　　A. 铜绿假单胞菌　　　　B. 布鲁菌属

　　C. 白喉棒状杆菌　　　　D. 炭疽芽胞杆菌

　　E. 百日咳鲍特菌

2. 白喉棒状杆菌可通过下列哪种途径传播

　　A. 呼吸道传播　　　　　B. 消化道传播

　　C. 蚊叮咬传播　　　　　D. 血液传播

　　E. 接触传播

3. 对嗜肺军团菌的叙述错误的是

　　A. 通过气溶胶吸入感染

　　B. 机体抵抗力低下是发病的重要因素

　　C. 可在吞噬细胞内寄生

　　D. 可产生多种酶类和毒素

　　E. 不侵入血流，仅引起呼吸道局部损伤

4. 下列可通过鼠蚤叮咬传播的细菌是

　　A. 布鲁菌属　　　　　　B. 鼠疫杆菌

　　C. 炭疽芽胞杆菌　　　　D. 霍乱弧菌

　　E. 白喉棒状杆菌

5. 感染病灶脓液呈绿色的重要医院内感染病原菌是

　　A. 铜绿假单胞菌　　　　B. 布鲁菌属

　　C. 白喉棒状杆菌　　　　D. 炭疽芽胞杆菌

　　E. 百日咳鲍特菌

6. 引起"波浪热"的病原菌是

　　A. 铜绿假单胞菌　　　　B. 布鲁菌属

　　C. 白喉棒状杆菌　　　　D. 炭疽芽胞杆菌

　　E. 百日咳鲍特菌

（江凌静）

第12章　其他原核细胞型微生物

📖 **学习目标**

1. 熟悉放线菌、支原体、立克次体、衣原体和螺旋体的主要生物学性状。

2. 熟悉放线菌、支原体、立克次体、衣原体、钩端螺旋体和梅毒螺旋体的主要致病性和传播方式。

3. 了解放线菌、支原体、立克次体、衣原体和螺旋体的防治原则。

第1节　放　线　菌

放线菌（actinomycetes）是一类丝状、呈分枝样生长的单细胞原核细胞型微生物。由于其菌丝在感染的组织中呈放射状排列，故称放线菌。放线菌种类很多，广泛分布于自然界中，尤以土壤中为多，是制造抗生素菌株的重要来源，迄今已报道的8000种抗生素中80%是由放线菌产生的，如链霉素、庆大霉素、四环素等。大多不致病，少数引起人、动植物疾病。对人致病的主要有衣氏放线菌。

一、生物学特性

革兰染色阳性、非抗酸性丝状菌，菌丝末端膨大。菌丝直径 $0.5\sim0.8\mu m$，以裂殖方式进行繁殖。菌丝细长无隔，有分枝。在患者的病灶组织和瘘管流出的脓汁中，常有直径 1mm 大小的肉眼可见的黄色小颗粒，称硫磺样颗粒，是放线菌在组织中形成的菌落。将颗粒制成压片或组织切片，显微镜下可见菌丝向四周呈菊花状放射状排列（图12-1）。

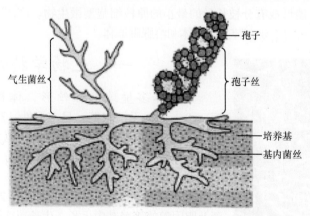

图12-1　放线菌菌丝

放线菌为厌氧或微需氧菌，培养较为困难，初次分离时，在 95% N_2 和 5% CO_2 环境下，可促进其生长。在血液琼脂平板上经 37℃ 培养 4～10 天，出现灰白色或淡黄色、圆形蜘蛛状微小菌落，直径小于 1mm，不溶血。

二、致病性与免疫性

　　放线菌多存在于人口腔、齿垢、齿龈、扁桃体与咽部及生殖道内，为正常菌群。当机体抵抗力减弱，口腔卫生不良、拔牙或黏膜受损时才可引起内源性感染，导致软组织化脓性炎症。若无继发感染则多呈慢性肉芽肿，常伴有多发性瘘管的形成。脓液中有硫磺样颗粒。临床常见颈部、胸部、腹部、盆腔和中枢神经系统放线菌病。

　　机体对放线菌病的免疫主要是细胞免疫。

三、实验室检查

　　主要方法是从脓汁或痰中寻找硫磺样颗粒，压片观察菌丝。

四、防治原则

考点提示：
放线菌的致病特点

　　注意口腔卫生，牙龈炎、牙周炎等口腔疾病应及时治疗。无特殊预防方法。对脓肿和瘘管及时进行外科清创处理。治疗首选青霉素或磺胺类药物、红霉素、林可霉素等。

第2节 支 原 体

　　支原体（*Mycoplasma*）是一类没有细胞壁、呈多形性、能通过细菌滤器、能在人工培养基中生长繁殖、能形成有分枝长丝的最小的原核细胞型微生物。广泛分布于自然界，多数不致病，对人致病的主要有肺炎支原体和溶脲脲原体。

一、生物学特性

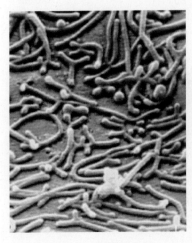

图12-2　支原体形态

　　支原体多呈球形和丝形，体积微小，一般为0.2～0.3μm。无细胞壁，呈多形性，有球形、杆状、丝状、分枝状等多种形态（图12-2）。革兰染色阴性，但不易着色，常用吉姆萨染色。主要以二分裂法繁殖，也可以出芽方式繁殖。

　　营养要求比一般细菌高，在含有20%血清、酵母浸膏及胆固醇的培养基中生长，生长速度缓慢，经3～10天（甚至2～3周）培养后才形成荷包蛋样微小菌落。用低倍镜观察清楚。多数支原体生长的适宜pH为7.6～8.0，但溶脲脲原体最适的pH为6.0～6.5，适宜温度为35℃。在鸡胚或细胞培养中也能生长。

支原体对理化因素敏感，不耐干燥、不耐热，45℃经 15～30 分钟即可死亡；耐冷，-20℃可存活一年；对紫外线、一般消毒剂敏感。因支原体没有细胞壁故对青霉素不敏感，对 75% 乙醇及甲酚皂溶液敏感，对红霉素、链霉素、多西环素、氯霉素等敏感。

案例 12-1

患儿，女，11 岁。受凉后发热数日，继而咳嗽。查体：咽部稍红，双侧扁桃体无明显肿大，右肺呼吸音减低，左肺部呼吸音清晰，未闻及干湿啰音。辅助检查：胸片示双肺纹理增粗，右上肺片影。肺部 CT 示右肺炎症，右侧胸腔少量积液。

思考题：

1. 该患儿最可能的疾病是什么？
2. 引起本病的病原体是什么？

二、致病性与免疫性

支原体广泛分布于自然界，对人致病的主要有肺炎支原体和溶脲脲原体。

1. 肺炎支原体（M.pneumoniae）　经呼吸道传播，引起人类支原体肺炎，又称为原发性非典型肺炎。多发于夏末秋初，患者表现为咳嗽、发热、头痛等症状。患者以儿童和青少年多见。急性期患者的口、鼻分泌物中的支原体，通过空气、飞沫传播，经呼吸道感染，潜伏期为 2～3 周，约 1/3 病例也可无症状。发病初期有咽痛、头痛、发热、乏力、肌肉酸痛、食欲减退、恶心、呕吐等。2～3 天后出现阵发性、刺激性咳嗽，以夜间为重，咳少量黏痰或黏液脓性痰，有时痰中带血。发热可持续 2～3 周，体温正常后仍可咳嗽。此外，还可引起咽炎、中耳炎、气管炎等。

案例 12-1 提示

肺炎支原体的感染儿童较为常见，约占咳嗽患儿的 30%，本病轻者症状不典型，仅表现为干咳少痰，可有发热或不发热，病程较长。对于久咳不愈的儿童，应查肺炎支原体抗体，如果抗体阳性，再结合临床表现等有助于支原体肺炎的诊断。

肺炎支原体感染后呼吸道黏膜产生的 SIgA 对再感染有一定防御作用，但免疫力不牢固，仍可重复感染。

"非典型肺炎" 的由来

非典型肺炎的名称起源于 1930 年末，与典型肺炎相对应，后者主要为由细菌引起的大叶性肺炎或支气管肺炎。20 世纪 60 年代，将当时发现的肺炎支原体作为非典型肺炎的主要病原体，但随后又发现了其他病原体，尤其是肺炎衣原体。目前认为，非典型肺炎的病原体主要包括肺炎支原体、肺炎衣原体、鹦鹉热衣原体、军团菌和立克次体（引起 Q 热肺炎），尤以前两者多见，几乎占每年成年人社区获得性肺炎住院患者的 1/3。

链接

2. 溶脲脲原体（Ureaplasma urealyticum，Uu）　又称解脲脲原体，是引起泌尿生殖道感染及性传播疾病的重要病原体之一，主要通过性行为传播，引起泌尿生殖系统感染和不育症，潜伏期为 1～3 周。一般为表面感染，大多不侵入血液。致病物质有磷脂酶、尿素酶、IgA 蛋白酶。

溶脲脲原体所致疾病最常见的为非淋菌性尿道炎（NGU），占非细菌性尿道炎的60%。多寄生在男性尿道、阴茎包皮和女性阴道。若上行感染，可引起男性前列腺炎或附睾炎和女性阴道炎、宫颈炎，并可感染胎儿导致流产、早产及低体重胎儿。

溶脲脲原体有黏附精子作用，阻碍精子的运动。产生神经氨酸酶样物质干扰精子和卵子的结合，且与人精子膜有共同抗原，对精子可造成免疫损伤而致不育。

三、防 治 原 则

考点提示：
支原体的致
病性

目前，尚无理想的疫苗可供预防。支原体性肺炎的治疗，有效药物主要有大环内酯类抗菌药物如阿奇霉素、红霉素。尿道炎的预防主要是防止不洁性生活。治疗选用阿奇霉素、多西环素、红霉素等。

第3节 立克次体

立克次体（*Rickettsia*）是一类严格细胞内寄生的原核细胞型微生物，由美国医生Howard Taylor Ricketts 首先发现，为了纪念他在研究斑疹伤寒时不幸感染而献身，故以他的名字命名。

立克次体的特点：①大多引起人兽共患病，在人类引起发热、出疹性疾病。②以节肢动物为传播媒介或为储存宿主。③有细胞壁，体积在病毒和细菌之间，光学显微镜下可见，具有多形性，常以球杆状或杆状为主，革兰染色阴性。④含有DNA和RNA两类核酸。⑤专性细胞内寄生，因酶系统不够完善又缺乏细胞器，不能独立生活，以二分裂方式繁殖。⑥对多种抗生素敏感。

对人致病的立克次体主要有普氏立克次体、莫氏立克次体、恙虫病立克次体。

一、生物学特性

1. 形态染色　立克次体体积为（0.25～0.6）μm×（0.8～2.0）μm，多为球杆状，具有多形性，在不同发育阶段和不同宿主体内可出现不同形态，如杆状、丝状或哑铃状。革兰染色阴性，但不易着色。吉姆萨染色呈紫色，麦氏染色呈红色。

2. 培养　常用鸡胚卵黄囊接种、细胞培养和动物接种，后者是最常用的方法。

3. 抵抗力　立克次体经56℃30分钟可被杀死。对低温、干燥抵抗力较强，在冷藏肉类中可存活1个月以上，在干虱粪中能保持传染性1年以上。0.5%苯酚溶液、0.5%甲酚皂溶液及75%乙醇数分钟即可杀死立克次体。对氯霉素和四环素等敏感。磺胺类药物不仅对立克次体无抑制作用，反而能刺激其生长。

4. 抗原结构　部分立克次体与变形杆菌某些菌株的菌体抗原（OX_2、OX_{19}、OX_K）有共同抗原成分。临床上常用这些变形杆菌来代替相应的立克次体抗原进行交叉凝集反应，检测患者血液中有无立克次体的抗体，这种交叉凝集反应称外斐反应（Weil-Felix reaction），可辅助诊断立克次体病（表12-1）。

表12-1　主要立克次体与普通变形杆菌抗原交叉现象

立克次体	变形杆菌菌株		
	OX_{19}	OX_2	OX_K
普氏立克次体	+++	+	-
莫氏立克次体	+++	+	-
恙虫病立克次体	-	-	+++

二、致病性与免疫性

1. 致病物质　主要有内毒素和磷脂酶A。内毒素有致热、损伤内皮细胞、致微循环障碍和休克等作用。磷脂酶A能直接水解细胞膜或吞噬体膜，有利于立克次体穿入易感细胞。

2. 致病机制　立克次体主要通过虱、蚤、蜱、螨的叮咬或其粪便通过伤口进入人体。侵入机体后，先于局部小血管内皮细胞内生长繁殖，导致细胞溶解破裂，立克次体进入血流引起第一次立克次体血症。通过血流在全身各脏器的血管内皮细胞中增殖，大量释放入血引起第二次立克次体血症，导致一系列的病变及临床症状。主要病变是受染细胞肿胀破裂、组织坏死、血管通透性增高、血浆渗出、血容量降低及凝血机制障碍、DIC等。病变在皮肤表现为皮疹，在肝、脾、肾表现为脏器损害。

3. 所致疾病

流行性斑疹伤寒：由普氏立克次体引起。患者是宿主和唯一的传染源。传播媒介是人虱，传播方式为虱—人—虱，故又称为虱传斑疹伤寒。受染虱叮咬患者时排出粪便。虱粪中的立克次体从皮肤伤口进入人体内，也可经空气尘埃侵入呼吸道或眼结膜引起感染。人受染后，经10～12天潜伏期后骤然发病，出现高热、剧烈头痛、周身疼痛，发病后4～5天出现皮疹，有的伴有神经系统、心血管系统及其他器官损害。

地方性斑疹伤寒：由莫氏立克次体引起。鼠是天然储存宿主，由鼠蚤和鼠虱在鼠间传播，故又称鼠型斑疹伤寒。鼠蚤叮咬人或蚤粪中的立克次体通过口、鼻、眼结膜进入人体而被感染。该病与流行性斑疹伤寒相似，但病程较短、病情轻、发病缓慢。很少侵害中枢神经系统及心肌等内脏。

恙虫病：由恙虫病立克次体引起，是自然疫源性疾病。恙虫病立克次体天然寄生于恙螨体内并可经卵进行传代。人类被恙螨幼虫叮咬而感染。恙虫病立克次体在血管内皮细胞和单核细胞中增殖，经1～2周潜伏期，突发高热、头痛，被叮咬处出现红色丘疹，形成水疱后破裂，发生溃疡，周围组织红润，中央溃疡形成黑色焦痂覆盖，为恙虫病特征之一。所属淋巴结肿大、肝脾肿大、肝功能受损，严重者可出现脑炎和DIC。此外，也有神经、循环系统及肝、脾、肺等器官损害症状。

常见立克次体及致病性见表12-2。

表12-2　常见立克次体及致病性

病原体	所致疾病	媒介昆虫	储存宿主
普氏立克次体	流行性斑疹伤寒	人虱	人
莫氏立克次体	地方性斑疹伤寒	鼠蚤、鼠虱	鼠
恙虫病立克次体	恙虫病	恙螨	鼠

4. 免疫性　机体对立克次体的免疫以细胞免疫为主。立克次体病后有较强的免疫力。

三、实验室检查

立克次体易引起实验室感染，检查时必须严格遵守操作规程。采集患者的血液进行动物接种。

血清学检查常用外斐反应。斑疹伤寒患者血清中有可凝集变形杆菌OX_{19}的抗体，恙虫病患者血清中有凝集OX_K的抗体，一般效价在1：160以上或病程中效价明显增长（双份血清效价增长≥4倍）有诊断意义；还可用免疫荧光法等检查血清中特异性抗体；亦可应用PCR技术或核酸探针进行检测。

四、防 治 原 则

灭虱、灭蚤、灭鼠、灭螨，加强个人防护，注意个人卫生是预防立克次体的重要措施。特异性预防主要用死疫苗接种，免疫力可保持1年，活疫苗尚在研究阶段。常用氯霉素、环丙沙星等治疗。禁用磺胺类药物。

第4节 衣 原 体

衣原体（*Chlamydia*）是一类能通过细菌滤器、专性细胞内寄生、有独特发育周期的原核细胞型微生物。

衣原体有以下共同特征：①形态为球形或椭圆形，具有细胞壁，革兰染色阴性。②能通过细菌滤器。③同时含有DNA和RNA两种核酸。④有独特的发育周期，即原体和始体。⑤有核糖体和一定的酶类，因缺乏供代谢所需的能量来源，故为严格的细胞内寄生。⑥对多种抗生素敏感，特别是四环素和红霉素。

衣原体广泛寄生在人类、禽类及哺乳动物体内。仅少数引起人类疾病。对人致病的主要是沙眼衣原体。

一、生物学性状

1. 形态染色与发育周期　衣原体的发育周期中均有原体和始体两个发育阶段。即原体发育为始体，始体分裂成熟为原体。

原体呈梨形或椭圆形，体积较小，直径0.2～0.4μm。有细胞壁，含较致密的类核结构，是发育成熟的衣原体。吉姆萨染色呈紫色，具有高度的感染性，无繁殖能力。能吸附于易感细胞表面，经宿主细胞的吞饮作用进入细胞内。

始体呈圆形或卵圆形，大而疏松，直径0.5～1μm，无细胞壁，为大而疏松的网状体。是衣原体发育周期中的繁殖型，无感染性。用吉姆萨染色和麦氏染色呈蓝色。以二分裂方式繁殖，发育成大量的子代原体。成熟原体从感染细胞中释出，再感染其他细胞，开始新的发育周期（图12-3）。每个周期需48～72小时。

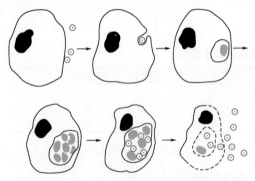

图12-3　衣原体生活周期

2. 培养特性　衣原体为专性细胞内寄生，可用鸡胚卵黄囊接种培养，还可用动物接种及细胞培养，但不能用人工培养基进行培养。

3. 抵抗力　耐冷不耐热，60℃仅能存活5～10分钟，-70℃可存活数年。用75%乙醇溶液30秒钟或2%甲酚皂溶液5分钟便可杀死衣原体，对红霉素、四环素等抗生素也敏感。

案例12-2

患者，女，16岁，学生。近几个月来视力减退，畏光，迎风流泪，有时眼角有黏液脓性分泌物，检查发现：上眼睑结膜充血，有滤泡增生；结膜刮片检查发现包涵体。

思考题：

1. 该学生患的是哪种眼病？

2. 这种病的传播途径是什么？

二、致病性与免疫性

衣原体引起人类疾病主要有以下几种：

1. 沙眼　由沙眼衣原体中的沙眼亚种引起。传播方式为：眼—眼或眼—手—眼，通过直接接触或通过玩具、公用毛巾、洗脸盆等间接传播。侵入眼结膜上皮细胞后，在其中大量增殖并在细胞质内形成散在型、帽型、桑葚型及填塞型包涵体，导致局部炎症。沙眼早期症状有脓性分泌物、流泪、结膜充血、滤泡增生。后期可出现结膜瘢痕、眼睑内翻、倒睫、角膜血管翳，严重者引起角膜损伤，影响视力乃至失明，是致盲的第一位病因。

2. 包涵体结膜炎　由沙眼衣原体沙眼亚种的某些血清型引起。新生儿可经产道感染，引起急性化脓性结膜炎，又称包涵体脓漏眼，不侵犯角膜；成人可因性接触或经手至眼感染，引起滤泡性结膜炎。有滤泡和大量渗出，病变类似沙眼，但不现出角膜血管翳，也无结膜瘢痕形成。

3. 泌尿生殖道感染——非淋菌性尿道炎（NGU）　主要由沙眼衣原体沙眼亚种的某些血清型引起，主要经性接触传播。是男性尿道炎的主要病因，女性表现为尿道炎、宫颈炎、盆腔炎、输卵管炎等。如输卵管炎反复发作，可导致不孕或异位妊娠。

4. 性病淋巴肉芽肿　由沙眼衣原体的性病淋巴肉芽肿亚种引起。人是唯一宿主，主要通过性接触传播。在男性主要侵犯腹股沟淋巴结，导致化脓性淋巴结炎和慢性淋巴肉芽肿，常形成瘘管。在女性可侵犯会阴、肛门、直肠，引起会阴—肛门—直肠狭窄与梗阻，也可形成肠皮肤瘘管。

5. 呼吸道感染　主要由肺炎衣原体引起。可通过飞沫或呼吸道分泌物传播。可引起肺炎、支气管炎、咽炎、扁桃体炎、鼻窦炎等。

人体感染后，免疫力不强，以细胞免疫为主，抗体持续时间短，仍可反复感染。

案例 12-2 提示

沙眼早期症状有脓性分泌物、流泪、结膜充血、滤泡增生。后期可出现结膜瘢痕、眼睑内翻、倒睫、角膜血管翳，如果结膜刮片涂片检查发现包涵体，可以做出沙眼的诊断。沙眼的传播方式为：眼—眼或眼—手—眼直接接触或通过玩具、公用毛巾、洗脸盆等间接接触传播。

三、实验室检查

急性期沙眼或包涵体结膜炎患者，取眼结膜刮片或眼结膜分泌物涂片；泌尿生殖道感染可取病灶标本、宫颈刮片等；性病淋巴肉芽肿患者取其淋巴结脓汁等标本直接涂片用碘液或吉姆萨染色镜检。也可将标本接种于鸡胚卵黄囊进行衣原体分离培养检查，还可以采用PCR技术进行核酸检测等。

四、防治原则

目前，沙眼尚无特异性预防方法。注意个人卫生，不用手指或衣襟擦眼，不使用公用毛巾、浴巾、脸盆，避免接触传播。泌尿生殖道感染的预防，与其他性病的预防相同。

治疗用红霉素、利福平、氯霉素、诺氟沙星等。

第5节　螺　旋　体

螺旋体（spirochete）是一类细长、柔软、弯曲呈螺旋状，运动活泼的原核细胞型微生物。其基本结构与细菌相似，以二分裂法繁殖，对抗生素敏感。广泛存在于自然界和动物体内。对人致病的有 3 个属。

钩端螺旋体属（*Leptospira*）螺旋数目最多，细密、规则。菌体一端或两端弯曲呈钩状，对人致病的主要是钩端螺旋体。

密螺旋体属（*Treponema*）有 8～14 个细密、规则的螺旋，两端尖细。对人致病的主要有梅毒螺旋体。

疏螺旋体属（*Borrelia*）有 3～10 个稀疏、不规则的螺旋，呈波纹状。在我国对人致病的主要有回归热螺旋体。

一、钩端螺旋体

钩端螺旋体可引起人类或动物钩端螺旋体病（简称钩体病）。该病呈世界性分布，我国以南方各省多见。

案例 12-3

患者，男，36 岁，农民。在水田劳动后出现发热、畏寒、乏力、四肢肌肉酸痛、眼结膜充血。查体：体温 38℃，下肢腓肠肌有明显压痛。

思考题：
1. 该患者得的是什么病？由哪种病原体引起？
2. 这种病的传播途径是什么？

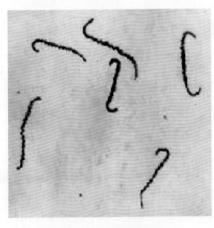

图 12-4　钩端螺旋体

（一）生物学性状

钩端螺旋体螺旋排列细密而规则，一端或两端弯曲呈钩状，常呈"S"或"C"字形（图 12-4）。在暗视野显微镜下反光的钩端螺旋体像一串链状小珠，运动十分活泼。常用镀银染色法，呈棕褐色。

钩体是致病螺旋体中唯一能人工培养的。营养要求不高，常用柯氏培养基（内含基本成分外，需加 10% 兔血清或牛血清）培养。接种 7～14 天后，可见液体培养基呈半透明云雾状生长。

钩体在自然界中活力较强，在 4℃ 冰箱、湿土、水中可存活数周或数月。耐寒，不耐热和干燥，56℃ 10 分钟即死亡，对酸、甲酚皂溶液、苯酚均敏感，对青霉素、庆大霉素等敏感，对磺胺不敏感。

（二）致病性与免疫性

钩体病是人兽共患传染病。鼠和猪是主要传染源和储存宿主。动物感染后多无症状，但钩体在其肾内繁殖并随尿液排出，污染水和土壤，人与污染的水和土壤接触，钩体经破损的皮肤或黏膜感染人，极偶然可经胎盘传播或吸血昆虫传播。

钩体病临床表现差异较大。早期主要表现为"寒热、酸痛、一身乏，眼红、腿痛（腓肠肌压痛）、淋巴结大"。后期表现为组织器官的出血和坏死，其中以肺大出血最为凶险，常导致死亡。

病后机体可获得对同型钩体的持久免疫力，以体液免疫为主。

　　接触钩体污染的疫水是感染钩体病的主要途径，人类参加田间劳动，防洪，捕鱼等接触疫水，此时钩体能穿过正常或破损皮肤黏膜侵入人体。在局部迅速繁殖，然后经淋巴系统或直接进入血液循环，引起钩体败血症。

（三）防治原则

　　钩体病的预防以防鼠、灭鼠为主，做好带菌家畜的管理。对易感人群可进行多价死疫苗接种。近年国内试用的钩体外膜亚单位疫苗有一定效果。

　　治疗首选青霉素，过敏者可使用庆大霉素、多西环素。

二、梅毒螺旋体

　　梅毒螺旋体是引起人类梅毒的病原体，梅毒是性传播疾病中危害较严重的一种。

　　患者，男，35 岁，个体经营者。最近发现躯干、四肢出现不痛不痒的红色皮疹，检查时发现，患者的胸、背、腹、臀及四肢泛发红斑及红色斑丘疹，其表面有少许皮屑，皮疹排列无规律，手掌、足底处有硬结性脓丘疹，其边缘有鳞屑，颈、腋等处淋巴结肿大，外生殖器检查未见皮损。两个月前，其生殖器有过不痛的溃疡，溃疡未经治疗，1 个月后自己好了。

　　思考题：

　　1. 该患者得的是什么病？由哪种病原体引起？

　　2. 应如何防治？

（一）生物学性状

　　梅毒螺旋体螺旋致密而规则，两端尖直，运动活泼，在暗视野显微镜头下易于观察。经镀银染色呈棕褐色（图 12-5）。抵抗力极弱，对冷、热、干燥特别敏感，离体、干燥 1～2 小时死亡，血液中 4℃ 3 天死亡。对一般消毒剂敏感，对青霉素、四环素、红霉素或砷剂敏感。

（二）致病性与免疫性

　　梅毒属于性病的一种，患者是唯一的传染源，主要通过性接触传播、血液传播引起获得性梅毒，也可经胎盘传给胎儿，引起先天性梅毒。

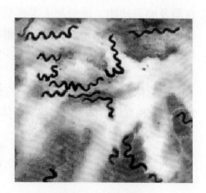

图 12-5　梅毒螺旋体

　　机体对梅毒的免疫与感染同时存在，以细胞免疫为主。

梅毒的流行

　　梅毒在全世界流行，据 WHO 估计，全球每年约有 1200 万新发病例，主要集中在南亚、东南亚和撒哈拉以南非洲。于 1505 年经印度传入我国广东，至今已 500 余年。新中国成立前是中国四大性病之首，20 世纪 60 年代初基本被消灭，80 年代再次发生和流行。1991 年报告病例数为 1870 例，1995 年为 11 336 例，1997 年为 33 668 例。1997 年以来占报告 8 种性病的比例在 6% 以上，呈明显增多趋势，临床经常可见一、二期梅毒，也已发现三期梅毒和先天梅毒。在义务献血员中发现隐性梅毒。

链接

（三）防治原则

预防主要是加强性卫生宣教，普及性病防治知识，发现患者后，应及时控制传染，治疗首选青霉素。

三、回归热螺旋体

回归热螺旋体是回归热的病原体。回归热是一种以周期性反复发作为特征的急性传染病。以节肢动物为传播媒介。引起该病的疏螺旋体有两种，一种是回归热螺旋体，以虱为传播媒介，引起流行性回归热；另一种是赫姆疏螺旋体，以软蜱为传播媒介，引起地方性回归热。该病目前在我国已少见。

小　结

放线菌属为原核细胞型微生物，大部分为正常菌群，对人致病的主要是衣氏放线菌和星形诺卡菌。可用磺胺类、环丝氨酸、红霉素等药物治疗。

支原体是一类没有细胞壁的原核细胞型微生物。呈多形性，能通过细菌滤器。是目前所知能在无生命培养基中生长繁殖的最小的微生物。主要致病性支原体是肺炎支原体和溶脲脲原体，分别引起人类原发性非典型肺炎和非淋球菌尿道炎等。可选用阿奇霉素、红霉素、罗红霉素等进行治疗。

立克次体是一类严格细胞内寄生的原核细胞型微生物。天然寄生在节肢动物体内，以节肢动物为媒介传播疾病。致病的主要有普氏立克次体、莫氏立克次体、恙虫病立克次体，分别经人虱、鼠蚤、恙螨幼虫为传播媒介，分别引起流行性斑疹伤寒、地方性斑疹伤寒、恙虫病。可用外斐反应进行疾病的诊断。常用氯霉素、环丙沙星等治疗。

衣原体是一类在细胞内寄生，有独特发育周期的原核细胞型微生物。广泛寄生于人类、禽类及哺乳动物。能引起人类疾病的主要有沙眼衣原体、肺炎衣原体等，其中沙眼衣原体主要包括沙眼衣原体亚种、性病淋巴肉芽肿亚种等。前者可引起沙眼，后者引起性病淋巴肉芽肿。肺炎衣原体主要引起青少年急性呼吸道感染，如肺炎、支气管炎、咽炎等。治疗用红霉素、诺氟沙星等。

螺旋体为细长、柔软、弯曲、运动活泼的原核细胞型微生物。引起人类疾病的主要有钩端螺旋体、梅毒螺旋体、回归热螺旋体，分别引起钩体病、梅毒、回归热。治疗首选青霉素。

目 标 检 测

A₁ 型题

1. 下列微生物可引起非淋菌尿道炎，例外的是

　　A. 人型支原体　　　B. 生殖支原体

　　C. 溶脲脲原体　　　D. 肺炎支原体

　　E. 穿透支原体

2. 下列微生物不属于严格细胞内寄生的是

　　A. 病毒　　　　　　B. 立克次体

　　C. 沙眼衣原体　　　D. 肺炎衣原体

　　E. 肺炎支原体

3. 支原体与细菌 L 型有许多相似之处，例外的是

　　A. 都具有滤过性，可通过除菌滤器

　　B. 都缺乏细胞壁

　　C. 都对青霉素有耐受性

　　D. 都需要胆固醇才能生长

　　E. 都有致病性

4. 立克次体与细菌的主要区别是

　　A. 有细胞壁及细胞膜，细胞壁由脂多糖和蛋白质组成

　　B. 专性细胞内寄生

　　C. 需要节肢动物作为传播媒介

　　D. 可引起自然疫源性疾病

E.含有 DNA 和 RNA 两种核酸

5. 立克次体与病毒的共同点

A. 对抗生素不敏感

B. 以二分裂方式繁殖

C. 专性细胞内寄生

D. 没有细胞壁和细胞膜

E. 必须以节肢动物作为传播媒介

6. 下述方法分离斑疹伤寒病原体最好的是

A. 血琼脂平板　　　B. 巧克力平板

C.199 培养基　　　D. 鸡胚绒毛尿囊膜接种

E.雄性豚鼠腹腔接种

7. 下列疾病中不属于人畜共患病的是

A. 钩端螺旋体病　　B. 布鲁氏菌病

C.炭疽　　　　　　D. 流行性斑疹伤寒

E.地方性斑疹伤寒

8. 外斐反应 OX_K 阳性可怀疑为

A. 放线菌　　　　　B. 恙虫病

C.斑点热　　　　　D.流行性出血热

E.莱姆病

9. 外斐反应是一种血清学反应, 下述论述中错误的是

A. 属于凝集反应

B.用于检测患者血清中的抗体

C.滴度在 1∶160 以上有诊断意义

D.辅助诊断斑疹伤寒和恙虫病

E.所用抗原为立克次体特异性抗原

10. 关于衣原体下述错误的是

A. 含有 DNA 和 RNA 两种核酸

B.严格细胞内寄生

C.以二分裂方式繁殖, 有特殊的生活周期

D.具有肽聚糖组成的细胞壁

E.抗生素不能抑制其生长繁殖

11. 沙眼由以下哪种微生物引起

A. 螺旋体　　　　　B. 立克次体

C.支原体　　　　　D. 衣原体

E.病毒

12. 目前世界上致盲的第一位病因是

A. 金黄色葡萄球菌所致的急性结膜炎

B.肠道病毒 70 型所致的急性出血性结膜炎

C.沙眼衣原体所致的沙眼

D.单纯疱疹病毒所致的角膜结膜炎

E.腺病毒所致的流行性角膜结膜炎

13. 为减少沙眼的发病率, 必须做好消毒工作, 下述方法不能杀灭沙眼衣原体的是

A.眼科医生的手在 70% 乙醇中浸泡 1 分钟

B. 将污染的面盆用 0.5% 苯酚浸泡 5 分钟

C.污染的毛巾煮沸 1 分钟

D.患者用过的毛巾晒干 1 小时

E.患者用过的器械放冰箱冷冻过夜

14. 关于梅毒, 下述错误的是

A. 病原体是螺旋体　B.病后可获得终身免疫

C.可通过性接触或垂直传播

D. 人是唯一传染源

E.治疗不及时易转成慢性

15. 关于钩端螺旋体, 下述错误的是

A. 鼠类和猪是主要传染源

B.病后可获得对同型钩体牢固的免疫力

C.血中钩体消失后, 肾内可存留较长时间

D. 钩体有较强的侵袭力, 可通过正常或破损皮肤黏膜侵入机体

E.发病 1 周内可取尿液作为实验室检查的标本

（尹晓燕）

第13章 真　　菌

> 📖 **学习目标**
>
> 1. 掌握皮肤浅部感染真菌、深部感染真菌的常见种类和所致疾病。
> 2. 熟悉真菌的形态结构。
> 3. 了解真菌的防治原则。

真菌（fungus）是一类有典型细胞核和完整细胞器的真核细胞型微生物。真菌广泛分布于自然界，种类繁多，其中大多对人有益。如食用蕈类，有的真菌用于生产抗生素和酿酒等。导致人和动植物疾病的为少数。近年来真菌发病率有明显上升趋势，特别是属于人体正常菌群的真菌，因滥用抗生素引起菌群失调和应用激素、抗癌药物导致免疫功能低下等，是真菌机会性感染的主要原因。

第1节 概　　述

一、生物学性状

（一）形态与结构

真菌与细菌在大小、结构和化学组成方面有很大的差异。真菌比细菌大几倍甚至几十倍，结构比细菌复杂，细胞壁不含肽聚糖，主要由多糖（75%）与蛋白质（25%）组成，多糖主要是几丁质的微原纤维。因真菌缺乏肽聚糖，故真菌不受青霉素或头孢菌素的作用。真菌的细胞膜与细菌的区别在于真菌含固醇而细菌则无。

真菌可分为单细胞和多细胞两类。单细胞真菌呈圆形或卵圆形，如酵母菌或类酵母菌，这类真菌以出芽方式繁殖，芽生孢子成熟后脱落成独立个体。对人致病的主要有新生隐球菌和白念珠菌。多细胞真菌由菌丝和孢子组成，菌丝伸长分支交织成团，称丝状菌，又称霉菌。

1. 菌丝（hypha）　真菌的孢子以出芽方式繁殖。在环境适宜情况下由孢子长出芽管，逐渐延长呈丝状，称为菌丝。菌丝又可长出许多分支，交织成团，称菌丝体。有的菌丝伸入培养基中吸取养料，称营养菌丝。有的菌丝向上生长，称气生菌丝。其中，产生孢子的称生殖菌丝。菌丝按结构可分为有隔菌丝和无隔菌丝，大多数致病真菌为有隔菌丝。菌丝可有多种形态，如球拍状、结节状、鹿角状、破梳状、螺旋状和关节状等。不同种类的真菌可有不同形态的菌丝，故菌丝形态有助于鉴别真菌的种类（图13-1）。

2. 孢子（spore）　是真菌的繁殖结构，孢子可分有性孢子和无性孢子两种。有性孢子是由同一菌体或不同菌体上的两个细胞融合经减数分裂形成。无性孢子是菌丝上的细胞直接分化或出芽生。病原性真菌大多形成无性孢子，无性孢子根据形态可分为：①叶状孢子，又包括芽生孢子、厚膜孢子、关节孢子；②分生孢子；③孢子囊孢子（图13-2）。

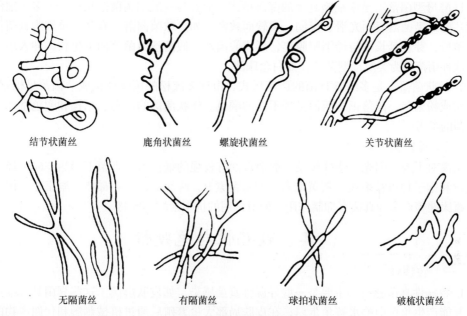

结节状菌丝　　鹿角状菌丝　　螺旋状菌丝　　关节状菌丝

无隔菌丝　　有隔菌丝　　球拍状菌丝　　破梳状菌丝

图 13-1　真菌的各种菌丝形态

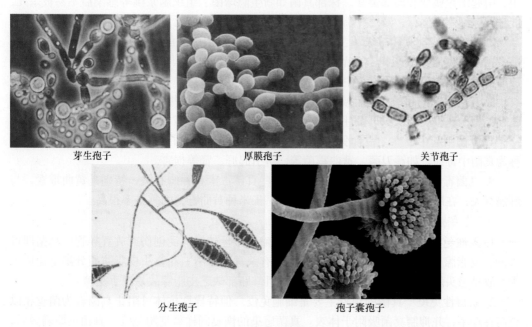

芽生孢子　　厚膜孢子　　关节孢子

分生孢子　　孢子囊孢子

图 13-2　真菌的各种孢子形态

（二）培养特性

真菌的营养要求不高，培养时常用沙保弱培养基。培养真菌最适宜的pH是 4.0～6.0，并需要较高的湿度和氧。浅部感染真菌的最适温度为 22～28℃。但某些深部感染真菌一般在 37℃中生长最好。真菌主要由菌丝和孢子繁殖，可通过出芽、形成菌丝、产生孢子及菌丝断裂等多种繁殖方式进行无性繁殖；亦可通过 2 个细胞的融合产生新个体后，经过质配、核配和减数分裂进行有性繁殖。无性繁殖是真菌的主要繁殖方式。真菌的菌落有两类：

1. **酵母型菌落**　是单细胞真菌的菌落形式，形态与一般细菌菌落相似，大多比细菌菌落大。酵母型菌落表面光滑、湿润，柔软而致密，如隐球菌菌落。有部分单细胞真菌在出芽繁殖后，芽管延长不与母细胞脱离，形成假菌丝。假菌丝由菌落向下生长，伸入培养基中，这种菌落称为类酵母型菌落，如白念珠菌。

2. **丝状菌落**　是多细胞真菌的菌落形式，由许多疏松的菌丝体构成。菌落呈棉絮状、绒毛状或粉末状，菌落正背两面呈现不同的颜色。丝状菌落的形态、结构和颜色常作为鉴定真菌的参考。

（三）抵抗力

真菌对干燥、阳光、紫外线及一般消毒剂有较强的抵抗力。真菌不耐热，60℃经1小时菌丝和孢子均可被杀死。灰黄霉素、制霉菌素B、两性霉素、克霉唑、酮康唑、伊曲康唑、氟康唑等对多种真菌有抑制作用。但对常用的抗生素均不敏感。

二、致病性与免疫性

（一）致病性

1. **致病性真菌感染**　主要是一些外源性真菌感染，如皮肤癣菌。这些真菌具有嗜角质性，并能产生角蛋白酶水解角蛋白，在皮肤局部大量繁殖后通过机械刺激和代谢产物的作用，引起组织病变和局部炎症。深部真菌如新生隐球菌、组织胞浆菌等感染后不易被杀死，能在吞噬细胞中生存、繁殖、引起慢性肉芽肿或组织溃疡坏死。

2. **机会致病性真菌感染**　主要是由一些内源性真菌引起的，如假丝酵母菌、曲霉菌、毛霉菌。这些真菌属于机会致病性真菌，常发生于肿瘤、糖尿病、长期应用广谱抗生素、放射治疗或在应用导管等过程中继发感染。

3. **真菌引起的超敏反应性疾病**　是致敏者吸入或食入某些真菌的菌丝或孢子时，引起各种类型的超敏反应，如过敏性鼻炎、支气管哮喘、荨麻疹等。

4. **真菌引起中毒症**　粮食受潮霉变，摄入真菌或其产生的毒素后可引起急、慢性中毒称为真菌中毒症。如镰刀菌、黄曲霉菌等，可引起肝、肾等损害。

5. **真菌毒素与肿瘤**　近年来不断发现有些真菌毒素和肿瘤有关，特别是黄曲霉素，与肝癌有关，在肝癌高发区的花生、油粮作物、玉米种黄曲霉菌的感染率很高。

（二）免疫性

1. **天然免疫**　主要的方式是皮肤黏膜屏障，一旦破损、受创伤或放置导管，真菌即可入侵。皮脂腺分泌的饱和及不饱和脂肪酸均有杀真菌作用。儿童头皮脂肪酸分泌量比成人少，故易患头癣。成人因手、足出汗较多，且掌跖部缺乏皮脂腺故易患手足癣。

2. **获得性免疫**　真菌的免疫主要是细胞免疫。但特异性抗体可阻止真菌转为菌丝相以提高吞噬率，并抑制真菌吸附于体表。真菌感染的恢复同样靠细胞免疫。真菌抗原刺激后，特异性淋巴细胞增殖，释放IFN-γ和IL-2等激活巨噬细胞、NK细胞和CTL等，参与对真菌的杀伤。细胞免疫功能低下或缺陷者易患真菌感染。播散性真菌感染患者常伴有T细胞功能的抑制，如AIDS、淋巴瘤和使用免疫抑制剂等。真菌感染可引发迟发型超敏反应，临床上常见的癣菌疹就是真菌感染所引起的一种超敏反应。

三、实验室检查

真菌的实验室检查包括标本采集、直接镜检、分离培养和免疫学检查等。

（一）标本采集

浅部感染真菌可取病变部位的皮屑、毛发、指（趾）甲屑等标本。深部感染真菌的检查可根据病情取痰、血液、脑脊液等标本。采集合适的标本是决定能否检查到病原性真菌的关键。

（二）直接镜检

将皮屑、指（趾）甲屑、毛发等标本置玻片上，加 10% KOH 并加盖玻片在火焰上微加温处理，先用低倍镜检查，若见菌丝或孢子后，再用高倍镜证实，即可初步诊断患有真菌癣症。

隐球菌感染取脑脊液离心沉淀，用墨汁作负染色后镜检，见有出芽的菌体外围有宽厚的荚膜，即可做出诊断。必要时加作培养与动物试验。

白念珠菌感染可取脓、痰标本，革兰染色后镜检。皮肤、指（趾）甲先用 10% KOH 溶液消化后镜检。镜检时必须同时看到有出芽的酵母型菌与假菌丝才能说明白念珠菌在组织中定居。因为只有带假菌丝的念珠菌在黏膜上才有黏附力和易侵入宿主细胞的能力。直接检查阳性有意义，阴性不能排除感染。但阴道、痰等标本分离出假丝酵母菌、曲霉菌等条件致病菌需多次阳性才有意义。

（三）分离培养

取皮肤、毛发、甲屑标本经 70% 乙醇溶液浸泡 2～3 分钟杀死杂菌，无菌操作接种于含放线菌酮和氯霉素的沙保培养基上。阴道、口腔黏膜材料可用棉拭子直接在血平板上分离。若为血液需先增菌，脑脊液则取沉淀物接种于血平板上，根据菌落特征，镜下观察菌丝、孢子进行鉴定。

血清学诊断有高度特异性与敏感性。应用 ELISA 试验与胶乳凝集试验测定患者脑脊液或血清中的荚膜多糖抗原，若抗原效价持续升高，表示体内有新生隐球菌在繁殖，预后不良。反之，抗原效价下降，预后良好。

四、防治原则

皮肤癣菌的传播主要靠孢子。遇潮湿和温暖环境能发芽繁殖。预防主要注意清洁卫生，保持鞋袜干燥，防止真菌孳生，或以含甲醛溶液（福尔马林）棉球置鞋内杀菌后再穿，避免直接或间接与患者接触。体表皮肤破损或糜烂更易感染。局部治疗可用 5% 硫软膏、咪康唑霜、克霉唑软膏或 0.5% 碘伏。预防深部真菌感染主要是除去诱因，增强机体免疫力。真菌表面抗原性弱，无有效的预防疫苗。临床使用抗真菌药物如两性霉素 B、制霉菌素、咪康唑、酮康唑、伊曲康唑、氟康唑等进行真菌感染的治疗。

第 2 节　常见病原性真菌

一、皮肤浅部感染真菌

引起皮肤浅部感染的真菌主要是一些皮肤癣菌。皮肤癣菌有嗜角质蛋白的特性，其侵犯部位只限于角化的表皮、毛发和指（趾）甲，引起皮肤癣。皮肤癣，特别是手足癣是人类最多见的真菌病，也可引起头癣、体癣、股癣等。皮肤癣菌分毛癣菌、表皮癣菌和小孢子癣菌 3 个属（表 13-1）。

表 13-1　皮肤癣菌的孢子、菌丝形态和侵犯部位

	大分生孢子	小分生孢子	菌丝体	侵害部位		
				皮肤	指（趾）甲	毛发
毛癣菌				+	+	+
表皮癣菌				+	+	−
小孢子癣菌				+	+	−

二、机会致病性真菌

（一）新生隐球菌

新生隐球菌广泛分布于自然界，主要传染源是鸽子，在鸽粪中大量存在，鸽自身有抗此菌的能力。人因吸入鸽粪污染的空气而感染引起隐球菌病。

初发病灶多为肺部，大多肺部感染不明显，可自愈，有的可引起支气管肺炎。从肺可播散至全身其他部位，最易侵犯的是中枢神经系统，引起亚急性和慢性脑膜炎。此外还可引起皮肤黏膜损伤。

脑及脑膜的隐球菌病，常发生于体质极度衰弱、免疫力低下的患者。一旦开始有临床表现若不治疗，死亡率很高，早期诊断极为重要。近年来抗生素、激素和免疫抑制剂的广泛使用，也是新生隐球菌病例增多的原因。

（二）白念珠菌

婴儿鹅口疮病例

患儿，女，1岁半。因近3日发热、流口水、拒绝进食，口腔内有白色膜状物而就诊。10日前因感冒咳嗽服用抗生素1周，无其他疾病史。查体：体温38℃，脉搏120次/分，呼吸26次/分。口腔内两侧颊黏膜、牙龈上有白色膜状物，涂片镜检看到出芽的酵母菌和假菌丝。培养见酵母样菌落。诊断为鹅口疮。

白念珠菌又称白假丝酵母菌，为条件致病菌。存在于人体体表及与外界相通的腔道中，当正常菌群失调或抵抗力降低时引起疾病。健康人带菌率在 0.99%～7.08%，而住院患者带菌率为 4.29%～23.03%。可侵犯人体许多部位，如皮肤、黏膜、肺、肠、肾和脑。侵入的主要原因是抵抗力减弱。近年来由于抗生素、激素和免疫抑制剂的大量使用，内分泌功能失调，白假丝酵母菌感染日益增多，血培养阳性仅次于大肠埃希菌和金黄色葡萄球菌。①皮肤黏膜感染：白假丝酵母菌感染好发于皮肤皱褶处（腋窝、腹股沟等皮肤潮湿部位）。黏膜感染则可见有鹅口疮、口角糜烂、外阴炎与阴道炎等，最常见的是新生儿鹅口疮，多见于体质虚弱的初生婴儿，在口腔正常菌群建立后就很少见到。②内脏感染：有肺炎、支气管

炎、食管炎、肠炎、膀胱炎和肾盂肾炎等。③中枢神经感染：有脑膜炎、脑膜脑炎、脑脓肿等，预后不良。对白念珠菌过敏的人，在皮肤上可以发生变应性念珠菌疹，有的患者还表现为哮喘等症状。

（三）曲霉菌

曲霉菌广泛分布于自然界，生长迅速，在沙保培养基上形成丝状的菌落。开始为白色，随着分生孢子的产生而呈各种颜色。引起人类致病最多见的为烟曲霉，主要由呼吸道侵入，引起支气管哮喘或肺部感染。在扩大的支气管和鼻窦中形成曲霉栓子或在肺中形成曲霉球，大量曲霉繁殖成丛与纤维素，黏膜及炎症的细胞碎片等凝聚而成。此时 X 线显示肺内有空洞，其致密阴影在空洞内可随体位改变而移位。可与结核球和肺癌鉴别。严重病例可播散至心、脑、肾等器官。有的曲霉能产生毒素，如黄曲霉毒素与恶性肿瘤有关，尤其是与原发肝癌的发生关系密切。

（四）毛霉菌

毛霉菌广泛分布于自然界，该菌一般为面包、水果和土壤中的腐生菌。在沙保培养基上生长迅速，形成丝状菌落，开始为白色，后转变为灰黑色。特征是一般只有无隔菌丝、分枝成直角，产生孢子囊孢子。免疫力低下、医源性输液和污染的绷带等均可导致感染，大多数发展迅速，可累及脑、肺和胃肠道等多个器官。最易侵犯血管，形成栓塞，有较高死亡率。

小　结

真菌与细菌在大小、结构和化学组成方面有很大的差异。真菌结构比细菌复杂。细胞壁不含肽聚糖，故真菌不受青霉素或头孢菌素的作用。真菌可分为单细胞和多细胞两类，单细胞真菌呈圆形或卵圆形，对人致病的主要有新生隐球菌和白念珠菌，这类真菌以出芽方式繁殖。多细胞真菌由菌丝和孢子组成，皮肤癣菌为多细胞真菌。病原性真菌包括皮肤癣菌、机会致病性真菌。近年来，由于抗生素、皮质类固醇激素、免疫抑制剂及抗肿瘤药物的广泛应用，深部真菌病发病率日益增加。

目标检测

A₁型题

1. 真菌的细胞壁不包括
   A. 糖苷类　　　B. 蛋白质
   C. 糖蛋白　　　D. 肽聚糖
   E. 几丁质微原纤维

2. 白念珠菌可引起
   A. 阴道炎　　　B. 肺炎
   C. 脑膜炎　　　D. 鹅口疮
   E. 以上均可

3. 黄曲霉菌可引起
   A. 原发性肝癌　B. 致病性真菌感染
   C. 条件致病性真菌感染
   D. 真菌中毒　　E. 真菌超敏反应性疾病

4. 皮肤癣真菌引起
   A. 原发性肝癌　B. 各种癣症

C. 鹅口疮　　　D. 真菌超敏反应性疾病
E. 真菌中毒

5. 关于真菌抵抗力的叙述错误的一项是
   A. 对干燥、日光和紫外线有较强抵抗力
   B. 对一般消毒剂有较强的抵抗力
   C. 耐热，60℃ 1小时不能被杀死
   D. 对抗细菌的抗生素均不敏感
   E. 灰黄霉素、制霉菌素B可抑制真菌生长

6. 关于真菌生长繁殖的叙述不正确的是
   A. 最适pH为4.0～6.0 B. 最适温度为22～28℃
   C. 不需要氧气　　D. 需要一定的湿度
   E. 无性繁殖

（郑　红）

第14章 病毒概述

📖 **学习目标**

1. 掌握病毒的概念及特点，病毒体的结构与组成、增殖方式，病毒的干扰现象及意义。
2. 熟悉理化因素对病毒的影响、病毒的传播方式及感染类型。
3. 了解病毒感染的致病机制与抗病毒免疫，病毒感染的检查方法与防治原则。

病毒（virus）是一类体积微小、结构简单、只含单一核酸、必须在活细胞内寄生并以复制方式增殖的非细胞型微生物。其基本特征为：①个体微小，能通过滤菌器，必须借助电子显微镜观察；②结构简单，无细胞结构；③仅含有一种类型核酸（DNA 或 RNA）；④缺乏完整的酶系统，必须在易感的活细胞内增殖；⑤以复制方式增殖；⑥对抗生素不敏感，对干扰素敏感。

病毒的发现

1886 年在荷兰工作的德国农艺化学家迈尔（Mayer）首先发现并命名了烟草花叶病，认为是细菌引起的。1892 年俄国植物学家伊万诺夫斯基（Ivanovski）重复并肯定了迈尔的试验，发现致病因子能通过细菌过滤器，认为是细菌产生的毒素引起的。1898 年荷兰细菌学家贝杰林克（Beijerinck）发现致病因子在琼脂凝胶中能扩散，把这种有别于细菌的有机体称为 contagium vivum fluidum（可溶的活菌），取名为病毒，但认为病毒是以液态形式存在的。同年德国细菌学家莱夫勒（Loeffler）和弗罗施（Frosch）证明了口蹄疫也是由病毒引起的。1932 年，鲁斯卡（Ruska）在 semens 公司透射电子显微镜，分辨率达 50nm，第一次在电子显微镜下观察到烟草花叶病毒的形状。1935 年美国生化学家和病毒学家斯坦利（Stanley）第一次获得了病毒的结晶，证明了病毒是颗粒状的，主要成分是蛋白质和核酸。自此，病毒学取得了长足进展。病毒在自然界分布广泛，人类传染病约 75% 是由病毒引起的。病毒性疾病传染性强、传播迅速、传染途径多、并发症复杂、后遗症严重、诊断困难、死亡率高，且缺乏特效治疗药物。近年又相继出现了禽流感、严重急性呼吸道综合征（SARS）等严重的病毒性疾病，加之新的病毒性疾病还在不断被发现，因此对病毒的研究已成为医学界关注的热点。

链接

第1节 病毒的基本性状

一、病毒的大小与形态

结构完整并具有感染性的成熟病毒颗粒称为病毒体(virion)，是病毒在细胞外的典型结构形式。病毒体个体微小，通常以纳米（nm）作为其大小的测量单位（图 14-1）。不同种类的病毒大小差异悬殊，大型为 200～300nm，如痘病毒；小型为 18～30nm，如口蹄疫病毒。绝大多数病毒体小于 150nm，必须用电子显微镜放大数千倍至数万倍才能看到。

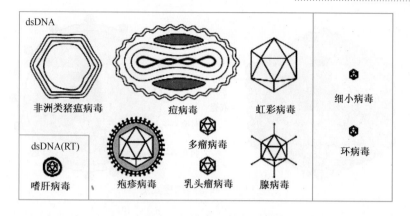

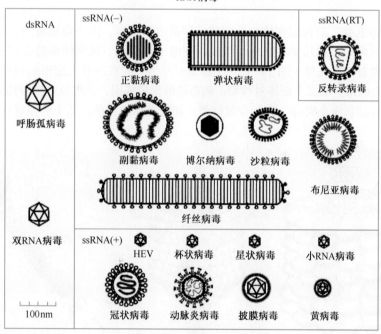

图 14-1　各种病毒大小形态的比较

病毒的形态多种多样。感染动物和人的病毒多呈球形或近似球形，植物病毒多呈杆状或丝状，痘病毒呈砖形，狂犬病毒呈弹形，噬菌体呈蝌蚪形。病毒的形态比较固定，但是有些病毒的形态则是多形性的，如黏病毒。

二、病毒的结构与化学组成

病毒体的基本结构有核心（core）和衣壳（capsid），两者构成核衣壳（nucleocapsid），有些病毒体的衣壳外还有包膜（envelope）等辅助结构（图 14-2）。有包膜的病毒称为包膜病毒，无包膜的病毒称为裸露病毒，它们都是具有传染性的病毒体。病毒主要由一种核酸（DNA 或 RNA）和蛋白质组成，有的还有少量的脂类和糖类。

1. 病毒的核心　是病毒体的中心结构，其内含 DNA 或 RNA 一种类型的核酸。除核酸外，核心尚有少量功能蛋白。病毒核酸携带病毒的全部遗传信息，是决定病毒感染、增殖、遗传和变异的物质基础。有些病毒在衣壳遭破坏后，其裸露的核酸仍可进入宿主细胞并进

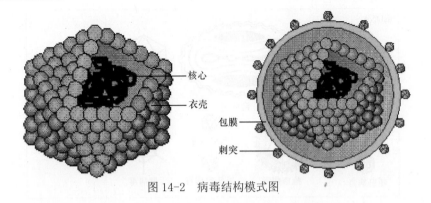

图 14-2　病毒结构模式图

行增殖，此类核酸称为感染性核酸，因此，仅破坏病毒的衣壳或包膜，并不能完全消除其感染性。

2. 病毒的衣壳　是包围在核心外面的一层蛋白质结构，由一定数量的壳粒聚合而成。每一个壳粒可由一个或几个多肽分子组成。在电子显微镜下观察病毒的壳粒呈对称排列，对称形式主要有以下几种（图 14-3）。①螺旋对称型：壳粒沿着螺旋形的病毒核酸链对称排列，如狂犬病毒。②二十面体对称型：病毒核酸聚集成团，壳粒包绕核酸构成 20 个等边三角形，如脊髓灰质炎病毒。③复合对称型：如噬菌体的头部是二十面体对称，尾部是螺旋对称。

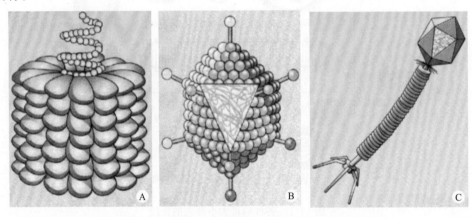

图 14-3　病毒结构对称模式图

A.螺旋对称型；B.二十面体对称型；C.复合对称型

衣壳的主要功能：①保护病毒的核酸，衣壳包绕着核酸，免受环境中核酸酶和其他理化因素（如紫外线、射线等）的破坏。②参与病毒的感染过程，可与宿主细胞膜上受体特异性结合，介导病毒穿入细胞。③具有抗原性，可诱导机体产生免疫应答，不仅有免疫防御作用，而且还可引起病理损伤，与病毒致病性有关。

3. 病毒的包膜　是包绕在某些病毒核衣壳外面的双层膜，是病毒在宿主细胞内成熟后，以出芽方式从宿主细胞释放时获得的，由宿主细胞的细胞膜或核膜包绕形成。成分包括脂类、多糖和蛋白质，包膜蛋白多为病毒基因组编码。某些病毒的包膜表面有糖蛋白形成的钉状突起，称为包膜子粒或刺突（spike）。刺突赋予病毒一些特殊功能，如流感病毒有血凝素（HA）和神经氨酸酶（NA）两种刺突，这些物质与致病性、免疫性有关。

包膜的主要功能：①维护病毒体结构的完整性，能加固病毒。②因为包膜有的成分来自宿主细胞，成分同源，有利于与宿主细胞膜亲和及融合，与病毒入侵细胞及感染性有关。

③表现病毒种、型抗原的特异性，包膜含有的糖蛋白和脂蛋白，具有抗原性。④包膜脂蛋白具有内毒素样的毒性作用，可引起机体发热等中毒症状。

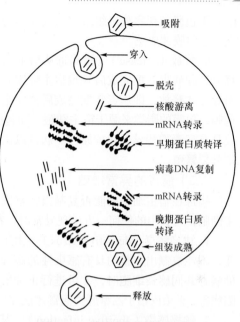

图 14-4　病毒复制周期示意图

三、病毒的增殖

病毒没有细胞结构和代谢系统，必须在易感活细胞内，由宿主细胞为其提供酶系统能量、原料和生物合成的场所，以病毒核酸为模板进行核酸复制和蛋白质合成，再装配成子代病毒体，病毒的这种增殖方式称为复制（replication）。从病毒体侵入细胞到子代病毒生成释放，称为一个复制周期（图 14-4），包括吸附、穿入、脱壳、生物合成、组装与释放六个阶段。

（一）病毒的复制周期

1. 吸附（adsorption）　是病毒附着在易感细胞表面的过程。吸附主要通过包膜病毒的刺突糖蛋白或无包膜病毒的衣壳蛋白与易感细胞表面的特异受体结合所介导。配体与受体的特异性结合决定了病毒的不同嗜组织性和感染宿主的范围，如 HIV 包膜糖蛋白 gp120 只与 $CD4^+T$ 细胞表面的 CD4 分子结合，故可选择性地侵犯 $CD4^+T$ 细胞，而不侵犯 $CD8^+T$ 细胞。

2. 穿入（penetration）　指病毒通过胞饮、融合、直接进入等不同方式穿过细胞膜进入细胞内的过程。①无包膜的裸露病毒：一般是宿主细胞的细胞膜内陷，将病毒包裹其中形成囊泡结构，让病毒进入细胞质中，称为胞饮。②包膜病毒：大多数是病毒的包膜与宿主细胞的细胞膜融合，让病毒进入细胞质中，称为融合。③少数裸露病毒：在吸附过程中衣壳蛋白的多肽构象发生改变，病毒核酸直接穿过细胞膜到细胞质中，大部分衣壳蛋白仍然留在宿主细胞的细胞膜外，称为直接进入。

3. 脱壳（uncoating）　是穿入易感细胞内的病毒脱去蛋白质衣壳，使基因核酸裸露的过程。因为穿入细胞内的病毒体，必须脱去蛋白质衣壳使病毒核酸暴露后才能发挥指令作用，因此脱壳是病毒在细胞内能否复制的关键。不同病毒的脱壳方式不一，多数病毒穿入细胞后靠细胞溶酶体酶的作用，使衣壳蛋白水解，露出病毒核酸。

4. 生物合成（biosynthesis）　是病毒基因组利用宿主细胞提供的环境和物质合成大量子代病毒核酸和结构蛋白的过程。此期在细胞内用电子显微镜查找不到完整的病毒体，故称隐蔽期。病毒核酸的复制是以病毒基因组 DNA 或 RNA 为模板，依照碱基配对原则复制子代病毒 DNA 或 RNA。不同种类的病毒在细胞内进行生物合成的场所不同，大多数 DNA 病毒在宿主细胞核内复制 DNA，在细胞质内合成蛋白质；而大多数 RNA 病毒的生物合成全部在胞质中进行。生物合成一般分为早期和晚期两个阶段。早期蛋白合成阶段是病毒亲代基因组在细胞内进行转录、翻译而产生病毒生物合成中必需的酶类及某些抑制或阻断细胞高分子合成的功能蛋白。晚期蛋白合成阶段是根据病毒基因组指令，开始复制子代病毒核酸，并经过子代病毒基因的转录、翻译而产生病毒的结构蛋白。

5. 装配（assembly）　指新合成的子代病毒核酸和病毒结构蛋白在宿主细胞内组合成病毒体的过程。DNA 病毒除痘病毒外均在细胞核内装配；RNA 病毒与痘病毒则在细胞质内装配。无包膜的裸露病毒组装成核衣壳即为成熟的病毒体，而有包膜病毒还需在核衣壳外加上一层包膜才成熟。

6. 释放（release）　指病毒从宿主细胞内转移到细胞外的过程。裸露病毒以破胞方式释放，即病毒装配完成后导致宿主细胞破裂，将病毒全部释放到周围环境中。包膜病毒以出芽方式释放，即病毒装配完成后移向宿主细胞的细胞膜，以出芽方式逐次释放，并获得包膜，包膜的脂类来源于宿主细胞，而包膜的蛋白质（包括糖蛋白）是由病毒基因组编码，故具有病毒的特异性和抗原性。病毒以出芽方式释放时宿主细胞一般不死亡，仍然可以照常分裂繁殖。

（二）病毒的异常增殖

病毒在宿主细胞内能否复制出完整成熟的子代病毒，既取决于病毒自身，又取决于宿主细胞，当其中的任何一方出现异常时，都会出现病毒的异常增殖。

1. 缺陷病毒（defective virus）　由于病毒在复制时发生偏差使基因组不完整或发生改变，不能复制出完整的具有感染性的病毒体，这种病毒称为缺陷病毒。缺陷病毒必须与辅助病毒共同感染细胞时，才可进行正常增殖而产生完整的子代病毒。如丁型肝炎病毒为缺陷病毒，必须依赖于乙型肝炎病毒才能完成复制。

2. 顿挫感染（abortive infection）　某些病毒感染非容纳细胞后，因细胞不能为病毒增殖提供所需的酶、能量及必要的成分，故不能复制合成子代病毒的结构，或者合成后不能装配和释放，这种感染称为顿挫感染，亦称流产感染。

（三）病毒的干扰现象

两种病毒同时或先后感染同一宿主细胞或机体时，可发生一种病毒抑制另一种病毒增殖的现象，称为病毒的干扰现象（interference）。干扰现象不仅可在异种病毒间发生，也可在同种、同型甚至同株病毒间发生。常常是先进入的干扰后进入的，灭活的干扰活的，缺损病毒干扰完整病毒。病毒间干扰的机制可能与下列因素有关：①一种病毒诱导宿主细胞产生的干扰素，抑制了被干扰病毒的生物合成。②易感细胞表面的受体与第一种病毒结合后被破坏，从而阻断了第二种病毒的吸附。③一种病毒的感染可能改变了宿主细胞的正常代谢或消耗了宿主细胞的生物合成原料及酶等，从而影响了另一种病毒的增殖。

病毒之间干扰现象能够阻止发病，可使感染终止，宿主康复。由于干扰现象也可发生在病毒与疫苗之间，以及疫苗与疫苗之间。因此，在使用疫苗时，应注意避免发生干扰而影响疫苗的免疫效果。

四、环境因素对病毒的影响

病毒受理化因素作用后失去感染性称为病毒灭活。一般而言，灭活的病毒仍可保留抗原性、红细胞吸附、血凝集和细胞融合等特性。灭活病毒的机制是破坏病毒的包膜，使蛋白质变性，损伤核酸。了解理化因素对病毒的影响，对预防病毒感染和确保临床标本、毒种的保存及生产和研制疫苗等都有重要意义。

（一）物理因素的影响

1. 温度　大多数病毒耐冷不耐热，包膜病毒比裸露病毒更不耐热。56℃ 30 分钟即被灭活，在低温特别是干冰温度（-70℃）或液氮温度（-196℃）条件下，病毒感染性可保持数月至数年。病毒标本的保存应尽快低温冷冻，但反复冻融也可使病毒失活。

2. pH　大多数病毒在pH 5.0～9.0 范围内稳定，强酸、强碱条件下可被灭活。保存病毒以中性或偏碱性为宜，如常用 50% 中性甘油盐水保存含病毒的组织块，也可利用酸性、碱性消毒剂处理病毒污染的物品。

3. 射线　X射线、γ射线或紫外线以不同机制均可使病毒灭活。但有些病毒，如脊髓灰质炎病毒经紫外线灭活后，在可见光照射下可切除双聚体而发生复合，称为光复活，故不宜使用紫外线来制备灭活疫苗。

（二）化学因素的影响

1. 脂溶剂　包膜病毒因其包膜中富含脂质成分，易被脂溶剂如乙醚、氯仿、去氧胆酸盐等溶解而灭活，因此包膜病毒通常不能在含有胆汁的肠道中引起感染。但脂溶剂对无包膜病毒无作用，借此可鉴别包膜病毒和无包膜病毒。

2. 化学消毒剂　大多数病毒都易被酚类、氧化剂、卤素及其化合物等消毒剂灭活。甲醛能破坏病毒的感染性而对其免疫原性影响不大，故常用于制备病毒灭活疫苗。

3. 抗生素与中草药　现有的抗生素对病毒均无抑制作用，但可抑制待检标本中的细菌生长，有利于病毒分离。某些中草药如大青叶、板蓝根、大黄、贯众、七叶一枝花、柴胡等对某些病毒有一定的抑制作用。

第2节　病毒的感染与免疫

病毒感染（viral infection）是指病毒通过一定方式侵入机体，在机体局部或全身的易感细胞内复制增殖，导致不同程度病理变化的过程。由于病毒的一切生命活动都在易感细胞内完成，因此病毒感染的特点不同于其他微生物，其感染的类型比其他微生物更多，感染的结果可表现为免疫保护作用，也可出现免疫病理损伤。

一、病毒感染的传播方式

病毒在人群中的传播方式分为水平传播和垂直传播两类。水平传播指病毒在人群中不同个体间的传播。垂直传播指通过胎盘或产道，病毒直接由亲代传播给子代的方式。人类病毒的感染途径见表14-1。

表 14-1　人类病毒的感染途径

感染途径	传播方法及媒介	病毒种类
呼吸道感染	空气、飞沫、痰或皮屑	流感病毒、麻疹病毒、风疹病毒、腮腺炎病毒、水痘病毒
消化道感染	污染的水或食物	肠道病毒、脊髓灰质炎病毒、轮状病毒、甲型及戊型肝炎病毒
医源性感染	输血、注射或手术	人类免疫缺陷病毒、乙型及丙型肝炎病毒、巨细胞病毒
破损皮肤感染	昆虫叮咬或动物咬伤	流行性乙型脑炎病毒、出血热病毒、狂犬病病毒
接触感染	面盆、毛巾或性行为	人类疱疹病毒、人类免疫缺陷病毒
垂直感染	胎盘、产道或母乳	风疹病毒、巨细胞病毒、乙型肝炎病毒、人类免疫缺陷病毒

有些病毒在入侵局部的易感细胞内增殖后，还需进一步向周围的邻近组织或全身扩散后方可引起疾病。病毒在宿主体内的播散方式主要有三种，①局部播散：病毒在入侵部位增殖后仅感染邻近的组织，没有远距离扩散能力。病毒通常不侵入血流，也不感染其他器官，此类感染不易建立特异性免疫应答。如轮状病毒在肠道黏膜内增殖引起腹泻。②血液播散：病毒在入侵部位增殖后进入血液传播至全身，存在病毒血症期，故易建立永久的特异性免疫应答。如脊髓灰质炎病毒经口侵入肠道，在咽和肠淋巴组织中增殖后进入血液，

考点提示：
病毒感染的
传播方式 形成第一次病毒血症。③神经播散：病毒可通过感染部位的神经末梢侵入到中枢神经系统，如狂犬病毒。

二、病毒感染的类型

病毒侵入机体后，因病毒种类、侵入机体的数量、毒力及机体免疫力等诸多因素的不同，可表现出不同的感染类型。

（一）隐性感染

病毒侵入机体后不出现临床症状的感染称为隐性感染（inapparent infection），又称为亚临床感染。其发生的原因可能是侵入机体的病毒毒力较弱或数量较少，而机体的抗病毒免疫力较强，使病毒不能在体内大量增殖，不造成组织细胞的严重损伤；或虽有病毒增殖但不能最后到达靶细胞，故不出现临床症状。隐性感染者可产生针对该病毒的特异性免疫力而清除病毒终止感染。如感染者一直不产生对此病毒的免疫力，这种隐性感染者也称病毒携带者。由于病毒携带者本身无症状，不易被自己及周围人发觉，但病毒可在体内增殖并向外周排放，所以是非常重要的传染源。

（二）显性感染

病毒侵入机体后，引起明显临床症状的感染，称为显性感染（apparent infection）。显性感染可表现在局部或全身，据此可分为局部感染和全身感染；依据病毒感染后潜伏期长短、发病的缓急及病程的长短等又可将显性感染分为急性感染（acute infection）和持续性感染（persistent infection）。

1. **急性感染** 病毒侵入机体后，一般潜伏期短、发病急，病程持续时间为数日或数周，恢复后体内不残留病毒，可以获得特异性免疫，因此又称为消灭型感染，如普通感冒和流行性感冒、甲型肝炎、乙型脑炎等。

2. **持续性感染** 病毒可在宿主体内持续存在数月、数年甚至终生。根据病毒在体内存在的状态又可分为慢性感染、潜伏感染和慢发病毒感染等三种类型。

（1）慢性感染（chronic infection）：病毒侵入机体后未完全清除，可持续存在于血液或组织中并不断排出体外，病程长达数月至数年。病毒在整个持续过程中可被检出，一般在机体免疫功能低下时发病，可出现轻微症状或无临床症状，如乙型肝炎病毒、巨细胞病毒、人类免疫缺陷病毒等引起的感染。

（2）潜伏感染（latent infection）：指经初次急性或隐性感染后，病毒基因组长期潜伏在体内，但不复制，体内无病毒排出，也不引起临床症状。潜伏在体内的病毒在某些条件（如机体抵抗力降低）下可被激活进行增殖复制，引起急性临床症状，此时体内可检测到病毒。如单纯疱疹病毒原发感染后可潜伏在三叉神经节，遇机体抵抗力降低时病毒复制增殖，引起急性发作的单纯疱疹。

（3）慢发病毒感染（slow virus infection）：此类感染较为少见，但后果严重，是慢性发展且进行性加重的病毒感染。病毒感染后的潜伏期长，可达数月、数年甚至数十年，一旦出现临床症状，则呈进行性加重，直至死亡，如人类免疫缺陷病毒引起的艾滋病（AIDS），从感染到发病大约有 10 年的时间；朊病毒引起的库鲁（Kuru）病，潜伏期长达 1 年以上，这些疾病均属此类感染。

（4）急性病毒感染的迟发并发症（delayed complication after acute viral infection）：是某些病毒急性感染康复后，病毒潜伏于机体内待数年后发生的致死性并发症，如儿童期感染麻疹病毒康复后，极少数人数年后可发生亚急性硬化性全脑炎（subacute sclerosing panencephalitis, SSPE）。

三、病毒的致病机制

（一）病毒感染对宿主细胞的致病作用

病毒侵入机体后在易感细胞内大量增殖，引起细胞破坏或发生各种变化，是病毒致病的基础，病毒主要通过以下几种方式对感染的宿主细胞发挥致病作用。

1. 杀细胞效应　病毒在感染细胞内增殖，可在短时间内一次大量释放子代病毒，导致细胞裂解死亡的作用称杀细胞效应（cytocidal effect）。多见于杀伤性强的裸露病毒，如脊髓灰质炎病毒、腺病毒等。其机制是：①病毒在增殖过程中，可抑制宿主细胞核酸及蛋白质的合成，使细胞的正常代谢紊乱，最终导致细胞病变与死亡；②病毒感染可致细胞溶酶体膜破坏，释放出溶酶体酶引起细胞自溶；③病毒在大量复制过程中，细胞核、细胞膜、内质网、线粒体均可被损伤，导致细胞裂解死亡。

2. 稳定状态感染　某些病毒在感染细胞内增殖时，不阻碍细胞代谢，也不破坏细胞的溶酶体膜，且病毒复制成熟后，以出芽方式从感染细胞内逐个释放出来，因此不会导致细胞立即溶解死亡。此类病毒所致的感染称为稳定状态感染（steady state infection），多见于有包膜病毒，如流感病毒、麻疹病毒等引起的感染。此类感染虽不引起细胞立即溶解死亡，但可导致：①细胞融合。某些病毒的感染可使感染细胞膜改变，导致感染细胞与邻近的正常细胞融合，形成多核巨细胞，致使细胞功能障碍。②细胞膜出现新抗原。有些病毒在宿主细胞内增殖后，在细胞膜上可出现由病毒基因编码的抗原，此外病毒在细胞内复制过程中，还可引起宿主细胞膜组分的改变，在细胞膜上形成自身抗原。这些新出现的抗原均可使感染细胞成为机体免疫应答攻击的靶细胞。

3. 包涵体形成　病毒感染宿主细胞后，在宿主细胞内可形成光学显微镜下可见的斑块状结构，称为包涵体(inclusion body)，由病毒颗粒或未装配的病毒成分组成，也可以是病毒增殖留下的细胞反应痕迹，可作为病毒感染的辅助诊断依据。

4. 基因整合与细胞转化　某些病毒感染细胞后将其核酸插入细胞的染色体中引起整合感染时，可引起细胞某些遗传性状的改变称细胞转化（transformation）。整合感染有两种方式，一种是全基因组整合，如逆转录病毒合成的DNA全部整合到宿主细胞的DNA中；另一种是失常式整合，DNA病毒基因组部分片段随机整合到宿主细胞DNA中。少数病毒发生整合感染可促进宿主细胞DNA合成，加速细胞增殖，使细胞失去接触抑制而大量增生，从而导致肿瘤发生。但转化并不一定都能引起肿瘤，因为致肿瘤的因素很多。

5. 细胞凋亡　是一种由基因调控的程序性细胞死亡，是正常的生物学现象。

病毒感染宿主细胞后，在病毒蛋白诱导下，激发信号传导到细胞核内，启动细胞凋亡基因，导致细胞凋亡（cell apoptosis），如腺病毒、人类免疫缺陷病毒可诱发细胞凋亡。

病毒与人类肿瘤的关系揭密

在很长一段时间内，病毒与人类肿瘤究竟有什么关系，没有得到肯定的结果。1989年世界上一些著名的病毒学家和肿瘤学家在智利圣地亚哥举行的"DNA病毒在人类肿瘤中的作用"国际研讨会上，首次确定了至少有3种病毒与人类肿瘤的密切关系。这就是肝炎病毒（HBV、HCV）与肝细胞癌，爱泼斯坦-巴尔病毒（EBV）与伯基特（Burkitt）淋巴瘤、鼻咽癌，人乳头瘤病毒（HPV）与宫颈癌有直接关联。1980年曾发现人类嗜T细胞病毒（HTLV）与人类某些淋巴细胞性白血病的关系，使人类肿瘤病毒病因学获得巨大突破。人类肿瘤病毒引起人类癌症的机制和动物肿瘤病毒引发动物肿瘤是不同的，它们的感染通常与宿主处于"和平共处"状态，只在偶然情况下，例如，在激素、代谢产物或辐射等的作用下，这些病毒才引起宿主肿瘤的发生。人癌的发生是细胞中多基因改变和多阶段的过程，只有病毒的作用并不足以诱导肿瘤的发生，还必须有辅助因素的参与。另一方面，只有当机体免疫力降低或被破坏时，肿瘤病毒才暴露出"庐山真面目"，使宿主细胞异常增生而发生癌变。如能弄清肿瘤病毒的致癌机制，将有助于开辟治疗和预防肿瘤的新途径与方法。

链 接

（二）病毒感染对机体的致病作用

在病毒感染中诱发免疫病理反应的抗原有宿主细胞膜上病毒基因编码的抗原、宿主细胞膜初现自身抗原，正常情况下隐蔽在细胞内的一些抗原的暴露或释放，均可以导致免疫病理损伤。有些病毒可直接侵犯免疫细胞，破坏免疫功能。

1. 体液免疫损伤　许多病毒如乙肝病毒、流感病毒等感染宿主细胞后能诱发出现新抗原，这种抗原与抗体结合后能激活补体，导致细胞溶解破坏；或者发挥由巨噬细胞、NK细胞等抗体依赖性细胞介导的细胞毒作用，即通过Ⅱ型超敏反应导致免疫病理损伤。另外，病毒抗原与抗体结合形成的中等大小复合物，沉积在毛细血管基膜上，引起Ⅲ型超敏反应造成局部组织的损伤。

2. 细胞免疫损伤　细胞毒性T细胞可识别病毒感染后出现新抗原的靶细胞，引起Ⅳ型超敏反应造成组织细胞损伤。

3. 损伤免疫细胞　人类免疫缺陷病毒能杀伤$CD4^+$辅助性T细胞，使$CD4^+T$细胞减少，导致获得性免疫缺陷综合征。另外许多病毒如疱疹病毒、风疹病毒可以抑制免疫细胞的活化。

四、抗病毒免疫

病毒具有较强的免疫原性，能诱导机体产生抗病毒免疫应答，包括非特异性免疫和特异性免疫。

（一）非特异性免疫

屏障结构、干扰素和自然杀伤细胞等实现机体抗病毒的非特异性免疫。

1. 干扰素（IFN）由病毒或诱生剂刺激宿主细胞，主要由白细胞、成纤维细胞和T细胞等产生的具有高度活性、多功能的一类糖蛋白。

（1）干扰素的种类：包括α、β、γ三种，α、β干扰素属于Ⅰ型，γ干扰素属于Ⅱ型。发挥抗病毒、抗肿瘤和免疫调节等功能（表14-2）。

表14-2　干扰素的主要区别

类型		诱导剂	来源	作用
Ⅰ型	α	各种病毒	白细胞	主要用于抗病毒
	β	诱生剂	成纤维细胞	
Ⅱ型	γ	各种抗原　　PHA、ConA	T细胞	主要用于抗肿瘤和免疫调节

（2）干扰素的诱生：除病毒感染能产生干扰素外，诱生干扰素产生的物质有人工合成的双链RNA如聚肌胞、胞内寄生微生物如衣原体和结核杆菌等、促有丝分列原如植物血凝素PHA和刀豆蛋白ConA等。

（3）干扰素的作用机制及生物活性：具有种属特异性、广谱性和间接性等特性。种属特异性指只有源于人类的干扰素才对人体有作用，其他种类干扰素在人体内无效。广谱性指干扰素对所有的病毒均有一定的抑制作用。间接性指干扰素不是直接杀灭病毒，而是通过抑制病毒蛋白的合成灭活病毒（图 14-5）。

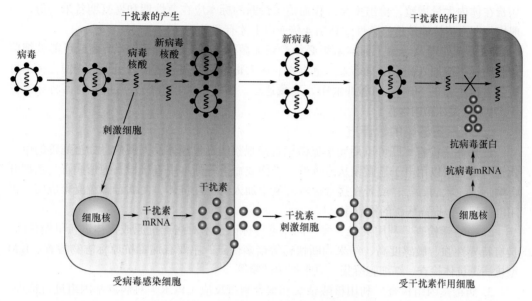

图 14-5　干扰素的产生及抗病毒作用原理示意图

2. 自然杀伤细胞　即 NK 细胞，能识别多种被病毒感染的细胞，对靶细胞的杀伤过程不受 MHC 限制，也可不依赖抗体，能被多种细胞因子激活，因此其抗病毒作用具有时间早、范围广和作用强的特点。

考点提示: 干扰素的种类及作用

（二）特异性免疫

如果病毒的感染不能被非特异性免疫所抑制，则伴随病毒的持续增殖，机体的特异性免疫随之发挥作用。

1. 体液免疫的保护作用　受病毒感染或接种疫苗后，机体能产生中和抗体、血凝抑制抗体、补体结合抗体等特异性抗体。在抗病毒免疫中起主要作用的是中和抗体 IgG、IgM、SIgA，能与病毒表面的抗原结合，阻止病毒吸附和穿入易感细胞，保护细胞免受病毒感染，并可有效地防止病毒通过血流播散。还可以通过调理吞噬、抗体依赖性细胞介导的细胞毒作用、激活补体等途径裂解和破坏病毒感染细胞。

2. 细胞免疫的保护作用　病毒进入宿主细胞内主要依靠细胞免疫发挥作用，通过 $CD8^+T$ 细胞直接杀伤和 $CD4^+T$ 释放细胞因子阻止病毒感染。

第 3 节　病毒感染的检查和防治

一、病毒感染的检查

在临床上病毒感染十分常见，病毒感染的检查不仅可用于临床确定诊断、指导治疗，而且也用于流行病学调查，为预防病毒性疾病提供科学依据。

（一）标本的采集与送检

病毒感染临床标本的采集处理及运送环节直接影响病毒感染的检查结果，应引起高度重视。

1. 标本采集　要根据临床诊断、病程等采集合适标本。呼吸道感染一般采集鼻咽洗漱液或痰液，消化道感染多采集粪便，皮肤感染可采取病灶组织，脑内感染可采脑脊液，病毒血症期可采血送检。作病毒分离或抗原检查的标本应在发病初期或急性期采集，因此时病毒在体内大量增殖，检出率高。作血清学诊断的标本应在急性期和恢复期各采一份，一般恢复期血清抗体效价比急性期高出 4 倍或以上才有意义。

2. 标本处理及送检　标本采集必须严格无菌操作。对于本身带有杂菌或可能被细菌污染的标本应加入高浓度青霉素、链霉素、庆大霉素等处理。送检的组织、粪便等标本可置于含抗生素的 50% 甘油缓冲液中，冷藏速送。暂时不能检查或分离培养时需将标本置于 -70℃ 低温冰箱内保存。

（二）病毒感染的检查方法

1. 形态学检查　既可以用光学显微镜直接观察病毒包涵体及大型病毒如痘病毒的单个病毒体；也可以用电子显微镜从疱疹液、粪便或血液等标本中直接检查疱疹病毒、乙型肝炎病毒、轮状病毒等；或者在病毒标本悬液中加入特异性抗体，使病毒颗粒凝聚成团，再用电镜观察，提高病毒的检出率。

2. 血清学检查　利用荧光、酶、同位素等标记技术对病毒抗原或抗体进行早期诊断，具有特异性强、敏感度高、结果判断快速等诸多优点。主要有病毒抗原标志物检查、IgM 型抗病毒抗体检查、红细胞凝集、凝集抑制试验等。

3. 病毒基因组检查　利用核酸杂交和聚合酶链反应（PCR）对病毒基因组进行检查。核酸杂交技术目前较常用的有斑点分子杂交法、原位分子杂交法及印迹法等，比电子显微镜技术、免疫酶标记技术等更特异、敏感、快速，而且能够定量和分型。聚合酶链反应（PCR）是一种体外基因扩增技术，在短时间内可使目的基因扩增数百万倍，因此可测出极微量的病毒核酸，具有灵敏度高、特异性强、简便快速等特点。

（三）病毒的分离培养

因为病毒必须在活细胞内才能增殖，所以实验室分离培养病毒主要有动物接种、鸡胚培养、细胞培养三种方法，可根据所分离病毒的种类及实验室条件选择不同方法。

1. 动物接种　是比较原始的方法，需要根据病毒特点选择敏感动物和接种途径。敏感动物主要有大鼠、小鼠、家兔、猴等。接种途径主要有皮下、皮内、腹腔等。

2. 鸡胚培养　是一种比较经济简便的方法，一般采用孵化 9～12 天的鸡胚，需要根据病毒特点选择鸡胚的不同部位接种。

3. 细胞培养　是最常用的方法，用于病毒分离培养的细胞主要有人胚肾细胞、HeLa（人宫颈癌）细胞系、Hep-2（人喉上皮癌）细胞系等。病毒在敏感细胞内增殖后会引起细胞形态学改变，称细胞病变效应（cytopathic effect，CPE），是病毒增殖的重要指标。有些病毒使细胞融合成多核巨细胞，或在细胞内形成包涵体，据此作为病毒生长的参考。

二、病毒感染的防治原则

病毒性疾病目前没有特效治疗药物，人工免疫是预防病毒性感染的最有效的手段，干扰素、某些中草药和化学药物在治疗病毒性疾病时有一定的效果。

1. 人工自动免疫　接种病毒疫苗进行长期预防，常见的疫苗有：①灭活疫苗，如乙型脑炎疫苗、狂犬病疫苗等。②减毒活疫苗，如脊髓灰质炎疫苗、麻疹 - 风疹 - 腮腺炎联合疫苗等。③亚单位疫苗，如流行性感冒疫苗等。④基因工程疫苗，如乙型肝炎疫苗等。

2. 人工被动免疫　注射免疫血清、胎盘球蛋白以及与细胞免疫有关的转移因子进行紧急预防和治疗。

3. 药物治疗 由于病毒是只能在宿主细胞内复制的非细胞型微生物，故要求抗病毒药物既能穿入细胞、选择性地抑制病毒增殖又不损伤宿主细胞，迄今尚无十分理想药物。

（1）化学药物

1）核苷类药物：用于眼疱疹治疗的碘苷（IDU，商品名为疱疹净），用于生殖器疱疹和新生儿疱疹治疗的无环鸟苷（商品名为阿昔洛韦），拉米夫啶（3TC）已成功地用于抑制HIV和乙肝病毒的复制。

2）蛋白酶抑制剂：赛科纳瓦可抑制HIV复制周期中晚期蛋白酶活性，影响病毒结构蛋白的合成。英迪纳瓦与瑞托纳瓦是新一代病毒蛋白酶抑制剂，用于HIV感染的治疗。

3）其他抗病毒药物：金刚烷胺用于流感的治疗。

（2）干扰素及诱生剂：具有广谱抗病毒作用。

（3）中草药：实验研究证实，板蓝根、大青叶等中草药能抑制多种病毒增殖；苍术、艾叶在组织培养中可抑制腺病毒、鼻病毒及流感病毒；贯众、胆南星可抑制疱疹病毒。

小 结

病毒属于非细胞型微生物，形态多种多样，对人有致病性的病毒多为球状或近似球状，以纳米为测量单位。病毒的基本结构是核心和衣壳，有的病毒还有包膜和刺突；化学组成主要是核酸和蛋白质，还有糖类和脂类。病毒以复制方式在宿主细胞内增殖，分为吸附、穿入、脱壳、生物合成、组装和释放6个阶段，常出现顿挫感染、缺陷病毒和干扰现象。绝大多数病毒耐冷不耐热，耐受甘油，包膜病毒对乙醚敏感，抗生素和磺胺类药物对病毒无抑制作用。病毒可经过多种途径进入机体水平传播或垂直传播，引起不同类型的感染，出现病理损伤或产生抗病毒免疫。病毒标本应早期采集并立即送检，通过各种方法检查，指导临床确诊和治疗，人工免疫是预防病毒性感染的最有效的手段，干扰素、某些中草药和化学药物在治疗病毒性疾病时有一定的效果。

目 标 检 测

A₁型题

1. 病毒的最基本结构为
   A. 衣壳 　　　　B. 核心
   C. 包膜 　　　　D. 核衣壳
   E. 刺突

2. 下列描述病毒的基本性状中，错误的是
   A. 专性细胞内寄生
   B. 只含有一种核酸
   C. 形态微小，可通过滤菌器
   D. 可在宿主细胞外复制病毒成分
   E. 以复制的方式增殖

3. 下列与病毒蛋白质作用无关的是
   A. 保护作用 　　　B. 吸附作用
   C. 脂溶剂可破坏其敏感性
   D. 病毒包膜的主要成分

E. 具有免疫原性

4. 病毒的增殖方式是
   A. 自我复制方式 　　B. 原体、始体
   C. 孢子、菌丝 　　　D. 二分裂法
   E. 断裂生殖

5. 对病毒来说，下列说法除哪项外均是正确的?
   A. 在-70℃和-196℃可长期保持感染性
   B. 于55~60℃几分钟至十几分钟内，大多数病毒即被灭活
   C. 热力灭活病毒，主要是破坏核酸，使病毒不能增殖
   D. 热力灭活病毒的作用受周围环境因素的影响
   E. 脂溶剂对所有病毒都有效

6. 病毒引起细胞病变的机制中，与免疫损伤有关的是
   A. 病毒衣壳蛋白对细胞的毒性
   B. 病毒出芽造成细胞膜损伤
   C. 病毒改变细胞膜抗原引起细胞损伤
   D. 病毒包涵体对细胞的损伤
   E. 病毒基因的转化

7. 病毒感染所致的细胞改变中，与肿瘤发生有关的是
   A. 细胞溶解死亡　　　B. 细胞融合
   C. 细胞内出现包涵体
   D. 细胞转化
   E. 细胞膜上新抗原的产生

8. 包膜病毒体的感染一般不直接导致被感染细胞
   A. 膜抗原性改变　　　B. 转化
   C. 融合　　　　　　　D. 裂解
   E. 细胞内出现包涵体

9. 下列哪种感染方式往往是病毒感染所特有的
   A. 急性感染　　　　　B. 慢性感染
   C. 隐性感染　　　　　D. 重症感染
   E. 慢发感染

10. 感染病毒的细胞在胞核或胞质内存在着色的斑块状结构称为
    A. 包涵体　　　　　　B. 蚀斑
    C. 空斑　　　　　　　D. 异染颗粒
    E. 吞噬体

11. 关于垂直感染的叙述不正确的是
    A. 感染传播途径是产道或胎盘
    B. 是病毒独特的感染方式
    C. 感染的后果可能是死胎、早产或先天畸形等
    D. 感染方式是亲代直接传给子代
    E. 不是所有病毒都能通过垂直传播

12. 干扰素抗病毒的作用机制是
    A. 诱发细胞产生抗病毒蛋白
    B. 直接抑制病毒的生物合成
    C. 直接抑制病毒的释放
    D. 阻碍病毒吸附于敏感细胞
    E. 诱发细胞的抗原改变

13. 对治疗病毒感染无效的药物是
    A. 干扰素　　　　　　B. 抗生素
    C. 聚肌苷酸　　　　　D. 利巴韦林
    E. 中草药

14. 预防病毒病最有效的方法是
    A. 使用抗毒素
    B. 使用抗病毒化学制剂
    C. 使用中草药
    D. 免疫预防（使用疫苗）
    E. 使用抗生素

15. 下述疫苗中，属于灭活疫苗的是
    A. 口服脊髓灰质炎疫苗
    B. 麻疹疫苗
    C. 风疹疫苗
    D. 狂犬疫苗
    E. 乙肝疫苗

（朱海东）

第15章 呼吸道病毒

📖 学习目标

1. 掌握流感病毒的形态与结构、抗原结构和分型、抗原变异与流行的关系。
2. 熟悉流行性感冒病毒的致病性、免疫性和防治原则。
3. 了解麻疹病毒的致病性与预防，SARS 冠状病毒的致病特点。

呼吸道病毒（viruses associated with respiratory infections），是指主要以呼吸道为传播途径，侵犯呼吸道黏膜上皮细胞，引起呼吸道及全身感染的病毒。呼吸道病毒包括流感病毒、麻疹病毒、腮腺炎病毒、风疹病毒、SARS 病毒等。据统计，90%～95% 以上急性呼吸道感染由病毒引起，其中许多病毒具有传播快，传染性强，潜伏期短，患者多为小儿，且易继发细菌感染等特点。

第1节 流行性感冒病毒

流行性感冒病毒（influenza virus）简称流感病毒，是流行性感冒（简称流感）的病原体。其中，甲型流感病毒多次引起世界性大流行，仅 1918～1919 年的流感大流行，死亡人数至少 2000 万，对人类的生命健康危害极大。

案例 15-1

本地近期有流感流行。患儿，男，6 岁。早期有发热、头痛、咽痛、流鼻涕、乏力等症状，今病情加重，以高热、剧咳、胸闷来院就诊。查体：T 39.2℃，咽后壁红肿，眼结膜充血，肺部湿啰音。实验室检查：白细胞 11×10^9/L。

思考题：
1. 该患儿最可能患了何病？
2. 该病为何易流行？

一、生物学性状

（一）形态结构

流感病毒呈球形或丝状，球形直径 80～120nm，新分离株丝状多于球形，病毒结构由内向外依次由核心、基质蛋白（M蛋白）及包膜三层组成（图 15-1）。核心由 7～8 个分节段的单股负链 RNA 和核糖核蛋白(RNP)及 RNA 多聚酶复合体(PB_1、PB_2、PA)组成。基质蛋白（M蛋白）形成膜样结构包裹在核心外部，与核蛋白一样抗原结构稳定，共同组成流感病毒的甲、乙、丙型特异性抗原。包膜包裹在 M 蛋白外，为脂质双层，其上镶嵌有两种刺突：一种为血凝素（HA），呈柱状；另一种为神经氨酸酶（NA），呈蘑菇状。HA 及 NA 的抗原性极不稳定，常发生变异，HA 较 NA 变异快，是划分流感病毒亚型的重要依据。

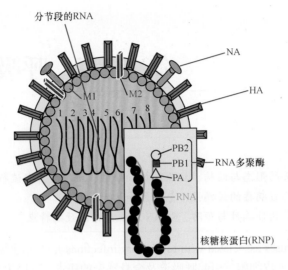

图 15-1　流感病毒结构示意图

禽流感病毒与猪流感病毒

　　1997 年以来，香港和多个国家与地区发生了较大规模的 H5N1 高致病性禽流感病例。禽流感病毒不能在人间直接传播，但重组形成的新病毒可能引起人间流行。

　　2009 年 4 月猪流感在墨西哥暴发，继而引起世界大流行。世界卫生组织称，这次引发猪流感的病毒（又称甲型 H1N1 病毒）是禽流感病毒和人类流感病毒经过"洗牌效应"产生的新病毒，即不同的病毒相遇后交换基因，变异为新型的混种病毒，因此人类对其缺乏免疫力，可引起世界性的大流行。

（二）分型、变异与流行

　　按 RNP 和 M 蛋白抗原性的不同，流感病毒被分为甲 (A)、乙 (B) 和丙 (C) 三型；各型流感病毒又根据其表面 HA 及 NA 抗原性的不同再分为若干亚型。由于核酸分节段的特点使病毒在复制过程中易发生基因重组，导致病毒 HA 和 NA 变异。变异有两种形式：①抗原漂移（antigen drift）：是核酸序列的点突变，抗原变异幅度小，HA、NA 氨基酸变异率小于 1%，属于量变，每 2～5 年出现一个变异株，常引起局部中、小型流行。②抗原转变（antigenic shift）：是由核酸序列不断的突变积累或外来基因片段重组所致，抗原变异幅度大，HA、NA 氨基酸变异率大于 20%～25%，属于质变，可形成新的亚型，这种抗原性的转变使人群原有的特异性免疫力失效，因此可以引起大规模甚至世界性的流感流行（表 15-1）。

表 15-1　甲型流感病毒抗原变异情况

病毒亚型	抗原构造	流行年代
原甲型	H0N1	1930～1946 年
亚甲型	H1N1	1946～1957 年
亚洲甲型	H2N2	1957～1968 年
中国香港甲型	H3N2	1968～1977 年
亚甲型或中国香港甲型	H1N1 或 H3N2	1977 年至今

考点提示：
抗原变异与
流行的关系

甲型流感病毒自 1934 年分离出以来，已发生多次世界性的大流行以及大流行间期的小流行，2009 年暴发的甲型 H1N1 病毒是病毒基因重组后形成的新型病毒，继而引起世界大流行。

（三）培养特性

流感病毒在鸡胚和培养细胞中增殖。初次分离接种羊膜腔阳性率较高，传代适应后可移种于尿囊腔。可用红细胞吸附试验判定有无病毒增殖。人流感病毒能感染多种动物，但只有雪貂的表现类似人类流感。此外，甲、乙型流感病毒在原代人胚肾、猴肾等组织细胞中也能生长。

（四）抵抗力

流感病毒抵抗力较弱，加热 56℃ 30 分钟即可灭活，室温下感染性很快消失，0～4℃可存活数周，-70℃或冷冻真空干燥可长期保存。对干燥、日光、紫外线、脂溶剂、氧化剂、酸等均敏感。

案例 15-1 提示（1）

患儿居住地有流感流行，又有典型流感及肺部感染症状，可诊断为流感并发小儿肺炎。由于核酸分节段的特点，易发生基因重组，导致病毒变异，引发流感流行。

二、致病性与免疫性

流感为冬春季呼吸道传染病，传染源主要为患者，儿童或年老体弱者为易感人群，病毒经飞沫传播，也可通过手和物体接触间接传播，传染性极强。潜伏期为 1～4 天，突然起病。病毒在呼吸道黏膜上皮细胞内增殖，造成这些细胞变性，坏死脱落，黏膜充血水肿，腺体分泌增加，出现打喷嚏、鼻塞、咳嗽等症状。病毒在上皮细胞内复制，很少入血，但可释放毒素样物质入血，引起全身中毒症状，发热、头痛、全身酸痛、疲乏无力等。小儿温度比成人高，可发生抽搐或谵妄；呕吐、腹痛、腹泻较常见。流感病毒感染一般数日内自愈，病程一般持续 3～5 天，年老体弱、心肺功能不全及婴幼儿感染者，易继发细菌感染，症状加重，如合并肺炎等，病死率高。病后对同型病毒有免疫力，可维持 1～2 年，主要为 SIgA 和血清中和抗体 IgM、IgG 共同的作用；不同亚型间无交叉免疫，这是流感容易暴发流行的另一个原因。此外，CTL 可杀伤流感病毒感染细胞，在促进受染机体的康复方面也起重要作用。

三、实验室检查

在流感暴发流行时，根据典型症状即可作出临床诊断。实验室检查主要用于鉴别诊断和分型、监测变异株、预测流行趋势和制备疫苗。

检查方法主要有：可取急性期患者咽漱液或鼻咽拭子，经抗生素处理后接种培养细胞或鸡胚分离病毒；或取发病急性期（5 天内）血清及恢复期（病后 2～4 周）血清作血凝抑制试验等进行抗体检测，若恢复期抗体效价较急性期增长 4 倍以上，可辅助诊断；用荧光素标记的流感病毒免疫血清进行免疫荧光染色检查抗原可快速诊断；也可用 PCR、核酸杂交等方法检测流感病毒核酸。

案例 15-1 提示（2）

要加强流感病毒变异株的检测，以便进行有针对性的疫苗接种。避免人群聚集，保持室内通风，切断流感病毒的传播途径。早期发现患者，用干扰素、金刚烷胺、奥司他韦等药物治疗，并发肺炎者，及时应用抗生素。

四、防治原则

流感病毒传染性强，播散迅速，在易感人群中易形成大流行，故做好预防是必要的。流行期间应避免人群聚集，公共场所如剧院、宿舍应常通风换气，必要时常用乳酸进行空气消毒。方法为 2～4ml 乳酸/100m³ 空间，溶于 10 倍水加热熏蒸，无乳酸时用食醋亦可。接种疫苗是预防流感最有效的方法，但疫苗株必须与当前流行株抗原型别基本相同。流感病毒的减毒活疫苗尚在研制阶段。

治疗主要是对症处理，预防细菌继发感染。流感无特效疗法，用奥司他韦（达菲）早期治疗，可以减轻症状，缩短疗程，对伴有发热的流感患者效果更好；盐酸金刚烷胺及其衍生物可用于甲型流感的预防，其作用机制主要是抑制病毒的穿入和脱壳，作用的靶位是 M_2 蛋白，发病 24～48 小时内使用可减轻病状。此外，干扰素及中药板蓝根、大青叶等有一定疗效。

第 2 节　麻疹病毒

麻疹病毒（measles virus）是麻疹的病原体。麻疹为儿童时期常见的急性呼吸道传染病，临床上以发热、呼吸道症状及全身丘疹为特征。易感年龄为 6 个月至 5 岁的婴幼儿，我国自 20 世纪 60 年代开始普遍接种麻疹减毒活疫苗后，发病率大大降低。但在发展中国家麻疹仍是儿童死亡的一个主要原因。在天花灭绝后，WHO 已将麻疹列为计划消灭的传染病之一。

案例 15-2

患儿，男，4 岁。因发热、畏光、咳嗽、流涕入院。查体：T 39.5℃，患儿面部、颈部出现红色斑丘疹，口腔颊部可见中心灰白周伴红晕的柯氏斑。血清麻疹病毒 IgM 抗体（+）。

思考题：

1. 该患儿可能患了何病？
2. 该病应如何预防？

一、生物学性状

形态结构与流感病毒相似，但颗粒较大，直径约 150nm，呈球形。核心为单股负链 RNA，不分节段，不易发生重组。核壳体呈螺旋对称，外有包膜，表面有两种刺突：血凝素（H）和融合因子（F）。H 只能凝集猴红细胞，并能与宿主细胞受体吸附；F 能使细胞发生融合形成多核巨细胞。麻疹病毒只有一个血清型，抗原性强且稳定，但近年来的研究证明，麻疹病毒抗原也有小的变异。除灵长类动物外，一般动物都不易感，在许多原代或传代细胞（如人胚肾、人羊膜、HeLa 等细胞）中增殖，产生多核巨细胞病变。在胞质及胞核内均可见嗜酸性包涵体。病毒抵抗力较弱，加热 56℃ 30 分钟和一般消毒剂都能使其灭活，对日光及紫外线敏感。

二、致病性与免疫性

人是麻疹病毒的唯一自然宿主，传染源是急性期患者，患者在出疹前 6 天至出疹后 3 天有传染性。病毒传染性极强，冬春季流行。病毒经飞沫直接传播，潜伏期为 10～14 天，病毒先在呼吸道上皮细胞内增殖，然后进入血流，形成第一次病毒血症，出现发热、流泪、眼结膜充血、咳嗽等症状，多数患儿此时口颊黏膜出现柯氏斑（周围绕有红晕的灰白色斑点）具有早期诊断意义。随后病毒侵入全身淋巴组织和单核巨噬细胞系统，在细胞内增殖达一定数量后再次侵入血流，形成第二次病毒血症，损伤血管内皮，使全身相继出现红色斑丘疹，先是颈部，然后为躯干，最后到四肢，出疹期传染性最强。若无并发症，4 天后红疹消退、脱屑，麻疹自然痊愈。此时患者并发细菌感染，可引起支气管炎、中耳炎、肺炎等。若患者抵抗力低下，死亡率可高达 25% 以上。最严重的并发症为脑炎，发病率为 0.5%～1.0%，其中死亡率为 5%～30%。最常见的并发症为肺炎，占麻疹死亡率的 60%。另外，1/100 万麻疹患者在其恢复后若干年，多在学龄期前出现亚急性硬化性全脑炎（subacute sclerosing panencephalitis，SSPE），SSPE 患者大脑功能渐进性衰退，表现为反应迟钝、精神异常、运动障碍，最终昏迷而死亡，病程为 6～9 个月。

> **案例 15-2 提示**
>
> 　　表现为上呼吸道卡他症状，口腔内有柯氏斑，伴有发热等中毒症状则可基本确诊麻疹。
> 　　预防措施是对患儿实行麻疹减毒活疫苗接种。患儿年幼体弱可肌内注射丙种球蛋白（10%）0.2ml/kg，或胎盘球蛋白 0.5～1.0ml/kg。注意隔离患儿，以防麻疹传播。

麻疹病毒抗原性强，病后可获得终生免疫。血清中的抗 H 抗体和抗 F 抗体在预防再感染中有重要作用；细胞免疫是清除细胞内病毒，使麻疹痊愈的主要因素，T 细胞缺陷者会产生麻疹持续感染，进而导致死亡。6 个月内的婴儿因从母体获得 IgG 抗体，故不易感染，但随着年龄增长，抗体逐渐消失，自身免疫尚不健全，易感性也随之增加。

考点提示：麻疹的主要症状及并发症

三、实验室检查

麻疹诊断一般无须进行实验室检查。病毒分离可采取前驱期呼吸道分泌物接种原代人胚肾或猴肾细胞，观察多核巨细胞及包涵体；亦可取呼吸道、尿沉渣用免疫荧光法检查病毒抗原；血清学检查可取急性期和恢复期双份血清进行血凝抑制试验，抗体滴度增长 4 倍以上有诊断意义。此外，亦可用核酸分子杂交和 PCR 检测细胞内的病毒核酸。

四、防治原则

麻疹病毒减毒活疫苗是当前最有效的疫苗之一。初次免疫为 8 月龄婴儿，接种后抗体阳性率可达 90%。这种疫苗皮下注射，副作用小，免疫力可持续 10～15 年，一般 7 岁时进行再次免疫。对已接触麻疹患者的易感儿童，可紧急肌内注射胎盘球蛋白或丙种球蛋白进行人工被动免疫，可防止发病或减轻症状。

第3节 腮腺炎病毒

腮腺炎病毒（mumps virus）是流行性腮腺炎（俗称"痄腮"）的病原体。

一、生物学性状

病毒呈球形，直径为100~200nm。核心为不分节段的单股负链RNA，核衣壳呈螺旋对称，包膜上有HA和NA等突起，成分是糖蛋白。病毒可在鸡胚羊膜腔内增殖，仅有一个血清型。该病毒抵抗力较弱，56℃30分钟可被灭活，对紫外线及脂溶剂敏感。

二、致病性和免疫性

考点提示：
流行性腮腺炎的流行环节及并发症

人是腮腺炎病毒的唯一宿主，传染源为患者，病毒经飞沫或人与人直接传播，易感者为学龄期儿童和青少年，好发于冬春季。潜伏期为2~3周，病毒侵入呼吸道上皮细胞和局部淋巴结内增殖后，进入血流形成病毒血症，病毒很快感染肾脏，大多数患者尿中可检出病毒。病毒再向组织扩散，包括腮腺、睾丸、卵巢、胰腺及中枢神经系统等。临床表现主要为一侧或双侧腮腺肿大，伴发热、乏力、肌肉疼痛等。病程为1~2周，30%感染后无症状，儿童感染一般较轻，青春期感染者易并发睾丸炎（20%）或卵巢炎（5%），约0.1%的患儿可并发病毒性脑膜炎。腮腺炎可导致男性不育症和儿童期获得性耳聋。病后可获牢固的免疫力，6个月以内婴儿可从母体获得免疫力，因此患腮腺炎者罕见。

三、实验室检查

典型病例无须实验室检查即可作出诊断。若需要，可取患者唾液、尿液或脑脊液进行病毒分离。腮腺炎病毒易在鸡胚羊膜腔、鸡胚细胞或猴肾细胞内增殖，形成多核巨细胞。血清学诊断包括检测病毒特异性的IgM或≥4倍上升的IgG。

四、防治原则

及时隔离患者，防止传播。目前使用腮腺炎病毒、麻疹病毒、风疹病毒组成的三联减毒活疫苗（MMR）预防接种。目前尚无有效药物治疗，可试用中药普济消毒饮和连翘败毒散进行治疗。

第4节 风疹病毒

风疹病毒（rubella virus）是风疹（又名德国麻疹）的病原体。病毒呈不规则球形，直径约60nm，核心为单股正链RNA病毒，核衣壳为二十面体对称，包膜刺突有血凝性和溶血活性。该病毒能在多种细胞内增殖，但不出现CPE。风疹病毒只有一个血清型，与其他包膜病毒无抗原交叉。风疹病毒不耐热，56℃30分钟可大部分失活；对脂溶剂敏感，紫外线可使其灭活。

案例 15-3

患者，女，28岁，妊娠6周。因发热、咽痛、咳嗽、流涕、头痛及关节肌肉痛、白带增多就诊。查体：耳后、颈后和腹股沟淋巴结肿大；全身皮肤出现弥漫性麻疹样红色斑丘疹。实验室检查：血清风疹病毒IgM抗体增高。

思考题：
1. 该病最大的危害是什么？
2. 该病如何预防？

人是风疹病毒唯一的宿主，病毒经呼吸道传播，在局部淋巴结增殖后，经病毒血症播散全身，儿童是主要易感者，潜伏期为10～21天，表现为发热，麻疹样皮疹，但较轻，伴耳后和枕下淋巴结肿大。成人感染症状较严重，除出疹外，还有关节炎和关节疼痛、血小板减少、疹后脑炎等，但疾病大多预后良好。

案例 15-3 提示

妊娠3个月内孕妇患风疹可引起流产、早产和胎儿畸形，从而造成严重的先天性风疹综合征，使胎儿引起各种畸形，如先天性心脏病、白内障、耳聋等。

对风疹抗体阴性的育龄妇女应积极在怀孕前接种风疹减毒疫苗。已接触患者，应于接触后5天内肌内注射丙种球蛋白。对于确诊有风疹病毒感染的早期孕妇，原则上应终止妊娠。

风疹病毒易发生垂直感染，孕妇在妊娠20周内感染风疹病毒对胎儿危害最大，胎龄越小、危害越严重。病毒可导致胎儿发生先天性风疹综合征（congenital rubella syndrome，CRS），引起胎儿畸形、流产或死胎。畸形主要表现为先天性心脏病、白内障和耳聋三大主症及智力低下等。孕妇的风疹早期诊断，对优生优育非常重要。常用ELISA或血凝抑制试验检测孕妇血清中特异性IgM，阳性可认为是近期感染。感染后可获得持久免疫力，孕妇血清抗体有保护胎儿免受风疹病毒感染的作用。

考点提示：先天性风疹综合征引起畸形的主要表现

为保证优生优育，风疹抗体阴性的育龄妇女和学龄女童应接种风疹减毒活疫苗，免疫保护一般持续7～10年。风疹减毒活疫苗常与麻疹、腮腺炎组合成三联疫苗（MMR）使用。我国自己研制的风疹减毒活疫苗BRD Ⅱ免疫原性良好。风疹基因工程亚单位疫苗、合成肽疫苗等新型疫苗正在研制中。风疹抗体阴性的孕妇，如接触风疹患者应立即大剂量注射丙种球蛋白以进行被动免疫。

第 5 节 冠状病毒

冠状病毒（coronavirus）可引起人和动物呼吸道、消化道、肝脏及神经系统疾病。2002～2003年冬春季节，全球暴发流行的严重急性呼吸衰竭综合征（severe acute respiratory syndrome，SARS）的病原体为新的冠状病毒，被称为SARS冠状病毒（SARS-CoV）。

冠状病毒为多形性，大小为60～200nm，核心为单股正链RNA，SARS冠状病毒基因排序已被确定，对研究其致病性、疫苗研制均有重要意义。核衣壳呈螺旋状，包膜上有间隙较宽的突起，使整个病毒外形呈日冕状，故命名为冠状病毒。冠状病毒包膜上有刺突糖蛋白（S）、跨膜蛋白（M）、衣壳蛋白（N）和包膜蛋白（E），呈花瓣状突起（图15-2）。抵

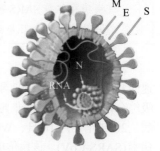

图 15-2　SARS病毒结构示意图

抗力较弱，乙醚等脂溶剂、乙醇（75%）、0.2%～0.5%过氧乙酸溶液、紫外线等均可将其灭活；加热 56℃ 30 分钟可将其灭活。SARS 冠状病毒在体外自然存活时间约为 3 小时，在患者粪便和尿液里能存活 1～2 天。

案例 15-4

患者，男，33 岁。2 周前到过 SARS 流行的地区，今因发热、咳嗽、胸闷、气促来院就诊。就诊前抗菌药物治疗无明显效果。查体：T 39.5℃，肺部啰音或有肺实变体征。肺部不同程度的斑片状或絮状阴影。初诊为 SARS。

思考题：

1. 该病的病原体是什么？形态有何特征？
2. 病原体如何传播？疾病如何预防？

冠状病毒感染在世界各地普遍存在，可感染各年龄组人群，经飞沫传播，引起普通感冒和咽喉炎。主要在冬春季流行。某些冠状病毒株经口传播还可引起成人腹泻。疾病的潜伏期平均为 3 天，病程一般为 6～7 天，病后免疫力不强，甚至不能防御同型病毒的再感染。

SARS 与环境

在 2003 年 3 月 12 日，世界卫生组织首次向全球发出"非典"警报时，由于尚不知确切病因，因此只有以其主要症状来称呼，叫做"严重急性呼吸衰竭综合征"（SARS）。从此，SARS 在全球传开。经过全球科研人员的通力合作，WHO 于 2003 年 4 月 16 日宣布，正式确认冠状病毒的一个变种是引起"非典"的病原体，也被称为"SARS 病毒"。

什么原因导致了 SARS 病毒的出现？从科学的角度推测，较大的可能性有两种：一种是 SARS 病毒仅寄生于动物体内，由于有些人有喜食野生动物的恶习，使原本仅寄生于动物身上的 SARS 病毒传染到了人身上。另一种推测是：由于环境污染导致病毒基因变异，原本对人体毒性不大的冠状病毒发展成为杀伤力极强的新型病毒。不管 SARS 病毒来自于以上哪种推测，都与人类不文明的环境行为直接相关。

链接

一般用鼻分泌物、咽漱液混合标本分离病毒，通常采用人胚气管及鼻甲黏膜进行器官培养。常采取双份血清作中和试验进行血清抗体检测，若恢复期血清抗体滴度较急性期增长 4 倍以上有诊断意义。快速诊断可用荧光抗体技术、酶免疫技术和 RT-PCR 技术检测病毒抗原或核酸。

案例 15-4 提示（1）

该病病原体是 SARS 冠状病毒，是冠状病毒的变异体。病毒包膜上间隔排列的突起，使整个颗粒的外形如日晕或冠状。

2002 年 11 月，我国广东发现并报告首例非典型肺炎，这种不明原因的传染性疾病迅速向其他地区传播。2003 年 3 月 12 日，WHO 向全球发出警告，将该病命名为严重急性呼吸综合征，又称传染性非典型肺炎。2003 年 4 月 8 日，我国卫生部将 SARS 列为乙类传染病。2003 年 4 月 16 日，WHO 正式宣布 SARS 病毒是一种新的冠状病毒，称为 SARS 冠状病毒(SARS-CoV)。该病传染源为患者、哺乳动物和鸟类，传染性极强，好发于冬春季，传播途径以近距离飞沫传播为主，同时可以通过手接触呼吸道分泌物经口、鼻、眼传播。在

SARS-Cov 感染第一周时病毒在患者上呼吸道大量复制。到第二周，患者通常有高热、咳嗽，伴有寒战、头痛、倦怠和肌痛，少数有水样腹泻。随后病程快速进入下呼吸道期，患者出现无痰干咳、呼吸困难和低氧血症，此期 X 线可见肺部有絮状阴影。严重者可因进行性呼吸衰竭及其他多脏器衰竭而死亡，死亡率为 5%～10%。

考点提示：SARS 的病原体及传播途径

案例 15-4 提示（2）

　　SARS 冠状病毒主要通过近距离飞沫传播、接触患者的分泌物及密切接触传播。

　　SARS 为法定乙类传染病。对患者及疑似病例要及时隔离和治疗，各级防疫部门要准确上报疫情。通风、洗手、戴口罩，经常使用或触摸的物品、空气定期消毒等是预防 SARS 传播的最有效措施。

　　人类对 SARS 冠状病毒无天然免疫力，故人群普遍易感，但患者家庭成员和医护人员等密切接触者是本病的高危人群。在疾病暴发流行时要严格控制传染源，隔离患者及疑似病例；注意空气流通及消毒；增强体质，避免过度劳累。我国总结出对重症病例使用肾上腺皮质激素、人干扰素、中医中药、适当抗生素及支持疗法等综合治疗措施，有较好疗效。我国自行研制的疫苗已经进入临床研究阶段。

小　结

　　呼吸道病毒包括流感病毒、麻疹病毒、腮腺炎病毒、风疹病毒、冠状病毒等。90% 以上急性呼吸道感染由病毒引起。感染具有传播快、传染性强、可反复等特点，常可造成大流行。

　　流感病毒的变异与流感的流行关系密切。抗原性转变可引起流感大流行。抗原性漂移可引起中、小流行。流感病毒引起的流行性感冒起病急，以全身中毒症状为主。有畏寒、高热、全身酸痛、乏力、头痛、打喷嚏、鼻塞、流涕等症状，可继发细菌感染。预防流感要增强体质、避免人群聚集、公共场所要空气消毒。目前尚无有效的治疗方法，主要是对症治疗和预防继发性细菌感染。

　　麻疹病毒引起的麻疹是急性呼吸道传染病，6 个月至 5 岁的婴幼儿易感。风疹病毒妊娠期感染后可经垂直传播导致胎儿先天畸形。腮腺炎病毒引起流行性腮腺炎。SARS 冠状病毒引起传染性非典型性肺炎（又称 SARS）。

目 标 检 测

A₁ 型题

1. 流行性感冒的病原体是
   - A. 流感杆菌
   - B. 流感病毒
   - C. 鼻病毒
   - D. 呼吸道合胞病毒
   - E. 麻疹病毒

2. 急性呼吸道感染的主要病原体是
   - A. 细菌
   - B. 真菌
   - C. 病毒
   - D. 衣原体
   - E. 放线菌

3. 流感病毒的核酸特点是
   - A. 一条完整的单负股 RNA
   - B. 分节段的单负股 RNA
   - C. 完整的双股 DNA
   - D. 分节段的单股 DNA
   - E. 一条环状 DNA

4. 划分流感病毒亚型的依据是
   - A. 核蛋白抗原
   - B. M 蛋白抗原
   - C. HA 和 NA
   - D. 核酸类型
   - E. 衣壳蛋白抗原

5. 引起流感世界性大流行的病原体是
   A. 流感杆菌　　　　B. 甲型流感病毒
   C. 乙型流感病毒　　D. 丙型流感病毒
   E. 鼻病毒

6. 抗原性漂移是指流感病毒的
   A. 型特异性抗原的小变异
   B. 型特异性抗原的大变异
   C. 亚型抗原的大变异
   D. 亚型抗原的小变异
   E. 以上都不对

7. 流感病毒分型的依据是
   A. 血凝素　　　　　B. 神经氨酸酶
   C. 核蛋白和M蛋白　D. 基质蛋白
   E. 衣壳蛋白

8. 流感病毒最易变异的成分是
   A. 核蛋白　　　　　B. 血凝素
   C. 神经氨酸酶　　　D. M蛋白
   E. 衣壳蛋白

9. 亚急性硬化性全脑炎（SSPE）的病原体是
   A. 脑膜炎双球菌　　B. 结核杆菌
   C. 乙型脑炎病毒　　D. 麻疹病毒
   E. 流感病毒

10. 流行性腮腺炎的病原体属于
    A. 呼吸道病毒　　　B. 肠道病毒
    C. 痘类病毒　　　　D. 疱疹病毒
    E. 肝炎病毒

11. 儿童患流行性腮腺炎时较常见的并发症是
    A. 脑膜炎　　　　　B. 肺炎
    C. 肝炎　　　　　　D. 睾丸炎或卵巢炎
    E. 骨髓炎

12. 最易引起胎儿畸形、流产或死胎的病毒是
    A. 流感病毒　　　　B. 疱疹病毒
    C. 乙型脑炎病毒　　D. 风疹病毒
    E. 冠状病毒

13. 能引起严重急性呼吸综合征的病毒是
    A. 流感病毒　　　　B. SARS冠状病毒
    C. 乙型脑炎病毒　　D. 风疹病毒
    E. 肝炎病毒

14. 感染能出现口腔柯氏斑症状的病毒是
    A. 流感病毒　　　　B. SARS冠状病毒
    C. 乙型脑炎病毒　　D. 风疹病毒
    E. 麻疹病毒

15. 流感特异预防效果不理想的主要原因是
    A. 病毒的抗原性弱
    B. 有很多不同亚型病毒同时流行
    C. 甲型流感病毒的血凝素和神经氨酸极易发生变异
    D. 活疫苗出现毒力返祖
    E. 亚单位疫苗免疫力维持时间短

（朱海东）

第16章 肠道病毒

📖 **学习目标**

1. 掌握肠道病毒的共同特点。
2. 熟悉脊髓灰质炎病毒的生物学特性、致病性、免疫性及防治原则。
3. 了解柯萨奇病毒、埃可病毒与轮状病毒的致病性。

肠道病毒（enterovirus）是通过消化道感染，可侵犯多种脏器引起多种疾病的一类病毒。主要包括脊髓灰质炎病毒、柯萨奇病毒、埃可病毒、新肠道病毒、轮状病毒等。

肠道病毒的共同特点是：①病毒体呈球形，直径 20～30nm，核心为单股正链 RNA，衣壳二十面体立体对称，无包膜；②耐乙醚、耐酸（pH 3～5）、耐胆汁；③在宿主细胞质中增殖，以破胞形式释放，引起细胞病变；④粪—口途径传播，但多不引起肠道症状，主要是侵入血流产生病毒血症，致肠道外的多种疾病，如麻痹、无菌性脑膜炎、心肌炎、腹泻等。

第1节 脊髓灰质炎病毒

脊髓灰质炎病毒是脊髓灰质炎的病原体。病毒侵犯脊髓前角运动神经细胞，导致弛缓性肢体麻痹，多见于儿童，故亦称小儿麻痹症。该病流行于全世界，曾严重威胁人类健康。1954 年和 1956 年灭活疫苗及减毒活疫苗相继研制成功，为预防和最终消灭脊髓灰质炎奠定了坚实的基础。

一、生物学性状

该病毒呈球形，直径为 27～30nm，核心为单股正链 RNA，核衣壳呈二十面体立体对称，无包膜（图 16-1）。衣壳由四种蛋白组成，暴露于病毒表面的主要是 VP_1，其次是 VP_2 和 VP_3，VP_4 在内部与 RNA 相连接。VP_1 是与宿主细胞受体相结合的部位，亦是中和抗体的主要结合点，VP_4 在维持病毒构型中起重要作用。根据其衣壳蛋白抗原性的不同分为 1、2、3 型。

该病毒对外界抵抗力较强，在污水和粪便中可存活数日，-70℃可存活数年；对乙醚和去污剂不敏感；对 pH 3～9 稳定，能耐受胃酸、蛋白酶和胆汁的作用。56℃30 分钟可被灭活，但 1mol/L $MgCl_2$ 和其他二价阳离子，能显著提高病毒对热的抵抗力。

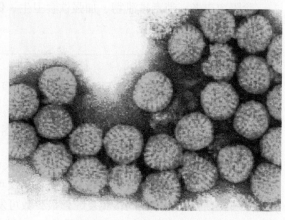

图 16-1 脊髓灰质炎病毒

患儿，男，3个月。出生时曾做肛瘘手术，至今未愈，7天前口服脊髓灰质炎减毒活疫苗，今出现发热、多汗、肢体感觉过敏，继而患儿左下肢出现活动受限急诊入院。查体：T 37.8℃，左下肢肌力Ⅰ级，腱反射减弱，肌电图显示左侧股神经受损。

思考题：
1. 患儿可能患什么病？
2. 病原体是什么？

二、致病性与免疫性

传染源为患者或无症状带毒者；主要通过粪—口途径传播；易感者多为15岁以下尤其是5岁以内的儿童。病毒侵入机体后先在咽、扁桃体等淋巴组织和派尔集合淋巴结中初步增殖，然后释放入血，形成第一次病毒血症，扩散至全身易感组织中再次增殖后，引起第二次病毒血症。机体免疫力的强弱影响其结局，90%的感染者表现为隐性感染，患者只出现发热、头痛、乏力、咽痛和呕吐等症状，并迅速恢复。只有0.1%～2.0%的患者病毒侵入中枢神经系统，在脊髓前角运动神经细胞内增殖，引起细胞变性、坏死，出现肢体麻痹，下肢尤甚，恢复极缓慢，大多可留下跛行的后遗症。极少数患者发展为延髓麻痹，导致呼吸、循环衰竭死亡。

感染后可获得对同型病毒的牢固免疫力，局部可出现特异性SIgA，阻止病毒进入血流。血清IgG、IgM等中和抗体可阻止病毒进入中枢神经系统，血清IgG可通过胎盘由母体传给胎儿，故6个月内婴儿较少发病。

三、实验室检查

粪便标本加抗生素处理后，接种原代猴肾或人胚肾细胞，置37℃培养7～10天，若出现细胞病变，用中和试验进一步鉴定其型别。取早期及恢复期双份血清做血清学检查，若血清抗体有4倍或以上增长有诊断意义。用核酸杂交、PCR等分子生物学方法可检测病毒核酸的存在而进行快速诊断。

四、防治原则

除隔离患者、消毒排泄物、加强饮食卫生、保护水源等措施外，对婴幼儿和儿童进行特异性预防有明显的效果。

患儿出生时曾做肛瘘手术，至今未愈，免疫力较弱，口服脊髓灰质炎减毒活疫苗后出现发热、多汗，左下肢出现活动受限等症状，极有可能发生了疫苗相关麻痹型脊髓灰质炎（VAPP）。病原体就是疫苗中的脊髓灰质炎病毒。

目前，脊髓灰质炎减毒活疫苗（OPV）和灭活疫苗（IPV）都是三价混合疫苗。OPV口服免疫类似自然感染，既可诱发血清抗体，又可刺激肠道局部产生SIgA。此外，疫苗从粪便中排出使接触者形成间接免疫，但极少数可发生疫苗相关麻痹型脊髓灰质炎（VAPP）。因此，建议最初两次免疫使用IPV以排除VAPP发生的危险。OPV使用时应注意口服、间隔服、凉开水服、冬季服、婴幼儿服、不在哺乳时服等。我国自 1986 年实行 2 月龄开始连服 3 次 OPV，每次间隔 1 个月，4 岁时加强一次的免疫程序，血清抗体的阳性率为 100%，并保持持久免疫力，使脊髓灰质炎发病率持续下降。但在非洲、中东和亚洲发展中国家仍有野毒株的存在，因此疫苗免疫不能大意。

考点提示：脊髓灰质炎主要预防措施

第 2 节　柯萨奇病毒、埃可病毒和新肠道病毒

柯萨奇病毒（Coxsackie virus）是 1948 年，Dalldorf 从美国纽约州柯萨奇镇（Coxsackie）的两名非麻痹型脊髓灰质炎患儿粪便中分离出来的，故名。埃可病毒（enteric cytopathogenic human orphan virus，ECHO virus）是人肠道致细胞病变孤儿病毒的简称，于 1951 年在脊髓灰质炎流行期间，偶然从儿童的粪便中分离出来的，当时不知与人类何种病毒相关，故称为人肠道致细胞病变孤儿病毒。

两种病毒的生物学性状、感染、免疫与脊髓灰质炎病毒相似。

根据柯萨奇病毒感染乳鼠产生的病灶不同可分为 A、B 两组，A 组有 23 个血清型，B 组有 6 个血清型。埃可病毒有 31 个血清型。

手足口病

手足口病（hand-foot-mouth disease, HFMD）在世界范围内已引起 10 余次暴发流行。1998 年我国台湾地区暴发流行，12 万余名幼儿患手足口病。最近几年，在我国安徽、广东、浙江、山东、河南等地流行，2008 年 5 月我国将该病列入法定丙类传染病。

手足口病可由 EV71、柯萨奇病毒等多种病毒引起。患者和隐性感染者为本病的传染源，主要经粪—口途径传播。患者主要为学龄前儿童，尤以 ≤ 3 岁年龄组发病率最高。手足口病无明显的地区性，以夏秋季高发。潜伏期为 3～5 天，初发时表现为发热、食欲减退、咽喉疼痛，1～2 天后口腔疼痛加剧，舌、齿龈和颊内侧出现小红斑、水疱、溃疡，同时手、足出现红色斑丘疹和水疱，病程持续 7～10 天。少数患者可引起心肌炎、肺水肿、无菌性脑膜脑炎、咽峡炎等并发症。治疗以对症治疗为主，做好儿童卫生是预防的关键。

链接

传播途径除消化道外，少数也可通过呼吸道感染，多为隐性感染，表现为轻微上感或腹泻等症状。可侵犯多种组织系统导致临床表现多样化，较重的有无菌性脑膜炎、类脊髓灰质炎等中枢神经系统疾病，有些型别的病毒可引起出疹性发热、呼吸道感染、婴幼儿腹泻、手足口病等。在脊髓灰质炎病毒已基本消灭的地区，由柯萨奇病毒和埃可病毒所致的中枢神经系统感染显得更加突出，1 岁以下的婴幼儿感染后常因神经后遗症导致智力障碍，应引起注意。人感染病毒后，血清中很快出现特异性抗体，对同型病毒有持久免疫力。

考点提示：柯萨奇病毒、埃可病毒引起的主要中枢神经系统疾病

取咽拭子、粪便或脑脊液等标本接种到细胞或乳鼠分离培养，从脑脊液、心包液或疱疹液中分离出病毒则可确诊。一般在病毒分离阳性的情况下，以双份血清抗体效价有 4 倍及以上升高者作病毒型别诊断。还可应用 RT-PCR 技术扩增病毒的特异性核酸检测鉴定。预防尚无疫苗可用。

自 1969 年以来，随着肠道病毒型别增多和研究的深入，发现许多新型别的病毒不能再采用柯萨奇病毒和埃可病毒的分类标准，1976 年国际病毒分类委员会决定，所有新发现的肠道病毒统一按发现序号命名，遂将随后发现的 4 种新肠道病毒，称为肠道病毒 68 型～71 型（enterovirus 68～71，EV68～71），EV68 主要引起儿童毛细支气管炎及肺炎；EV69 未

发现与人类疾病有关；EV70 是急性出血性结膜炎的主要病原体；EV71 可引起手足口病。EV68、EV70 主要由手、眼科器械、毛巾、昆虫和游泳池水直接或间接接触传播，一般可自愈。EV71 主要经粪—口途径和（或）呼吸道飞沫传播，亦可经接触患者皮肤、黏膜疱疹液而感染，通常以发病后 1 周内传染性最强。新肠道病毒传染性强，发病率高。尚无有效的治疗方法。

第 3 节　轮状病毒

轮状病毒（human rotavirus，HRV）于 1973 年由澳大利亚学者 Bishop 等发现，在因急性胃肠炎而住院的儿童中，有 40%～50% 为轮状病毒所引起。

案例 16-2

患儿，男性，1 岁。发热，起病半天，即开始多次吐泻，大便为蛋花汤样，无特殊臭味。查体：T 38.3℃，轻度脱水。于 2009 年 11 月末入院。

思考题：
1. 患儿可能患何病？
2. 该病如何治疗？

轮状病毒呈球形，直径为 70～75nm，核心为分 11 个节段的双股 RNA。有双层衣壳，壳粒沿病毒核心边缘呈放射状排列，如车轮的辐条结构，故名。根据病毒内壳 VP_6 抗原性的不同，可将轮状病毒分为 A～G 7 个组。无包膜。

该病毒抵抗力较强，在粪便中可存活数天至数周，耐乙醚、耐酸、耐碱和耐反复冻融，pH 适应范围广（pH 3.5～10），在室温下病毒相对稳定，其传染性可保持数月。55℃ 30 分钟可被灭活。

考点提示：
俗称的小儿秋季腹泻的主要病原体及传播途径

其中 A～C 组能引起人类和动物腹泻，D～G 组只引起动物腹泻。A 组轮状病毒最为常见，是婴幼儿腹泻的主要病原体，患者以 6 个月至 2 岁婴幼儿为多见，在发展中国家是导致婴幼儿死亡的主要原因之一，好发于秋冬季，我国称秋季腹泻；B 组病毒在我国成人中暴发流行，1982～1983 年该组病毒在我国东北、西北矿区青壮年工人中引起了大规模霍乱样腹泻流行，患者达数十万人；C 组病毒引起腹泻少见。

案例 16-2 提示

患儿急性起病，发热，呕吐，稀水便、蛋花汤样，为轮状病毒感染的特点。查体轻度脱水，发生于深秋季节，可诊断为轮状病毒感染。治疗原则：适当使用药物治疗，积极预防和治疗水电解质紊乱。

传染源是患者和无症状带毒者。传播途径主要为经粪—口传播，还有少量可经呼吸道传播。婴幼儿易感。潜伏期为 24～48 小时，患者出现发热、水样腹泻、呕吐、腹痛等症状，病程为 3～5 天，为自限性。少数可因脱水、酸中毒而死亡。病后可获得对同型病毒的免疫力，6 个月到 2 岁的婴幼儿产生 SIgA 能力比较低，所以重复感染率比较高。

传统的方法是对腹泻粪便直接作电镜或免疫电镜检查，但耗时较长，且由于设备上的限制，较难普遍应用。WHO 已将 ELISA 双抗体夹心法（检测病毒抗原）列为诊断轮状病毒感染的标准方法。此外聚丙烯酰胺凝胶电泳和 PCR 已成常规技术，在病因诊断及流行病学调查中发挥重要作用。

　　预防主要是通过控制传染源，切断传播途径，也可口服特异性疫苗。治疗原则是积极对症治疗，及时补液，纠正电解质失调，防止严重脱水和酸中毒的发生，降低婴幼儿的死亡率。

小　结

　　肠道病毒包括脊髓灰质炎病毒、柯萨奇病毒、埃可病毒及新肠道病毒等。病毒颗粒小，耐乙醚、耐酸，对各种抗生素、抗病毒药、去污剂有抵抗作用。通常寄生于肠道，仅于少数情况下进入血流或神经组织。多为隐性感染，少数受染后出现临床症状，轻者只有倦怠、乏力、低热等，重者可使脑、脊髓、心、肝等重要器官受损，预后较差，并可遗留后遗症或造成死亡。

　　脊髓灰质炎病毒可引起脊髓灰质炎，该疾病传播广泛，是一种急性传染病。病毒常侵犯中枢神经系统，损害脊髓前角运动神经细胞，导致肢体松弛性麻痹，多见于儿童，故又名小儿麻痹症。目前尚无特异的治疗脊髓灰质炎的药物。对该病的控制主要依赖于疫苗的使用，被动免疫仅用于个别情况。

　　柯萨奇病毒与埃可病毒是经呼吸道和消化道感染人体的病毒，感染后人会出现发热、咳嗽等感冒症状。重者出现脑膜炎、脑炎、心肌炎、心包炎等症状。70 型肠道病毒引起急性出血性结膜炎，71 型肠道病毒主要引起手足口病。轮状病毒性腹泻好发于秋、冬季，多见于婴幼儿。

目 标 检 测

A₁ 型题

1. 不是从粪便排出的病毒有
　　A. 柯萨奇病毒　　　　B. 流感病毒
　　C. 脊髓灰质炎病毒　　D. 埃可病毒
　　E. 轮状病毒

2. 口服脊髓灰质炎减毒活疫苗的优点不包括
　　A. 疫苗病毒随粪便排出，扩大了免疫范围
　　B. 可刺激机体产生血清中和抗体 IgG
　　C. 疫苗病毒在肠道增殖，产生局部 SIgA 可以阻断病毒的感染
　　D. 口服方便，儿童易于接受
　　E. 易保存，无须冷藏

3. 引起婴幼儿腹泻的最常见的病原体是
　　A. 柯萨奇病毒　　　　B. 埃可病毒
　　C. 轮状病毒　　　　　D. 腺病毒
　　E. 脊髓灰质炎病毒

4. 脊髓灰质炎患者的传染性排泄物主要是
　　A. 鼻咽分泌物　　　　B. 眼分泌物
　　C. 粪　　　　　　　　D. 尿
　　E. 血

5. 经粪—口途径传播并以侵害神经系统为主的病原体为
　　A. 肉毒梭菌　　　　　B. 狂犬病病毒
　　C. 脊髓灰质炎病毒　　D. 甲肝病毒
　　E. 流行性乙型脑炎病毒

6. 不能通过消化道传播的病毒是
　　A. 腮腺炎病毒　　　　B. 脊髓灰质炎病毒
　　C. 轮状病毒　　　　　D. 甲型肝炎病毒
　　E. 杯状病毒

（李宏勇）

第17章 肝炎病毒

📖 **学习目标**

1. 掌握肝炎病毒的生物学特性、传播途径和所致疾病。
2. 熟悉肝炎病毒的微生物学检查方法、致病机制。
3. 理解乙型肝炎的检测指标及临床意义。
4. 了解肝炎病毒的防治原则。

肝炎病毒是一组引起病毒性肝炎的病原体。最常见的肝炎病毒包括五种，即甲型肝炎病毒、乙型肝炎病毒、丙型肝炎病毒、丁型肝炎病毒和戊型肝炎病毒，这些病毒分别属于不同的病毒科，生物学特性有明显的差异，传播途径、致病性和发生发展结局也不相同。病毒性肝炎是一种世界性传染病，在全球多个国家均有发生，具有传染性强、传播途径复杂、流行广泛、发病率较高等特点，临床表现相似，以疲乏、食欲减退、厌油、肝功能异常为主，部分病例出现黄疸，少数病例可发展为肝硬化或肝细胞癌。

第1节 甲型肝炎病毒

甲型肝炎病毒（hepatitis A virus，HAV）是甲型肝炎的病原体。1973 年 Feinstone 采用免疫电镜技术在肝炎急性期患者粪便中发现，1979 年 Provost 首次在体外培养成功，1993年第八届国际病毒性肝病会议将其归为嗜肝 RNA 病毒。

甲型肝炎暴发性大流行

1988 年 1～3 月，我国上海发生了一次历史上罕见的甲型肝炎爆发性大流行。市民中突然发生不明原因的发热、呕吐、厌食、乏力和黄疸等症状的病例，1 月 19 日开始，发病人数与日俱增；流行期间 1 月 30 日至 2 月 14 日，每天发病人数均超过10 000 例。至 3 月份，疫情基本得到控制，4 月以后发病率逐日下降。本次甲型肝炎暴发流行的特点是：①来势凶猛，发病急；②患者症状明显，大多数患者血清 ALT 在1000U 以上，90% 以上的患者出现黄疸；③发病主要集中在市区，人群分布以青壮年为主，20～39 岁者占 83.5%；④ 80% 以上的患者有食用毛蚶史。在卫生防疫部门的跟踪检疫下，确定是由毛蚶携带的甲型肝炎病毒所致。上海人在吃毛蚶时，先将毛蚶清洗，然后再在沸水中作短暂的浸泡，毛蚶开口后即食用，而且越生越鲜，这种食用方法很不卫生，所以使病毒轻而易举地进入消化道，再加之当时上海城区的居住环境较为拥挤，使得病毒的传播更为快速。

链接

一、生物学性状

（一）形态与结构

病毒呈球形，直径约为 27nm，无包膜，衣壳呈二十面体对称，核心是单股正链RNA和病毒基因组蛋白（VPg）（图 17-1）。HAV抗原稳定，仅发现一个血清型。

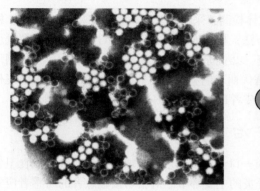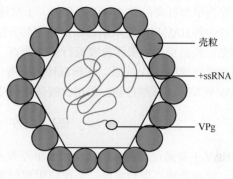

壳粒

+ssRNA

VPg

图 17-1　甲型肝炎病毒电镜照片与模式图

（二）培养特性

HAV的自然宿主主要是人类，绒猴、黑猩猩、恒河猴等灵长类动物也对其易感，接种后可发生肝炎，在其肝细胞内和粪便中能检出HAV，恢复期血清中能检出HAV的相应抗体。HAV可在非洲绿猴肾细胞或肝细胞、人胚肾细胞、传代恒河猴肾细胞、人胚肺二倍体细胞等多种细胞中增殖，生长缓慢，不引起细胞病变。

（三）抵抗力

HAV对温度的抵抗力较强，60℃加热 1 小时不被灭活，-20℃可存活数年。能够耐受乙醚等有机溶剂，耐酸（pH 3）。100℃ 5 分钟、紫外线照射 1 小时可破坏其传染性。对常用消毒剂有一定的抵抗力，但是氯、甲醛、过氧乙酸能使其灭活。

二、致病性与免疫性

（一）传染源与传播途径

甲型肝炎的传染源为患者和隐性感染者，患者潜伏末期及急性期的血液和粪便均有传染性。主要通过粪—口途径传播，HAV随患者粪便排出体外，通过污染水源、食物、海产品（如毛蚶等）、食具等传播而造成散发性流行或大流行。甲型肝炎的潜伏期为 15～50 天，起病急，出现发热、肝脾肿大、黄疸并伴有血清氨基转移酶升高。发病后 2～3 周，随着特异性抗体的产生，粪便中不再排出病毒。

（二）致病机制

HAV主要侵犯儿童和青年。病毒经口侵入人体，首先在口咽部或唾液腺中早期增殖，然后在肠黏膜与局部淋巴结中大量增殖，病毒侵入血流形成病毒血症，最终侵犯靶器官肝脏。由于病毒在细胞培养时不造成明显的细胞损害，故其致病机制除病毒的直接作用外，机体的免疫应答在引起肝组织损害中起一定作用，产生的特异抗体与HAV结合形成免疫复合物，或CTL细胞对感染病毒的肝细胞的攻击作用引起肝损害；此外巨噬细胞、NK细胞的杀伤作用也可导致肝损害。甲型肝炎多为急性肝炎，可造成暴发或散发流行，潜伏期短，发病较急，一般不转为慢性，预后多较好。

（三）免疫性

甲型肝炎的显性或隐性感染均可使机体产生特异性抗体IgM和IgG，前者在急性期和恢复早期出现；后者在恢复后期出现，并可维持多年，对病毒的再感染有免疫力。

三、实验室检查

检查甲型肝炎的方法有以下几种。①抗体检测：采用酶联免疫吸附试验（ELISA），检测血清中的HAV-IgM是早期诊断最实用的方法；检测血清中的HAV-IgG主要用于了解既往感染史、疫苗免疫效果评价或流行病学调查。②抗原检测：采用放射免疫分析RIA检测培养细胞或粪便中HAV抗原。③病毒检测：潜伏期末期和急性期早期，取粪便用免疫电镜检测HAV颗粒。④核酸检测：采用核酸杂交法或者PCR法检测HAV的RNA进行诊断。

四、防　治　原　则

考点提示：
甲肝病毒的
致病特点和
防治要点

HAV主要通过粪便污染饮食和水源经粪—口途径传播，因此加强卫生宣教和饮食卫生管理，管好粪便，保护水源，是预防甲型肝炎的主要环节。对密切接触患者的易感者应立即注射丙种球蛋白进行人工被动免疫。对甲肝易感人群如儿童、医务工作者、食品行业从业人员可接种甲肝疫苗进行人工自动免疫，疫苗包括减毒活疫苗（H2株或L1株）和灭活疫苗。甲型肝炎为自限性疾病，经治疗可痊愈，不会转为慢性，亦不留后遗症。

第2节　乙型肝炎病毒

乙型肝炎病毒（hepatitis B virus，HBV）是乙型肝炎的病原体，HBV在世界范围内传播，估计全球HBV感染者高达3.6亿。我国是乙肝病毒感染的高发国家，约有1.2亿乙肝病毒携带者。HBV感染后可表现为重症肝炎、急性肝炎、慢性肝炎或无症状携带者，部分慢性肝炎还可演变为肝硬化或原发性肝癌，其危害性远大于其他肝炎病毒。

我国乙型肝炎流行情况

世界卫生组织把乙型肝炎感染率超过8%的国家或地区定义为高流行地区，把乙型肝炎感染率小于2%的国家或地区定义为低流行地区，而把乙型肝炎感染率在2%～8%的国家或地区定义为中流行地区。1992年以前，我国属于乙型肝炎高流行区，乙型肝炎表面抗原阳性率高达9.75%，每年因乙肝病毒感染相关疾病而死亡的人约有27万。

1992年开始我国卫生部将乙肝疫苗纳入计划免疫管理，对所有新生儿接种乙肝疫苗。至2006年全国乙型肝炎血清学调查显示，我国的乙肝病毒感染率下降至7.18%，15岁以下的儿童乙型肝炎的感染率明显下降。2014年，我国再次对1～29岁人群进行了乙型肝炎血清流行病学调查。调查结果显示，我国14岁以下的儿童感染率已不到1%。我国目前是乙型肝炎中流行地区。

链接

一、生物学性状

（一）形态与结构

电子显微镜观察乙型肝炎患者的血清，可见三种形态的病毒颗粒。①大球形颗粒：也称Dane颗粒，直径约为42nm，是完整的病毒体，有传染性，含有病毒的全部抗原。具有双层衣壳，外衣壳由脂质双层和蛋白质组成，相当于一般病毒的包膜；内衣壳由蛋白质组成，相当于一般病毒的衣壳，呈二十面体对称。核心含有 DNA 和 DNA 聚合酶。②小球形颗粒：直径约为 22nm，是感染者血清中最常见的颗粒，由病毒装配过剩的外衣壳构成。③管形颗粒：直径约 22nm，长度为 50～700nm，实际上是一串聚合起来的小球形颗粒。小球形颗粒和管形颗粒不具有传染性，含有表面抗原（图 17-2）。

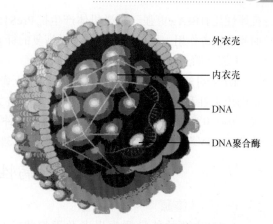

图 17-2　乙型肝炎病毒模式图

（二）抗原组成

HBV 的抗原主要有三种（图 17-3）：

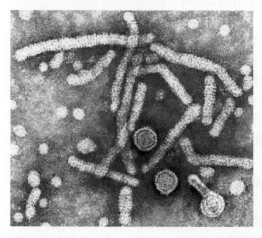

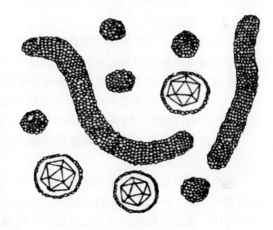

图 17-3　乙型肝炎病毒电镜照片与三种颗粒的模式图

1. 表面抗原（HBsAg）　存在于 Dane 颗粒外衣壳上，小球形颗粒和管型颗粒上也有 HBsAg，成分是糖脂蛋白。HBsAg 大量存在于感染者的血液中，测定 HBsAg 是诊断 HBV 感染的主要指标。HBsAg 可刺激机体产生抗体（抗 -HBs、HBsAb），该抗体是唯一确认的具有保护性的抗体，能够中和 HBV，有防御感染的作用。HBsAg 也是制备疫苗的主要成分。

2. 核心抗原（HBcAg）　存在于 Dane 颗粒的内衣壳上，成分是蛋白质。HBcAg 由于被 HBsAg 所覆盖，故不易在血清中检出，只存在于被感染的肝细胞内。HBcAg 能够刺激机体产生抗体（抗 -HBc、HBcAb），但不具有中和作用，对病毒感染没有保护作用。抗 HBc-IgM 阳性提示病毒在肝内增殖，处于感染的早期，多见于乙型肝炎急性期、慢性肝炎急性发作期；抗 HBc-IgG 可在血清中存在较长时间，低效价是过去感染的标志，高效价提示 HBV 有活动性复制。

3. e 抗原（HBeAg）　HBcAg 在酶或去垢剂作用后可暴露出 HBeAg。HBeAg 是可溶性蛋白质，存在于 Dane 颗粒内衣壳上或游离于血清中，其消长与病毒体及 DNA 多聚酶的消长基本一致，故可作为 HBV 复制及具有强感染性的一个指标。HBeAg 可刺激机体产生抗体（抗 -HBe、HBeAb），能与受染肝细胞表面的 HBeAg 结合，通过补体介导破坏受染的肝细胞，故对 HBV 感染有一定的保护作用，因此是预后良好的征兆。

HBV 还有前 S 抗原（PreS1 和 PreS2），存在于外衣壳上，有吸附肝细胞受体的表位，抗原性比HBsAg更强，刺激机体产生抗PreS1和抗PreS2，可以阻断HBV与肝细胞的结合而起抗病毒作用，提示病情好转，是恢复的标志。

（三）抵抗力

HBV对外界的抵抗力较强。对低温、干燥、紫外线和一般化学消毒剂均耐受。乙肝病毒的传染性和HBsAg的抗原性在对外界抵抗力方面完全一致，两者在37℃活性能维持7天，在-20℃可保存20年，100℃加热10分钟可使HBV失去传染性，但仍可保持表面抗原活性。HBV对0.5%过氧乙酸、5%氯酸钠和3%含氯石灰敏感，可用它们来消毒。

二、致病性与免疫性

（一）传染源

HBV主要的传染源为患者及无症状的HBV携带者。乙型肝炎的潜伏期较长，为30~160天。在潜伏期、急性期及慢性活动期，患者的血清都有传染性。

（二）传播途径

1. 血液传播　为重要的传播途径，HBV在患者及病毒携带者的血液中大量存在，少量污染的血液进入机体即可引起感染。注射、手术、采血、拔牙、医院内污染的器械可传播乙型肝炎，日常生活中共用剃刀或牙刷等可引起感染。

2. 母婴传播　病毒感染的母亲在孕期可通过胎盘传给胎儿；分娩经过产道时，新生儿通过微小的伤口感染；哺乳也是HBV的传播途径。

此外病毒可能通过唾液、阴道分泌物、精液等传播，性行为也可以传播。

（三）致病机制

乙型肝炎的临床表现呈现多样性，出现无症状携带病毒者、急性肝炎、慢性肝炎、重症肝炎等（图17-4）。致病机制除对肝细胞有直接损伤作用外，主要通过免疫病理损伤起重要作用，机制可概括为以下几方面。①自身免疫应答引起的病理损伤：HBV感染肝细胞后，导致肝细胞表面自身抗原改变，暴露出特异性脂蛋白抗原（LSP），诱导机体对肝细胞发生自身免疫应答，产生抗体，通过Ⅳ型和Ⅱ型超敏反应导致肝细胞损伤。②免疫复合物引起的病理损伤：血流中游离的HBV可与相应抗体形成免疫复合物，可沉积于肝内毛细血管，引起血管栓塞，还可诱导产生肿瘤坏死因子，导致急性肝坏死，临床表现为重型肝炎。此外，还可沉积于肝外组织，如肾小球基膜、关节滑膜等处，通过Ⅲ型超敏反应引起肾小球肾炎、多发性关节炎等肝外病变。③细胞免疫介导的病理损伤：被HBV感染的肝细胞膜可表达HBV抗原，这些抗原除诱导机体产生抗体外，还使机体产生效应T细胞，特异性Tc细胞可杀伤这些表面带有HBV抗原的肝细胞，杀伤作用有双重性，在清除了病毒的同时又杀伤了肝细胞。肝细胞的损伤程度与病毒感染的数量及机体免疫应答的强弱程度密切相关。当受染肝细胞较少、机体免疫应答处于正常范围时，特异性Tc细胞可杀伤受染细胞，释放至细胞外的病毒可被抗体中和，临床表现为隐性感染或急性肝炎；当受染的肝细胞数量多、机体免疫应答超过正常范围时，可引起大量肝细胞迅速坏死，临床表现为重型肝炎；当机体免疫功能低下，不能清除受染肝细胞及病毒时，病毒不断从肝细胞释放，再感染新的肝细胞，临床表现为慢性

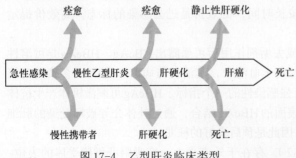

图17-4　乙型肝炎临床类型

肝炎，慢性肝炎可促进纤维细胞增生导致肝硬化；如果机体对HBsAg免疫应答低下，产生耐受则出现无症状HBsAg携带状态。

（四）HBV与原发性肝癌

HBV与原发性肝癌的发生有明显的相关性，依据主要有：①流行病学资料显示，HBV携带率高的地区原发性肝癌的发病率也高；HBV携带者患肝癌的发病率明显高于正常人群。②组织检查发现，原发性肝癌患者的肝细胞内有乙肝病毒DNA的整合。③动物实验也可证实，肝炎病毒可诱发土拨鼠发生原发性肝癌。

（五）免疫性

免疫防御主要依靠中和抗体和Tc细胞。体液免疫产生的一系列抗体中有保护作用的主要是抗HBs、抗PreS1和抗PreS2，抗HBs能中和体液中的HBV，是清除胞外HBV的主要因素，抗PreS1和抗PreS2能阻断HBV与肝细胞的结合，抗HBs与肝细胞表面HBsAg结合可通过补体破坏感染细胞。细胞免疫主要依靠Tc细胞，可直接杀伤感染细胞，还通过分泌肿瘤坏死因子等灭活靶细胞内的HBV。

考点提示：乙肝病毒的致病特点

三、实验室检查

（一）HBV抗原抗体系统的检测

目前乙型肝炎的实验室诊断主要依靠检测HBV的抗原抗体系统，临床上主要通过ELISA或RIA等方法检查血清中的HBsAg、抗-HBs、抗-HBc、HBeAg、抗-HBe（俗称"两对半"）（表17-1）。

表 17-1　HBV抗原抗体系统检测结果的临床分析

HBsAg	HBeAg	抗-HBs	抗-HBe	抗-HBc	结果分析
+	−	−	−	−	无症状携带者
+	+	−	−	−	急性乙型肝炎或无症状携带者
+	+	−	−	+	急性或慢性乙型肝炎（传染性强，"大三阳"）
+	−	−	+	+	急性感染趋向恢复或慢性肝炎缓解中（"小三阳"）
−	−	+	+	+	既往感染恢复期
−	−	+	+	−	既往感染恢复期
−	−	−	−	+	既往感染或"窗口期"
−	−	+	−	−	既往感染或接种过疫苗

根据检测结果，进行乙型肝炎的临床诊断、判断传染性和预后、观察疫苗接种效果、筛选献血员和流行病学调查等。

1. HBsAg　是HBV感染的特异性标志。HBsAg阳性见于急性乙型肝炎的潜伏期或急性期、无症状HBV携带者、HBV所致的慢性肝病如慢性乙型肝炎、肝硬化和原发性肝癌。HBsAg检测是筛选献血员的必测指标，阳性者不能作为献血员。

2. 抗-HBs　是一种保护性抗体，表示曾经感染过HBV或者接种过乙型肝炎疫苗，已经获得了对HBV的免疫力。

3. 抗HBc-IgM　常出现于感染早期，阳性表示病毒在体内复制，急性乙型肝炎患者抗HBc-IgM呈强阳性。抗HBc-IgM出现晚，一般慢性乙型肝炎患者抗HBc-IgM持续阳性。

4. HBeAg　阳性表示病毒在复制，血液具有强传染性。急性乙型肝炎患者呈短暂阳性，若持续阳性表示可转为慢性肝炎，慢性乙型肝炎患者转为阴性者，表示病毒在体内停止复制。

考点提示：
乙型肝炎的
抗原抗体检
测系统及结
果的临床意
义

考点提示：
两对半检查
的临床意义

5. 抗-HBe　阳性多见于急性乙型肝炎的恢复期，表示机体已获得一定的免疫力，血液传染性降低，但出现变异株者除外。

（二）HBV-DNA检测

应用核酸斑点杂交法、PCR技术检测血清中HBV的DNA，可作为疾病诊断及药物疗效的考核指标，这些方法敏感、特异性强。

四、防治原则

（一）一般预防

对患者进行隔离治疗，普查出病毒携带者，对其排泄物、用具及食具应彻底消毒；认真筛选献血员；严格医疗器械的消毒。

（二）人工自动免疫

接种乙型肝炎疫苗是最有效的方法。新生儿在出生时、1个月、6个月各注射一次疫苗，预防效果好，已经成为我国实施的计划免疫项目，还用于高危人群如血液透析者、传染病医院的医务人员等。第一代疫苗是 HBsAg 血源疫苗，由血液中提纯的 HBsAg 经甲醛灭活制成，第二代疫苗是基因工程疫苗，第三代为 HBsAg 多肽疫苗或 HBV-DNA 核酸疫苗。

（三）人工被动免疫

使用含高效价抗-HBs 的人乙肝免疫球蛋白（HBIg）进行乙型肝炎的紧急预防，主要用于皮肤损伤被乙肝患者血液污染伤口者、母亲为 HBsAg 和 HBeAg 阳性的新生儿、HBsAg 和 HBeAg 阳性者的性伴侣以及被发现误用 HBsAg 阳性的血液或血制品者。

母亲为 HBsAg、HBeAg 阳性的新生儿可先注射 HBIg，间隔 1～2 周后再全程注射乙肝疫苗，可提高阻断母婴传播率。

考点提示：
乙肝的防治
要点

目前，治疗乙型肝炎仍无特效药物和方法。广谱抗病毒药物和具有调节免疫功能的药物同时使用，可达到较好的治疗效果。拉米夫定、利巴韦林、干扰素及清热解毒、活血化瘀的中草药具有一定的疗效。

阻断乙型肝炎的母婴传播

乙肝表面抗原阳性和e抗原阳性的妇女怀孕，所生新生儿乙肝病毒的感染率高达88.1%。单项乙肝病毒表面抗原阳性妇女所生婴儿乙肝病毒感染率也高达38%。婴儿一旦感染乙肝病毒，85%～90%会发展为慢性肝炎，25%会演变为肝硬化或肝癌。因此，阻断乙肝病毒的母婴传播具有重要的意义。

携带乙肝病毒的妇女如怀孕，于妊娠的 7、8、9 月各注射一次高效价 HBIg，可使胎儿得到保护。胎儿在出生后立即先注射一支高效价 HBIg，同时注射乙肝疫苗，此后第 1、6 个月注射乙肝疫苗，可以使 95% 以上的新生儿免受乙肝病毒的垂直感染。

链接

第3节　丙型肝炎病毒

丙型肝炎病毒（hepatitis C virus，HCV）是引起丙型肝炎的病原体。丙型肝炎的临床流行特点类似乙型肝炎，但症状较轻，易演变为慢性肝炎，部分患者可发展为肝硬化或肝癌。

一、生物学性状

HCV 呈球形，直径 30～60nm，有包膜，有短的刺突（图 17-5）。HCV 不能在体外培养，黑猩猩对 HCV 易感，可在体内连续传代，是目前唯一理想的模型动物。HCV 对氯仿、甲醛、乙醚等有机溶剂敏感，紫外线、100℃加热 5 分钟、20% 次氯酸和甲醛均可使 HCV 失活。

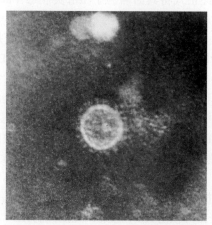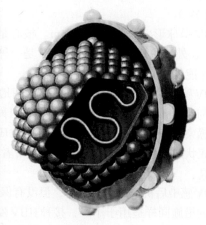

图 17-5　丙型肝炎病毒电镜照片与模式图

二、致病性与免疫性

丙型肝炎的传染源主要是急、慢性患者或无症状病毒携带者，以及 HCV 阳性血制品。急性患者在发病前 2 周到发病后 10 周血液都有传染性，慢性患者的传染性可持续 1～6.5 年。HCV 主要通过血液或血制品感染，也可通过注射、性行为和母婴传播，是引起输血后慢性肝炎及肝硬化的主要原因之一。丙型肝炎的高危人群包括受血者、静脉药瘾者、同性恋者、血液透析患者及经常接触血液的医护人员。

丙型肝炎症状大多较轻，多无黄疸；有些患者可不出现明显临床症状，发病时已成慢性过程，重型肝炎少见；多数患者演变为慢性丙型肝炎，约 20% 可逐渐发展为肝硬化甚至发生肝癌。致病机制既有病毒对肝细胞的直接损害作用，又有免疫病理损伤和细胞凋亡导致的肝细胞破坏。

丙型肝炎患者康复后，虽可获得一定免疫力，但动物实验显示受染黑猩猩恢复后，对同一毒株 HCV 再次攻击几乎无保护作用，免疫力不强。

三、实验室检查

用 ELISA 检测血清抗体，可快速筛选献血员并可初步诊断患者。用免疫印记法可进一步检测不同表达蛋白的抗体，确诊患者。用套式 RT-PCR 方法可检测患者 HCV 的 RNA，既可定性检测，又可定量检测。

四、防治原则

因 HCV 主要经血液传播，故加强对血液及血制品的检测是预防丙型肝炎的主要措施。我国已将检测抗 HCV 作为筛选献血员的规定项目。因 HCV 的免疫原性不强，且容易变异，研制有效的疫苗有一定的难度。

第4节　其他肝炎病毒

一、丁型肝炎病毒

1977年，意大利学者 Rizzetto 用免疫荧光法检测乙型肝炎患者的肝组织切片时，发现了一种新抗原，将其称之为 δ 因子。现已经正式将其命名为丁型肝炎病毒（hepatitis D virus, HDV）。

HDV 呈球形，直径 35～37nm。核心是单股负链 RNA，衣壳上有丁型肝炎病毒抗原（HDAg），外膜由 HBsAg 构成。HDV 是一种缺陷病毒，必须在 HBV 或其他嗜肝 DNA 病毒辅助下才能复制。

HDV 感染呈世界性分布，在我国西南地区较多见。丁型肝炎的传染源主要是患者，传播途径与 HBV 相似。HDV 感染方式有两种，①联合感染：HBV 和 HDV 同时侵入机体。②重叠感染：在 HBV 感染的基础上再感染 HDV。HDV 和 HBV 的联合感染和重叠感染均可使感染症状加重，使病情恶化。HBV 携带者感染 HDV 后，常有急性发作，使病情加重，且病死率高。

考点提示：
丁型肝炎病毒的生物学特性

HDV 感染后机体可产生抗体，但没有保护作用。实验室检查与 HBV 检查方法相同。预防乙肝的措施同样适用于丁肝，接种 HBV 疫苗可预防 HDV 感染，凡能抑制 HBV 增殖的药物，亦能抑制 HDV 的复制。

二、戊型肝炎病毒

戊型肝炎病毒（hepatitis E virus, HEV）曾经称为经消化道传播的非甲非乙型肝炎病毒。1989年，Reyes 等用基因克隆技术，获得了该病毒基因组 cDNA，并在美国夏威夷国际肝癌会议上正式将其命名为戊型肝炎病毒。

HEV 呈球形，直径 27～34nm，核心为单股正链 RNA，衣壳二十面体对称，无包膜。HEV 对高盐、氯化物等敏感，在碱性溶液和液氮中稳定。

戊型肝炎的传染源为患者和隐性感染者，尤其是潜伏期末和急性期初传染性最强。HE 主要通过粪—口途径传播，经胃肠道进入血液，在肝细胞复制后释放到血液和胆汁中，经粪便排出体外，常因粪便污染水源引起流行，也可经食物传播引起急性重型肝炎，国外曾有经日常生活接触引起难民营戊型肝炎暴发的报道。戊型肝炎是一种自限性疾病，多数患者于发病 6 周即好转痊愈，不发展为慢性肝炎，也不形成慢性带病毒者。孕妇感染后经常发生流产和死胎。HEV 感染后机体可产生保护性中和抗体，但持续时间短。

为与甲型肝炎鉴别，必须进行病原学检查。主要的方法：①用免疫电镜技术检测患者标本中的 HEV 颗粒。②用 PT-PCR 法检测患者粪便或胆汁标本中的 HEV 的 RNA；③用 ELISA 或 RIA 检测患者血清中的抗 HEV-IgM 或 IgG，抗 HEV-IgM 阳性为 HEV 近期感染，抗 HEV-IgG 阳性，不能排除既往感染。

防治原则与甲型肝炎相似，主要是加强粪便管理，保护水源，注意饮食卫生。

三、庚型肝炎病毒

庚型肝炎病毒（hepatitis G virus, HGV）是 1995 年发现的一种与输血后肝炎相关的病毒。HCV 和 HEV 被鉴定后，仍有一部分肝炎患者的病原体不清，将此类肝炎称为非甲-戊型肝炎。

HGV基因结构与HCV相似，为单股正链RNA。HGV主要通过输血、血制品注射等方式传播，也可经母婴传播，常与HBV或HCV合并感染。HGV单独感染时，肝细胞损伤较轻，无明显症状；与HCV合并感染后，有时HCV感染消失，HGV感染仍持续存在。

HGV的实验室检查包括检测患者体内抗-HGV抗体和病毒RNA。加强血制品管理是主要的预防方法，干扰素治疗有一定的效果。

四、TT型肝炎病毒

TT型肝炎病毒是1977年首先从一例日本输血后非甲-庚型肝炎患者血清中发现的DNA病毒，以患者的名字命名为TT型肝炎病毒，现认为该病毒是一种新型的、与输血传播相关的病毒（transfusion transmitted virus，TTV）。

TTV呈球形，直径30～50nm，无包膜，核酸为单股负链DNA。主要通过输血或血制品传播。

小　结

肝炎病毒是一组主要侵嗜肝细胞引起肝炎的病毒。不同肝炎病毒的生物学性状各异，致病性与免疫性、微生物检查方法、防治原则也有区别，病毒比较见表17-2。HBV主要有三对抗原抗体系统，通过检测"两对半"可帮助诊断疾病、判断预后、观察疫苗接种效果、筛选献血员和流行病学调查等，具有重要临床意义。

表 17-2　各种肝炎病毒的主要特性

	HAV	HBV	HCV	HDV	HEV
发现或命名时间	1973	1963	1989	1977	1989
疾病	甲型肝炎	乙型肝炎	丙型肝炎	丁型肝炎	戊型肝炎
病毒大小（nm）	27	42	30～60	35～37	27～34
包膜	-	+	+	-	-
细胞培养	+	-	-	+	-
传播途径	粪-口	血液、接触、母婴	同乙肝	同乙肝	同甲肝
急性肝炎	+	+	+	+	+
慢性肝炎	-	+	+	+	-
病毒携带者	罕见	多见	多见	多见	罕见
肝硬化	-	+	+	+	-
肝癌	-	+	+	-	-
特异性预防	疫苗、丙球	疫苗、HBIg	-	-	-

目 标 检 测

A₁型题

1. 甲肝的主要传播途径是

　A. 吸血昆虫叮咬　　B. 呼吸道

　C. 输血-注射　　D. 粪—口途径

　E. 由产道感染

2. 关于甲型肝炎病毒致病性的叙述不正确的是

　A. 传染源是患者　　B. 粪—口途径传播

　C. 很少转化为慢性肝炎

　D. 患者粪便或血中长期携带病毒

E. 会引起散发或暴发性流行

3. 确诊乙型肝炎患者并证明其有传染性的指标是

    A. HbcAg（＋）和抗 -HBs（＋）

    B. HBsAg（＋）和 HBeAg（＋）

    C. 抗 -HBe（＋）

    D. 抗 -HBc（＋）

    E. HBsAg（＋）

4. 乙肝疫苗接种成功的指标是检出

    A. HBsAg   B. HBeAg

    C. 抗 -HBs   D. 抗 -HBc

    E. 抗 -HBe

5. 能引起慢性肝炎的病毒是

    A. HBV、HAV、HCV

    B. HCV、HBV、HDV

    C. HDV、HCV、HAV

    D. HEV、HDV、HGV

    E. HAV、HEV、HGC

6. 完整的乙肝疫苗是

    A. Dane 颗粒   B. 小球形颗粒

    C. 管形颗粒   D. HBsAg

    E. 抗 -Hbs

7. 下述与乙肝病毒致病机制无关的是

    A. 改变肝细胞表面抗原特性引起自身免疫反应

    B. 形成免疫复合物引起免疫病理损伤

    C. 主要是在肝细胞内增殖引起肝细胞的破坏

    D. 效应 T 细胞杀伤带 HBV 抗原的肝细胞

    E. 通过 II 型超敏反应致病

8. 乙肝的主要传播途径是

    A. 粪—口途径   B. 呼吸道

    C. 输血 - 注射   D. 皮肤、黏膜

    E. 产道感染

9. 下列哪种因素对乙肝病毒作用效果最好

    A. 紫外线照射   B. 0.5% 过氧乙酸

    C. 100℃ 5 分钟   D. 56℃ 30 分钟

    E. 乙醚

10. 目前控制 HCV 传播的主要措施是

    A. 接种疫苗

    B. 注射高效价免疫血清

    C. 对献血者进行 HCV 筛选

    D. 注射丙种球蛋白

    E. 注射干扰素

（郑　红）

第18章 虫媒病毒

📖 **学习目标**

1. 掌握虫媒病毒的共同特征。
2. 掌握乙型脑炎病毒的生物学性状、致病性和防治原则。
3. 了解登革病毒和森林脑炎病毒的致病性。

虫媒病毒是一类通过吸血节肢动物（如蚊、蜱和白蛉等）叮咬易感脊椎动物（人、家畜及野生动物等）而传播疾病的病毒。此类病毒分布广泛，种类繁多，在病毒的分类学上分属于不同的病毒属。世界范围内已发现的虫媒病毒有 500 多种，其中对人类致病的有 100 多种。目前，在我国流行的主要有黄病毒科的流行性乙型脑炎病毒、登革病毒、森林脑炎病毒等。

虫媒病毒有以下共同特征：①呈球形，直径多为 30～70nm，有包膜，镶嵌有血凝素。核衣壳为二十面体，核酸为单股正链RNA。②抵抗力弱，对紫外线、酸及脂溶剂敏感。③宿主范围广，可引起多种脊椎动物感染。病毒能在节肢动物体内增殖，并可经卵传代。虫媒病毒病是自然疫源性疾病，也是人畜共患病。④通过吸血节肢动物叮咬传播，节肢动物既是病毒的传播媒介，又是储存宿主。⑤虫媒病毒病具明显的季节性和严格的地区性。

第1节 流行性乙型脑炎病毒

流行性乙型脑炎病毒（encephalitis B virus）属于黄病毒属、黄病毒科，是流行性乙型脑炎（简称乙脑）的病原体，简称乙脑病毒或日本脑炎病毒，该病毒经蚊虫叮咬而传播。1953 年，日本学者首先从脑炎死者的脑组织中分离获得，故国际上亦称为日本脑炎病毒（Japanese encephalitis virus，JEV），所致疾病因此称为日本乙型脑炎。乙脑是指乙脑病毒主要侵犯神经系统，以脑实质炎症为主要病变的中枢神经系统传染病，其病死率高，且幸存者常留下神经系统后遗症。乙脑病毒多侵犯 < 10 岁特别是 2～6 岁的儿童。近年来随着儿童普遍接种疫苗，我国乙脑的发病率显著降低，但成人的发病率相对提高。

案例 18-1

患儿，女，9 岁。8 月中旬，因高热、头痛、嗜睡 3 天，并发抽搐，昏迷 1 小时送医院。体格检查：昏迷状态，体温 40.2℃，脉搏 122 次/分，呼吸 40 次/分，血压 107/67mmHg。颈强直，光反射迟钝，膝反射消失，巴宾斯基征（＋），心、肺、腹（－）。实验室检查：脑脊液白细胞 $0.46×10^9$ /L，血红蛋白 0.55g/L；乙型脑炎病毒特异性抗体 IgM（＋）。入院后对症及支持治疗无效后 8 小时死亡。

思考题：

引起本病最可能的病原体是什么？患儿死于什么疾病，感染途径主要是什么？

一、生物学性状

乙脑病毒呈球形，直径 34～40nm，有包膜，核衣壳呈二十面体立体对称，核心为单正链 RNA，编码结构蛋白 C、M、E 及非结构蛋白（图 18-1）。C 蛋白为衣壳蛋白，包绕在核酸的外面构成核衣壳。M 蛋白为膜蛋白面，位于包膜内侧，参与病毒的装配。E 蛋白是包膜表面的刺突糖蛋白，在 pH 6.0～6.5 时能凝集鸡、鹅、羊等动物红细胞。E 蛋白可与细胞表面的受体结合，与病毒的感染有关。E 蛋白的抗原性稳定，只有一个血清型，可刺激机体产生中和抗体和血凝抑制抗体。

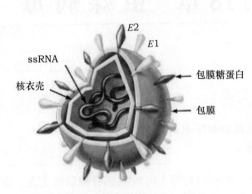

图 18-1　乙型脑炎病毒结构模式图

乙脑病毒抵抗力较弱，56℃ 30 分钟或 100℃ 2 分钟即可灭活，低温稳定，-20℃可存活数月，-70℃条件下可保存数年。若将感染病毒的脑组织加入 50% 甘油缓冲盐水中储存在 4℃条件下，其病毒活力可维持数月。对乙醚、氯仿等脂溶剂及常用消毒剂敏感。

二、致病性与免疫性

1. 致病性　乙脑的主要传染源是家畜、家禽、野生动物，特别是幼猪是最重要的传染源，患者及隐性感染者也可成为传染源。但人被感染后仅发生短期病毒血症且血中病毒效价不高，故患者及隐性感染者作为传染源的意义不大。猪是乙脑病毒的自然宿主，也是重要的传染源。乙脑病毒常通过蚊虫叮咬而传播，我国的主要传播媒介为三带喙库蚊。乙脑的流行期主要与各地带病毒蚊虫出现的早晚和密度有关。我国南方地区为 6～7 月，北方地区为 8～9 月，蚊虫叮咬猪后，病毒在蚊体内增殖，可终身带毒，甚至随蚊越冬或经卵传代，故该病毒可通过蚊 - 动物 - 蚊 - 人方式传播而感染人类。当带毒雌蚊叮咬人时，病毒随蚊虫唾液进入人体皮下。首先在毛细血管内皮细胞及局部淋巴结等处的细胞中增殖，随后有少量病毒进入血流形成第一次病毒血症，此时病毒随血液循环散布到肝、脾等处的细胞中继续增殖。多数患者一般不出现明显症状或只出现发热、寒冷、头痛等流感样综合征。经 4～7 天的潜伏期后，病毒在体内大量增殖，再次侵入血流成为第二次病毒血症，引起发热、寒战及全身不适等症状，若不再继续发展者，即成为顿挫感染，数日后可自愈；少数患者体内的病毒可通过血脑屏障进入脑组织内增殖，损伤脑实质和脑膜，引起脑膜及脑组织炎，出现高热、意识障碍、抽搐、呕吐、惊厥或昏迷等严重的中枢神经系统症状，死亡率较高。部分患者病后遗留失语、强直性痉挛、精神失常等后遗症。

案例 18-1 提示

患儿出现高热、头痛、嗜睡 3 天，并发抽搐、昏迷、颈强直等临床表现，为感染发生后神经系统病变的典型表现，结合发病于夏季与乙型脑炎病毒特异性抗体 IgM（+）等微生物学检查结果，可以诊断为乙型脑炎病毒的感染，由于病情危重，损伤脑实质和脑膜，导致患儿死亡。故应在夏秋季加强对该病的预防，尤其注意避免婴幼儿被蚊虫叮咬。

2. 免疫性　人群对乙脑病毒普遍易感，但感染后出现典型乙脑症状的只占少数，成人多因隐性感染而免疫。通常流行区以 10 岁以下的儿童发病较多，但因儿童计划免疫的实施，发病率有所降低。乙脑病后及隐性感染均可获得持久免疫力，主要依赖体液免疫的中和抗体，但完整的血脑屏障和细胞免疫功能对防止病毒进入脑组织亦非常重要。乙脑病毒感染后 4~5 天可出现血凝抑制抗体，2~4 周达高峰，可维持 1 年左右。中和抗体约在病后 1 周出现，能有效阻止病毒血症的发生及病毒扩散，可维持 5 年甚至终生，因此病后免疫力强而持久。

考点提示：
乙脑的致病性

三、实验室检查

将病毒接种于敏感动物和细胞进行病毒的分离培养，但阳性检出率偏低，故临床上常采用血清学方法进行诊断。乙脑病毒感染发病早期即可产生 IgM 抗体，发病后 2~4 周达到高峰，故单份血清即可做出早期诊断。若检测 IgG 抗体，则需对急性期和恢复期双份血清进行检测，当恢复期抗体效价升高 4 倍及以上时，即具有诊断价值。常用的方法有血凝抑制试验、ELISA、补体结合试验及中和试验等。

四、防治原则

虫媒病毒是由媒介节肢动物传播的。因此，消灭媒介节肢动物，搞好个人防护，是切断传播途径、保护易感人群的首要措施。搞好环境卫生、防蚊灭蚊是预防本病的有效措施。幼猪免疫接种乙脑疫苗，可切断传染途径，有效地控制乙脑病毒的传播。

接种疫苗是最有效的预防手段。人工自动免疫预防乙型脑炎，目前普遍使用的主要是灭活疫苗，对 9 个月~10 岁以下儿童大规模接种乙脑疫苗，接种后血清中和抗体的阳转率达 50%~80%，保护率为 60%~90%；我国现行使用的乙脑灭活疫苗是用地鼠肾细胞培养乙脑病毒并经甲醛灭活制成的，免疫对象为 1~15 岁儿童，接种后中和抗体的阳转率可达 85%，并能有效地降低乙脑的发病率。流行区对幼猪进行疫苗接种，可控制乙脑病毒在猪群及人群中的传播与流行。

第 2 节　登革病毒和森林脑炎病毒

一、登革病毒

登革病毒（dengue virus）是登革热（DF）或登革出血热/登革休克综合征（DHF/DSS）的病原体，主要通过伊蚊传播，引起以发热、头痛、肌肉和关节疼痛、淋巴结肿大并伴皮肤出血等症状为主的急性传染病。登革热是分布最广、发病最多的虫媒病毒病，流行于热带和亚热带的 100 多个国家和地区，全球 25 亿人受登革热的威胁，每年病例达 5000 万~1亿。登革热广泛流行于热带及亚热带地区有蚊虫媒介存在的地方，东南亚、大洋洲、西太平洋及中南美洲等地为高流行区，流行季节与蚊虫的消长一致。我国的海南岛、广东、广西、福建、台湾、浙江等地亦均有发现。

（一）生物学性状

登革病毒的形态结构与乙脑病毒相似，但体积较小（17~25nm）；其基因结构与功能亦与乙脑病毒相似。病毒颗粒外被脂蛋白包膜并有包膜刺突。病毒包膜外层含有包膜蛋白 E，内层含有膜蛋白 M。病毒核心为由单股正链 RNA（+ssRNA）和病毒衣壳蛋白 C 共同组成的二十面体核衣壳结构，病毒RNA具有感染性。

根据病毒包膜蛋白E的抗原性不同，可将登革病毒分为4个血清型（DEN-1、DEN-2、DEN-3、DEN-4），同型的不同毒株间亦有抗原差异，其中以2型的传播最为广泛，各型病毒间抗原性有交叉，与乙脑病毒和西尼罗病毒也有部分抗原相同。病毒可在多种组织细胞中增殖培养（如地鼠肾细胞等哺乳动物细胞、伊蚊传代细胞），可产生明显的细胞病变。

（二）致病性与免疫性

灵长类动物对登革病毒易感，乳鼠是登革病毒最敏感、最常用的实验动物。多种哺乳类及昆虫细胞对登革病毒敏感，白纹伊蚊C6/36细胞是最敏感、最常用的细胞，可引起明显的细胞病变。

登革热患者和隐性感染者是主要传染源，灵长类动物是丛林登革病毒的主要传染源。人或灵长类动物是登革病毒的主要储存宿主，埃及伊蚊和白纹伊蚊为主要传播媒介，人群对登革病毒普遍易感。登革病毒的自然宿主是人和猴。病毒经蚊叮咬进入人体，首先在毛细血管内皮细胞和单核细胞中增殖，随后经血流播散，引起发热、肌肉和关节剧痛（俗称断骨热）、淋巴结肿大、皮肤出血（表现为瘀点和瘀斑）及休克等临床症状。初次感染为症状较轻的普通型登革热，约1周内恢复；再次感染者为登革出血热/登革休克综合征，具有普通登革热的症状，但症状重，病死率高，病情进展迅速，伴有明显的出血现象，表现为消化道出血、呼吸道出血、子宫出血、脑或蛛网膜下腔出血，可进一步发展为出血性休克。

DSS/DHF的发病机制尚未完全清楚，但多数学者认为免疫病理起重要作用。登革热为自限性疾病，预后良好。

登革病毒感染形成的机体免疫以体液免疫为主。登革病毒感染后产生的同型病毒特异性抗体可终身保持，但同时获得的对其他血清型的免疫力（异型免疫）仅持续6~9个月。如再次感染其他三型病毒，则有可能引起DHF/DSS。病毒再次感染后激活的T细胞，可对同型或其他型的病毒发生反应，所释放的细胞因子可能参与DHF/DSS的发生。

（三）实验室检查

1. 病毒分离　一般采集患者发病初期的血清接种白纹伊蚊C6/36进行病毒分离，亦可经胸内接种巨蚊的成蚊或脑内接种巨蚊的幼虫分离。病毒分离后，可用登革病毒血清特异性单克隆抗体在2周内通过间接凝集实验进行病毒鉴定。

2. 血清学诊断　一般采用血凝抑制试验。初次感染者血凝抑制抗体效价在症状出现后4天内一般＜1：20，1周至数周内的恢复期血清中效价增高4倍以上（可高达1：1280）。再次感染者的抗体效价在急性期为1：20，恢复期可升至≥1：2560。急性期抗体效价≥1：1280可判定为新感染。此外用ELISA法检测患者血清中登革病毒特异性的IgM抗体，有助于早期诊断登革病毒感染。

3. 病毒核酸检查　可用逆转录PCR检测病毒的双重或多重感染。亦可用原位杂交技术可检出不同血清型登革病毒的RNA。

（四）防治原则

控制传播媒介、防止蚊虫叮咬是防治登革病毒感染的重要措施。尚无安全、有效的登革病毒疫苗用于预防接种。用DEN-1~DEN-4型混合的减毒活疫苗具有一定的免疫效果；但减毒株的稳定性差，有可能引起临床症状和发生因ADE作用而导致的DHF和DSS。

二、森林脑炎病毒

森林脑炎病毒（简称森脑病毒），亦名苏联春夏型脑炎病毒，是森林脑炎的病原体。森林脑炎是一种由蜱传播的自然疫源性疾病，在春夏季节流行于俄罗斯及我国东北森林地带，故称俄罗斯春夏脑炎病毒（Russian spring-summer encephalitis virus）。本病主要侵犯中枢神经系统，临床上以发热、神经症状为特征，有时出现瘫痪后遗症。

（一）生物学性状

病毒呈球形，直径为 30～40nm，衣壳二十面体对称外有包膜，含血凝素糖蛋白，核酸为单股正链 RNA。抗原结构与中欧蜱传脑炎病毒相似，可能为同一病毒的两个亚型。森脑病毒形态结构、培养特性及抵抗力似乙脑病毒，但嗜神经性较强，成年小白鼠腹腔、地鼠或豚鼠脑内接种易发生脑炎而致死。

（二）致病性与免疫性

森脑病毒的致病性与乙脑病毒相同。

蜱是森林脑炎的传播媒介，森脑病毒在蜱体内增殖并经卵传代，也可由蜱携带病毒越冬，故蜱也是病毒的储存宿主。自然情况下由蜱传染森林中的兽类和野鸟，在动物之间循环。蜱每年春、夏、秋季在林区（亦可在草原、荒漠地区）大量增殖时，易感人群进入上述地区被蜱叮咬而感染。近年来发现森林脑炎病毒亦可通过消化道（摄入带病毒或已被蜱类污染的动物乳品）传播。人感染森林脑炎病毒经 7～14 天的潜伏期后突然发病，死亡率高，出现高热、头痛、肌肉麻痹萎缩、昏迷致死，少数痊愈者也常遗留肌肉麻痹。病后可获持久免疫力。居住在森林疫区者因受少量病毒的隐性感染，血中可产生对病毒有免疫力的中和抗体，病愈后产生持久、牢固的免疫力。

（三）实验室检查

分离病毒及血清学检验方法与乙脑相同。

（四）防治原则

给去森林疫区的人接种灭活疫苗，效果良好。感染早期注射大量丙种球蛋白或免疫血清亦可防止发病或减轻症状。此外，应着防护衣袜，皮肤涂擦邻苯二甲酸酯，以防被蜱叮咬而发病。

几种虫媒病毒的比较见表 18-1。

表 18-1 虫媒病毒的比较

病毒	疾病	传播媒介	储存宿主
乙脑病毒	乙脑	库蚊	库蚊
登革病毒	登革热、登革出血热/登革休克综合征	伊蚊	伊蚊
森林脑炎病毒	森林脑炎	蜱	蜱

小 结

虫媒病毒通过吸血节肢动物叮咬易感的脊椎动物而传播虫媒病毒病。我国流行的虫媒病毒为属于黄病毒属黄病毒科的乙型脑炎病毒、登革病毒和俄罗斯春夏脑炎病毒（森林脑炎病毒）。

目 标 检 测

A₁ 型题

1. 乙脑病毒最重要的传染源是

    A. 患者   B. 带病毒者

    C. 幼猪   D. 马

    E. 牛

2. 乙脑的传播媒介是

    A. 蚊   B. 蜱

    C. 白蛉   D. 螨

    E. 蝇

3. 乙脑病毒最易传播的季节是

    A. 春季   B. 夏秋季

    C. 冬季   D. 冬末春初

    E. 秋季

4. 预防乙脑的基本措施是

    A. 接种丙种球蛋白   B. 接种干扰素

    C. 防鼠灭鼠   D. 防蚤灭蚤

    E. 防蚊灭蚊

5. 患者，男，45 岁。在森林中伐木被蜱叮咬，数日后出现高热、头痛、面部及结膜充血，脑膜刺激征阳性，伴随不同程度的意识障碍及肌肉麻痹，该病可初步诊断为

    A. 登革热   B. 流脑

    C. 乙脑   D. 流行性出血热

    E. 森林脑炎

（旷兴林）

第19章　人类疱疹病毒

📖 **学习目标**

1. 熟悉单纯疱疹病毒、水痘－带状疱疹病毒的主要生物学性状及致病性。

2. 了解 EB 病毒、巨细胞病毒的主要生物学性状及致病性。

疱疹病毒（herpes virus）是一类中等大小、结构相似、有包膜的 DNA 病毒。疱疹病毒生物分类归属于疱疹病毒科，该病毒科现有成员 100 多种，可分别感染人、非人灵长类及其他的哺乳动物、禽类、两栖类动物与爬行动物、鱼类等，有宿主特异性。引起人类疾病的疱疹病毒称为人类疱疹病毒（human herpes virus，HHV），主要有单纯疱疹病毒、水痘-带状疱疹病毒、EB 病毒和巨细胞病毒等。

疱疹病毒的共同特点如下：

1. 形态与结构　病毒体呈球形，基因组为线性双股 DNA，二十面体立体对称衣壳。

2. 病毒增殖　除 EB 病毒外，均能在人二倍体细胞核内复制，产生明显的细胞病变（CPE），核内有嗜酸性包涵体。

3. 感染途径　疱疹病毒可以通过呼吸道、消化道、泌尿生殖道、胎盘等多种途径引起人体感染。

4. 感染类型　病毒感染宿主细胞后，可引起显性感染、潜伏感染、整合感染和先天感染等多种类型。

第1节　单纯疱疹病毒

一、生物学性状

单纯疱疹病毒（herpes simplex virus，HSV）呈球形，直径为 120～150nm。核心为双股 DNA，病毒衣壳呈二十面体对称，其外层为厚薄不匀的被膜，最外层为典型的脂质双层包膜。上有多种病毒特异性的糖蛋白刺突（gB、gC、gD、gE、gG 等），其结构与病毒入侵有关，其中 gG 具有型特异性，诱导产生的抗体可将 HSV 分为 HSV-1 和 HSV-2 两个血清型。

HSV 对动物和组织细胞具有广泛的敏感性。HSV 感染细胞后很快导致受染细胞病变，表现为细胞肿大、变圆、折光性增强，可见有细胞核内嗜酸性包涵体。HSV 的增殖周期短，需 8～16 小时。其抵抗力较弱，易被脂溶剂灭活。

二、致病性与免疫性

HSV 在人群中的感染较为普遍，呈全球性分布。人是 HSV 唯一的自然宿主，引起人体皮肤黏膜形成水疱性皮疹。传染源为患者及健康携带者，主要通过直接密切接触和性接触传播。病毒可经口腔、呼吸道、生殖道黏膜和破损皮肤等多种途径侵入机体，孕妇生殖道疱疹可在分娩时传染新生儿。人初次感染恢复后，常转为潜伏感染。两种不同血清型 HSV

的感染部位及临床表现各不相同，HSV-1 主要引起咽炎、唇疱疹、角膜结膜炎，而 HSV-2 则主要导致生殖器疱疹。

HSV 感染可表现为原发感染、潜伏感染及先天性感染。

1. 原发感染　婴幼儿易发生原发性感染，尤其是 6 个月～2 岁年龄阶段。由于来自母体的抗体多已消失，易发生 HSV-1 的原发感染。临床表现为口龈炎，在口腔、齿、龈、咽、面颊部等处的黏膜皮肤出现疱疹。原发疱疹过后，病毒可在感染者三叉神经节中终身潜伏，并随时可被激活而引起复发性唇疱疹。此外，HSV-1 还可引起疱疹性角膜结膜炎、疱疹性脑膜炎。HSV-2 主要引起生殖器疱疹，通过性接触传播。新生儿接触母亲生殖器疱疹或途经有 HSV-2 感染的产道时，可被病毒感染，引发严重的新生儿疱疹，患儿病死率高。

案例 19-1

患儿，男，8 岁。反复出现口唇黏膜水疱，呈针尖大小，成群分布，自觉有烧灼感。1 周左右水疱消失自愈，反复发作多次，并伴有咽炎、口腔黏膜溃疡等。

思考题：

1. 该患者可能为何种病原体感染？

2. 该病原体为何引起反复发作？

---

2. 潜伏感染与复发感染　原发感染后，随着机体特异性免疫的激活，大部分病毒被清除，仅有少数病毒以潜伏状态存在于神经细胞内，与机体处于相对平衡状态。HSV-1 常潜伏于三叉神经节、颈上神经节和迷走神经节；HSV-2 则潜伏于骶神经节。HSV 对神经组织的潜伏感染并不导致细胞损伤，其基因组大都处于静息状态。当人体受到各种非特异性刺激，如日晒、月经、发热、寒冷、情绪紧张或者某些细菌或病毒感染时，病毒可被激活，并沿神经纤维轴索至末梢，从而进入神经支配的皮肤和黏膜重新增殖，再度引起病理改变，导致局部疱疹的复发。

3. 先天性感染及新生儿感染　妊娠期妇女因 HSV-1 原发感染或潜伏感染的病毒被激活，HSV 可通过胎盘感染胎儿，引起胎儿畸形、智力低下、流产等。孕妇若有生殖道疱疹病损，分娩时可感染婴儿，发生新生儿疱疹。

案例 19-1 提示

该病例具有 HSV 原发感染典型的症状。患者多为婴幼儿，根据其发病特点，口唇黏膜水疱，呈针尖大小，成群分布，自觉有烧灼感，并伴有咽炎、口腔黏膜溃疡等可以作出诊断，该病毒可以潜伏于感染者神经系统，故可以反复发作。

三、实验室检查

采取水疱液、唾液、脑脊液、眼角膜刮取物、阴道棉拭子等标本接种人胚肾、人羊膜或兔肾等易感细胞，可分离单纯疱疹病毒。采用血清学方法进行型特异性单克隆抗体中和试验、免疫荧光检测等，以鉴别病毒的型别。也可应用原位核酸杂交和 PCR 法检测 HSV DNA。

四、防治原则

对单纯疱疹病毒感染的控制目前尚无特异性方法。避免同患者接触可减少感染的机会。

使用 5-碘脱氧尿嘧啶核苷（疱疹净）、阿糖胞苷等治疗疱疹性角膜结膜炎效果较好。常规抗病毒药物如阿昔洛韦、伐昔洛韦等也有一定的疗效。

第 2 节　水痘 - 带状疱疹病毒

水痘 - 带状疱疹病毒（varicella-zoster virus，VZV）是水痘或带状疱疹的病原体，在儿童初次感染时引起水痘，恢复后病毒潜伏在体内，至成年或老年时复发，则引起带状疱疹。

一、生物学性状

VZV 与 HSV 同属于 α 疱疹病毒亚科，本病毒基本性状与 HSV 相似。只有一个血清型，一般动物和鸡胚对 VZV 不敏感，人或猴的成纤维细胞是 VZV 的敏感细胞。在人或猴纤维母细胞中增殖，并缓慢产生细胞病变，形成多核巨细胞，受感染细胞核内，可见嗜酸性包涵体。

二、致病性与免疫性

人是 VZV 的唯一自然宿主。VZV 引起的水痘和带状疱疹好发于冬春季节，潜伏期为 11～21 天。主要传播途径是呼吸道，也可通过与水痘、疱疹等皮肤损伤部位的接触而传播。

（一）水痘

水痘是一种常见的儿童传染病，属于 VZV 的原发性感染。病毒经呼吸道、口咽黏膜、结膜、皮肤等处侵入机体后，在局部黏膜组织短暂复制，经血液和淋巴液播散至肝、脾等组织，并随血流向全身扩散，尤其是皮肤、黏膜，导致水痘。临床表现为全身皮肤出现丘疹、水痘及脓疱疹（图 19-1）。皮疹主要是向心性分布，以躯干较多，水痘消退后不留瘢痕，病情一般较轻，但偶可并发间质性肺炎和感染后脑炎。免疫功能缺陷、白血病、肾脏病及使用皮质激素、抗代谢药物的水痘患儿，易发展成为严重的、涉及多器官的致死性感染。成人水痘症状较重，且常伴发弥散性结节性肺炎，病死率高达 10%～40%。

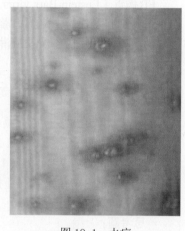

图 19-1　水痘

考点提示：护资考点涉及水痘患者的护理

（二）带状疱疹

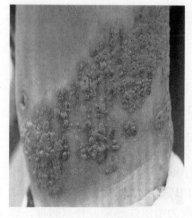

图 19-2　带状疱疹

带状疱疹仅发生于曾患过水痘的成年人和老年人。儿童期患过水痘后，病毒可潜伏在脊髓后根神经节等部位，当机体受到某些刺激，如药物、发热、受冷、机械压迫、X 线照射时，可诱发潜伏的 VZV 的复活，活化的病毒经感觉神经纤维轴索而到达所支配的皮肤内繁殖而引起带状疱疹（图 19-2）。带状疱疹一般在躯干呈单侧性，很少出现在面部或颈部。

成串的疱疹水疱集中于单一感觉神经支配的皮区，并可融合形成大的水疱，疱液内含大量感染性病毒颗粒。带状疱疹伴随的疼痛十分严重，可达数周以上。

细胞与体液免疫均具有一定的抗感染作用。特异性的循环抗体能防止病毒的再感染，但对潜伏在神经节内的病毒无效。细胞免疫在带状疱疹的发生、发展中起重要的作用，老年人、肿瘤患者、接受骨髓移植者免疫功能低下者，潜伏的病毒易被激活，发生带状疱疹。

三、实验室检查

依据临床症状和皮疹特点即可对水痘和带状疱疹作出诊断，一般无须作实验室诊断。必要时可从疱疹病损基部取材进行细胞涂片染色，检查细胞核内嗜酸性包涵体。亦可用单克隆荧光抗体染色检测皮损细胞内的病毒抗原，有助于快速诊断。

四、防治原则

应用VZV减毒活疫苗，免疫接种1岁以上未患过水痘的儿童和成人，可以有效地预防水痘感染和流行。应用含特异性抗体的人免疫球蛋白预防VZV感染有一定效果。临床使用阿昔洛韦、阿糖腺苷、泛昔洛韦及大剂量干扰素，可限制水痘和带状疱疹的发展和缓解局部症状。

第3节 EB 病 毒

EB病毒（Epstein-Barr virus，EBV）是1964年Epstein和Barr从非洲儿童恶性淋巴瘤组织中培养细胞发现的一种新病毒，现归属于疱疹病毒γ亚科。EB病毒是传染性单核细胞增多症的病原体，并且和Burkitt淋巴瘤及鼻咽癌等恶性肿瘤的发生有关，是一种重要的人类肿瘤病毒。

案例 19-2

患者，男，56岁。因发热，咽部肿痛，颈部淋巴结肿大明显就医。体格检查：体温39.3℃，脉搏90次/分，呼吸32次/分，血压107/67mmHg，咽部充血红肿明显。实验室检查：血常规示WBC 25×10^9/L，其中单核细胞和淋巴细胞含量明显升高，粒细胞升高不明显。咽部活组织检查可检出EBV DNA及相关抗原。血清学检查示EBV特异性抗体IgM(+)。

思考题：

1. 该患者可能为何种病原体感染？

2. 治疗方案如何确定？

一、生物学性状

EB病毒具有与其他疱疹病毒相似的形态结构。核心为172kb的线型双链DNA，二十面体对称衣壳，包膜表面有糖蛋白刺突，在衣壳与包膜之间由基质蛋白相连。

二、致病性与免疫性

EB病毒在人群中感染非常普遍，传染源是隐性感染者和患者。病毒主要通过唾液传播，输血及性接触也可传播此病毒。我国3～5岁儿童的EB病毒抗体阳性率高达90%以上。病毒侵入机体后，首先在口咽部上皮细胞中增殖，表现为增殖性感染。释放病毒，感染局部淋巴组织中的B细胞，B细胞入血导致全身性的EB病毒感染。EB病毒亦能以潜伏感染方式长期潜伏于少数被感染的 B 细胞内，在一定条件下，潜伏的 EBV 基因可被激活，转为增殖性感染。与 EBV 感染有关的疾病有：①传染性单核细胞增多症，为一种良性的全身淋巴细胞增生性疾病，预后良好；②非洲儿童恶性淋巴瘤，呈地方性流行，多见于 6 岁左右儿童，是一种分化程度较低的 B 淋巴细胞瘤；③鼻咽癌，多发生于 40 岁以上的中老年人，在我国广东、广西、福建及湖南等地发病率较高。

案例 19-2 提示

根据对该病例发病特点及实验室检查结果分析，患者咽部肿痛，淋巴结肿大和白细胞升高等符合常见感染性疾病的特点。进一步结合活组织检查 EBV 相关抗原阳性，血清学 EBV 特异性抗体阳性即可明确诊断为 EBV 感染。与其感染的相关疾病传染性单核细胞增多症、非洲儿童恶性淋巴瘤及鼻咽癌等在治疗时应一并考虑。

三、实验室检查

EB 病毒分离培养较为困难，现一般多用血清学方法作辅助诊断。多用免疫酶染色法或免疫荧光法检测病毒特异性抗体，若抗体效价持续升高，对鼻咽癌有辅助诊断意义。检测异嗜性抗体有助于对传染性单克隆细胞增多症的诊断，亦可用原位杂交或 PCR 法检测标本中 EB 病毒 DNA。

四、防治原则

EB 病毒疫苗目前正在研制过程中，将对预防传染性单核细胞增多症有积极的作用。应尽量避免与患者接触，养成良好的卫生习惯。测定 EB 病毒抗体有利于鼻咽癌的早期诊断，及早治疗。对 EB 病毒感染尚无理想的抗病毒药物。

第 4 节　巨细胞病毒

巨细胞病毒（cytomegalovirus，CMV）是巨细胞包涵体病的病原体，由于病毒感染的细胞肿大，并有巨大的核内包涵体而得名。

一、生物学性状

巨细胞病毒具有典型的疱疹病毒形态与结构，是人类疱疹病毒中基因组最大病毒，大约 240kb，具有严格的种属特异性。人巨细胞病毒只能感染人，在人成纤维细胞中增殖，生长缓慢。初次分离培养需 30 天左右才出现明显的细胞病变效应，其特点是细胞肿大变圆，核变大，核内出现周围绕有一轮"晕"的大型嗜酸性包涵体，似猫头鹰眼状。

二、致病性与免疫性

巨细胞病毒在人群中的感染非常普遍，初次感染多在 2 岁以下，以隐性居多，少数人有临床症状。初次感染巨细胞病毒后，病毒潜伏在唾液腺、乳腺、肾脏、白细胞和其他腺体中，可长期或间隙地排出病毒。据报道，60%～90% 的成人体内可检测到巨细胞病毒抗体。在孕妇，巨细胞病毒原发或复发感染均可引起胎儿宫内感染或围生期感染，导致胎儿畸形、智力低下或发育弛缓等，严重者可引起全身性感染综合征，称巨细胞包涵体病。而在艾滋病、器官移植、恶性肿瘤和免疫抑制患者中可引起严重的并发感染。病毒可通过垂直和水平方式进行传播。

（一）垂直传播

孕妇感染人巨细胞病毒后可直接感染胎儿、新生儿或婴儿。主要经胎盘、产道及母乳三种方式传播。经胎盘感染胎儿属于先天性垂直传播，经产道或母乳则归于围生期感染。

1. 先天性感染　巨细胞病毒是先天性病毒感染中最常见的一种，初次感染或潜伏感染病毒的母体可通过胎盘将病毒传给胎儿，患儿可发生黄疸、肝脾肿大、血小板减少性紫癜、溶血性贫血等症状。少数出现小头、智力低下、神经肌肉运动障碍、耳聋和脉络视网膜炎等，严重者造成早产、流产、死产或生后死亡等症状。巨细胞病毒复发感染的孕妇虽可导致先天感染，但由于孕妇特异性抗体的被动转移，很少引起先天异常。

2. 围生期感染　妊娠后期，孕妇体内处于潜伏状态的巨细胞病毒可被激活，从泌尿道和宫颈排出，分娩时，新生儿经过产道可被感染。还可通过哺乳传播给婴儿。多数患儿症状轻微或无临床症状，偶有轻微呼吸障碍或肝功能损伤。

（二）水平传播

通过直接密切接触、性接触及输血均可感染巨细胞病毒。儿童和成人的巨细胞病毒感染多数是无症状的。在成人约10%可引起单核细胞增生样综合征；接受组织或器官移植者、滋病患者及免疫功能缺陷患者，潜伏的病毒可以复活并导致非常严重的感染。

巨细胞病毒感染后可诱导机体产生免疫应答，包括体液免疫和细胞免疫。细胞免疫在限制巨细胞病毒播散和潜伏病毒激活中起主要的作用。机体产生的中和抗体（IgM、IgG、IgA）虽可维持终身，但保护作用不强。

三、实验室检查

取患者血液、唾液、尿液、宫颈分泌物等标本接种于人成纤维细胞中分离培养，2～4周可观察到细胞肿大等病变特征。也可取病变组织标本涂片，常规HE染色，直接观察CPE和核内嗜碱性包涵体。应用PCR与核酸杂交等方法，可快速、敏感地检测巨细胞病毒特异性的DNA片段。应用特异性抗体作免疫荧光，直接检测白细胞、活检组织、组织切片、支气管肺泡洗液等临床标本中的巨细胞病毒抗原。在外周血白细胞中测出巨细胞病毒抗原表明有病毒血症。

四、防治原则

对患儿应予以隔离，避免交叉感染。孕妇要避免接触巨细胞病毒感染者。重视对献血员的血液学检查，避免将巨细胞病毒阳性的血液输给巨细胞病毒阴性者，尽量避免将血清阳性的器官移植给血清阴性的接收者，以免引起原发感染。

临床应用抗巨细胞病毒的药物有阿昔洛韦、氟达拉滨、更昔洛韦及膦甲酸等。其中更昔洛韦和膦甲酸的效果较好。其毒性较低，使用后可减轻患者的症状，延长存活期，但目前耐药毒株的出现使其疗效受到了影响。新的抗巨细胞病毒的药物正在积极地研制中。巨细胞病毒活疫苗的免疫效果较好。但因巨细胞病毒活疫苗存在潜伏-再激活的特点及全病毒的致癌隐患，使应用受到限制。

小　结

疱疹病毒是一组有包膜的DNA病毒，人类疱疹病毒主要有单纯疱疹病毒、水痘-带状疱疹病毒、巨细胞病毒、EB病毒等；其主要特点是病毒可通过垂直传播感染胎儿和新生儿，造成流产、胎儿畸形或出生后发育迟缓、智力低下；除水痘-带状疱疹病毒外，原发感染多为隐性感染；病毒感染细胞后，可表现为增殖感染和潜伏感染；病毒感染和肿瘤的发生密切相关。

　　HSV-1主要经呼吸道感染引起唇疱疹、唇癌；HSV-2主要经性接触、垂直传播引起生殖器疱疹、宫颈癌。VZV主要经呼吸道传播引起儿童水痘、成人带状疱疹。EBV主要经性接触或者输血感染引起非洲儿童恶性淋巴瘤、鼻咽癌等。CMV主要经性接触、垂直传播引起传染性单核细胞增多症和胎儿流产、新生儿畸形等。

目 标 检 测

A₁ 型题

1. HSV-1 主要潜伏部位是
   - A. 口唇皮肤
   - B. 唾液腺
   - C. 脊髓后根神经节
   - D. 骶神经节
   - E. 三叉神经节

2. 目前认为与鼻咽癌发病有关的病毒是
   - A. 鼻病毒
   - B. HSV
   - C. EB 病毒
   - D. 脊髓灰质炎病毒
   - E. CMV

3. HSV-2 主要潜伏于
   - A. 骶神经节
   - B. 三叉神经节
   - C. 颈下神经节
   - D. 局部淋巴结
   - E. 肾

4. 下列病毒中，能引起潜伏感染的是
   - A. 脊髓灰质炎病毒
   - B. HSV
   - C. 狂犬病毒
   - D. 流感病毒
   - E. HAV

5. 在儿童初次感染时表现为水痘，老年复发则引起带状疱疹病毒的是
   - A. HSV
   - B. CMV
   - C. VZV
   - D. EB 病毒
   - E. HHV-6

6. 下列有关疱疹病毒的叙述不正确的是
   - A. 有包膜
   - B. 核酸为双链 DNA
   - C. 均能在二倍体细胞中复制
   - D. 可引起潜伏感染
   - E. 可发生整合感染

7. 对单纯疱疹病毒致病性的错误叙述是
   - A. 患者和健康带菌者为传染源
   - B. 主要通过接触途径传播
   - C. HSV-2 主要通过性传播
   - D. 婴幼儿感染 HSV-1 多无临床表现
   - E. 免疫低下者在原发感染后形成潜伏感染

8. HSV-1 在体内的潜伏部位是
   - A. 疱疹复发部位的末梢神经细胞
   - B. 局部淋巴结
   - C. 口腔黏膜毛细血管内皮细胞
   - D. 三叉神经节
   - E. 感觉神经节

9. 可引起带状疱疹的是
   - A. HSV-1
   - B. HHV-6
   - C. CMV
   - D. HSV-2
   - E. VZV

10. 可导致胎儿先天畸形的一组病毒是
    - A. 风疹病毒、巨细胞病毒、单纯疱疹病毒
    - B. 风疹病毒、流感病毒、腮腺炎病毒
    - C. 风疹病毒、乙脑病毒、麻疹病毒
    - D. 巨细胞病毒、腺病毒、EB 病毒
    - E. 巨细胞病毒、麻疹病毒、腮腺炎病毒

11. 巨细胞病毒引起的疾病有
    - A. 肝炎
    - B. 先天畸形
    - C. 间质性肺炎
    - D. 输血后单核细胞增多症
    - E. 以上都是

12. 可通过性传播的病毒有
    - A. HBV
    - B. CMV
    - C. HIV
    - D. HSV
    - E. 以上都是

（王革新）

第20章 逆转录病毒

📖 学习目标

1. 了解人类免疫缺陷病毒的生物学性状。
2. 掌握人类免疫缺陷病毒的传染源、传播途径和防治原则。
3. 了解人类嗜T细胞病毒的感染途径和致病机制。

案例20-1

患者，男，40岁。有3年静脉吸毒史。近半年来乏力、发热、盗汗、体重明显减轻。近一周出现不明原因的慢性腹泻、全身淋巴结肿大，口腔内出现毛状白斑等。体检：消瘦、多汗、体温37.7℃。实验室检查示抗-HIV(+)。

思考题：

1. 指出该患者可能患有哪种疾病？
2. 说出其病原体及传播途径。
3. 治疗原则是什么？

第1节 逆转录病毒的种类与特征

逆转录病毒科（Retroviridae）包括一群含有逆转录酶的单股正链RNA病毒。分为三科：①肿瘤病毒亚科（Oncovirinae），包括引起禽类、哺乳类及灵长类动物的白血病、淋巴瘤等病毒亦属此亚科。②慢病毒亚科（Lentivirinae），包括人类免疫缺陷病毒及多种对动物致病的慢病毒。③泡沫病毒亚科（Spumavirinae），包括灵长类、牛、猪及人泡沫病毒，可致培养细胞发生泡沫样变性和细胞融合。

逆转录病毒的共同特征：具有包膜，球形，直径80~120nm；基因组为单股RNA二聚体；病毒含有逆转录酶和整合酶；基因复制时通过DNA中间体，能与宿主细胞DNA整合。

第2节 人类免疫缺陷病毒

人类免疫缺陷病毒（human immunodeficiency virus，HIV）是获得性免疫缺陷综合征（acquired immune deficiency syndrome，AIDS）（俗称艾滋病）的病原体。自1983年分离出HIV以来，已发现AIDS迅速蔓延至全世界，全球约有几百万人感染HIV。目前AIDS已成为最重要的公共卫生问题之一。

一、生物学性状

（一）形态结构

HIV主要分为Ⅰ型和Ⅱ型，大多数AIDS由HIV-Ⅰ引起。HIV是球状有包膜病毒，直径80～120nm。以出芽方式从细胞获得病毒包膜，包膜镶嵌有病毒基因编码的gp120和gp41，易发生抗原漂移。包膜内含有圆锥形的核衣壳核心。核衣壳核心亦称类核，由衣壳蛋白、核蛋白、逆转录酶和病毒基因组组成。病毒基因组为两个相同的正链RNA（图20-1）。

（二）病毒复制过程

HIV病毒体的包膜糖蛋白刺突gp120与细胞上的特异受体CD4分子结

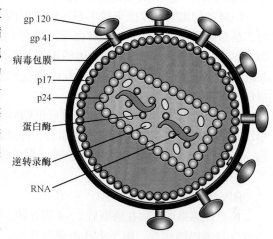

图20-1 HIV结构示意图

合，然后病毒包膜与细胞膜发生融合。核衣壳进入细胞质内脱壳释放出核心RNA进行复制。HIV有逆转录酶，以病毒RNA为模板逆转录出负股DNA，构成RNA∶DNA杂交体，杂交体中的RNA由RNA酶H水解去除，再由负股DNA产生正股DNA，从而组成双股DNA，在病毒整合酶的帮助下，病毒基因组以前病毒的形式整合到宿主细胞染色体上。前病毒激活可转录成病毒子代RNA与mRNA，病毒mRNA在胞浆核蛋白体上翻译出子代病毒蛋白，然后装配成子代病毒体，以出芽的方式释放到细胞外。整合的前病毒亦可以非活化形式长期潜伏于宿主细胞内，随细胞分裂而进入子代细胞。

HIV感染的宿主和细胞范围狭窄，只感染细胞表面有CD4分子的细胞。实验室中常用新鲜分离的正常人T细胞或用患者自身分离的T细胞培养。2～4周培养后分离观察病毒（图20-2）。

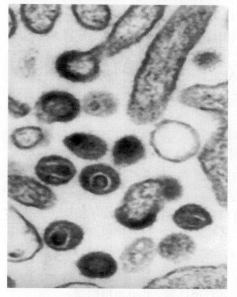

图20-2 HIV电镜图

（三）抵抗力

HIV的抵抗力较弱，56℃加热30分钟可被灭活，煮沸（100℃）20分钟，或经高压蒸汽（103kPa、121.3℃）灭菌，20分钟病毒彻底灭活。室温中可保存活力达7天。0.2%次氯酸钠、0.1%含氯石灰、0.3% H_2O_2、0.5%甲酚皂溶液、50%乙醇均可在5分钟内灭活HIV。

二、致病性与免疫性

（一）传染源和传播途径

AIDS的传染源是HIV无症状携带者和AIDS患者，从其外周血液、精液、阴道分泌物、乳汁、脑脊液、骨髓、中枢神经组织、皮肤等标本中均已分离到HIV，其传播方式主要有三种：①性传播。通过同性和异性间的性行为，直肠和肛门的破损很易感染。②血液传播。

输入含HIV的血液和血制品、器官移植、人工授精、静脉药瘾者共用污染的注射器及针头。③母婴传播。HIV可经胎盘、产道或经哺乳等方式引起传播。

（二）HIV感染所致免疫损害

CD4$^+$T细胞为HIV感染的主要细胞，可诱发多核巨细胞，多核巨细胞丧失正常分裂能力，最后导致细胞的溶解，同时由于细胞毒T细胞对靶细胞的直接杀伤作用，使CD4$^+$T细胞大量减少。T细胞的减少和功能的丧失，不能诱发抗原特异性免疫应答，包括体液免疫和迟发型超敏反应，另外，HIV可作为超抗原激活大量CD4$^+$T细胞，亦是细胞死亡和免疫损伤的重要原因。

HIV除侵犯CD4$^+$T细胞外，还可侵犯CD4受体低表达细胞，如单核巨噬细胞、皮肤朗格汉斯细胞、淋巴结的滤泡树突状细胞、神经胶质细胞、神经元细胞等。HIV侵犯这些细胞，在细胞中呈低度增殖而不引起病变，但可损害细胞功能。

（三）临床症状

HIV感染可分为4个时期。

1. 急性感染期　常在感染后2～4周开始，表现为单核细胞增多症伴随发热、嗜睡、咽痛和全身淋巴结病变。躯干皮肤出现斑丘疹。白细胞增多，但CD4细胞正常。约2周左右，症状自行消失，但能检出的病毒血症可持续8～12周，病毒广泛向全身淋巴组织播散。

2. 无症状潜伏期　此期持续时间较长，有的可达10年左右。患者一般症状轻微，有淋巴结肿大。血中的HIV数量较低，但HIV在淋巴结中持续存在并活跃复制，患者血中HIV抗体显示阳性。

3. AIDS相关综合征（AIDS-related complex，ARC）　伴随病毒大量复制，机体免疫系统进行性损伤，各种症状开始出现，主要表现为乏力、体重减轻、发热、慢性腹泻及持续性淋巴结肿大等，症状逐步加重。

4. 免疫缺陷期　随着病程进展，最终导致T细胞大量丧失，患者血中CD4$^+$T细胞明显下降(CD4$^+$T细胞计数 < 200 /μl)。此期患者血中虽有抗病毒抗体，但不能完全清除病毒。免疫缺损导致机会性感染和恶性肿瘤的发生。未治疗的患者，通常在临床症状出现2年内死亡。

常见的机会性感染包括：①真菌感染，主要有白假丝酵母菌病、肺孢子菌肺炎、新型隐球菌病等；②细菌感染，主要有结核分枝杆菌、某些沙门菌和链球菌引起的疾病；③病毒感染，常见的有巨细胞病毒、单纯疱疹病毒和水痘-带状疱疹病毒等引起的疾病；④原虫感染，主要有隐孢子虫、弓形虫感染等。

常见的AIDS相关恶性肿瘤包括：卡波西肉瘤、恶性淋巴瘤、Burkitt淋巴瘤。

（四）免疫性

HIV感染后，体内可产生多种抗HIV的抗体，包括抗gp120的中和抗体。抗体具有一定的保护作用，在急性感染期可降低血清中的病毒抗原量，但不能清除病毒。HIV感染也能刺激机体细胞免疫应答，包括ADCC作用、CTL和NK细胞反应等。特异性细胞免疫应答，特别是CTL对HIV感染细胞的杀伤和阻止病毒间的扩散有重要作用，但CTL亦不能清除有HIV潜伏感染的细胞。因此，HIV一旦感染，便终身携带病毒。

三、微生物学检查

1. 检测抗体　HIV的诊断常需检测抗体，主要方法有ELISA、RIA、IFA、免疫印迹试验等。

2.检测病毒或病毒组分

（1）病毒分离：将患者标本接种于正常人淋巴细胞或脐带血淋巴细胞中，经 2～4 周培养后，如有病毒生长，则出现程度不同的细胞病变，以融合的多核巨细胞最为明显。

（2）HIV逆转录酶活性可用作HIV感染性的定量测定：病毒抗原测定常以HIV的核心蛋白 P_{24} 测定为指标，亦可用核酸杂交法确定细胞中潜伏感染的HIV。

病毒及病毒组分的检测方法复杂，成本昂贵，对下列情况者可考虑采用：①近期受HIV感染而尚未产生抗体者。②确定新生儿和婴幼儿HIV感染。③对HIV抗体阳性尚未显示症状的人监测疾病的发展。④抗HIV药物效果评价。

四、防治原则

目前正在研制疫苗预防HIV感染，但较为困难。可能原因是病毒突变引起抗原性改变；融合细胞的形成和潜伏感染的方式阻断了抗体的作用；HIV感染和破坏免疫细胞妨碍了免疫应答的诱发。

提高全民卫生常识，有益于预防和控制HIV传播。预防措施包括：①对献血、献器官、献精液者必须作HIV抗体检测；禁止共用注射器、注射针头、牙刷和剃须刀等。对穿刺针、银针必须进行消毒灭菌，均可防止HIV经血传播。②提倡安全性生活。③HIV抗体阳性妇女，应避免怀孕或用母乳喂养婴儿等。

案例 20-1 提示

患者可能是获得性免疫缺陷综合征。获得性免疫缺陷综合征的病原体是人类免疫缺陷病毒。传播方式主要有三种：①通过同性和异性间的性行为，直肠和肛门的破损很易感染。②输入含HIV的血液和血制品、器官移植、人工授精、静脉药瘾者共用污染的注射器及针头。③母婴传播，HIV可经胎盘、产道或经哺乳等方式引起传播。

预防：①对献血、献器官、献精液者必须作HIV抗体检测。②禁止共用注射器、注射针头、牙刷和剃须刀等。对穿刺针、银针必须进行消毒灭菌，均可防止HIV经血传播。③提倡安全性生活。④HIV抗体阳性妇女，应避免怀孕或用母乳喂养婴儿等。

对HIV感染的治疗，目前使用多种药物的综合治疗，以防止耐药的发生，如由蛋白酶抑制剂英迪纳瓦（indinavir）、核苷类似物拉米夫定（lamivudine）和齐多夫定组成的三联疗法，或由非核苷类似物反转录酶抑制剂、核苷类似物齐多夫定和双氧肌苷组成的三联疗法等。许多AIDS患者经综合治疗后，血中HIV含量明显下降甚至消失，控制了疾病的发展，降低了AIDS患者的死亡率。

考点提示：HIV的生物学性状、致病作用及预防原则

第 3 节　人类嗜 T 细胞病毒

人类白血病病因学研究经历了曲折的过程，直至 20 世纪 80 年代初，美国和日本学者从人类 T 淋巴细胞白血病细胞中分离出的一种新的病毒，在体外可连续传代，并证实与人类 T 淋巴细胞白血病有病因学上的联系，将其命名为人类嗜 T 细胞病毒（human T-cell lymphotropic virus，HTLV），又称为人类 T 细胞白血病病毒，是一种逆转录病毒，有 HTLV- I 和 HTLV- II 两个亚型。

一、生物学特性

HTLV电镜下呈圆形，大小约100nm，有包膜，表面刺突嵌有病毒特异的糖蛋白gp120，能与CD4分子结合，与病毒的感染、侵入细胞有关。病毒中心含有病毒RNA和逆转录酶。HTLV-Ⅰ与HTLV-Ⅱ两型基因组同源性约为50%。HTLV仅感染$CD4^+$ T细胞并在其中生长。

二、致病机制

HTLV-Ⅰ感染$CD4^+$ T细胞，包括T辅助细胞和迟发型超敏反应T细胞，病毒基因组逆向转录并以前病毒的形式整合于细胞DNA中。病毒复制过程中，则激活$CD4^+$ T细胞，使其IL-2基因与IL-2受体基因大量表达，使$CD4^+$ T细胞大量增殖，但并不引起细胞溶解，以前病毒形式潜伏或缓慢地复制，长达数年或数十年。前病毒DNA整合可导致染色体畸变，或活化细胞癌基因，均可引起细胞的恶性转化，成为白血病细胞，此克隆细胞无限增殖，则发展为白血病。

HTLV-Ⅰ可通过输血、共用注射器及穿刺器、性交等方式传播，亦可经胎盘、产道或哺乳等途径将病毒传给婴儿。除引起成人T细胞白血病外，HTLV-Ⅰ还可引起热带痉挛性下肢轻瘫和B细胞淋巴瘤。

三、微生物学检查与防治

HTLV病毒分离方法同HIV检查。用HTLV抗原检查病人血清中相应抗体的荧光抗体法较常使用。

目前尚无有效防止HTLV-Ⅰ感染的措施，可以采用齐多夫定、IFN-α等药物的综合治疗方法。

案例 20-2

患者，男，43岁。因患"肺炎"住院，经对症治疗好转出院。1个月后，再次因为感冒入院。体检：体温39℃，已持续1周，无明显诱因的乏力，伴有腹泻，后转入传染科治疗，医生发现其全身淋巴结肿大，背部皮肤出现卡波西肉瘤，视力下降，左眼失明，体重减轻，$CD4^+/CD8^+$为0.5（正常1.8~2.2）。

实验室检查：$CD4^+$ T细胞减少。

病史：患者于6年前在非洲打工半年，有不洁性交史，无输血或静脉吸毒史。

思考题：

1. 患者的诊断是什么？

2. 患者是如何感染上该疾病的？

3. 患者生前反复出现肺炎的主要原因是什么？

案例 20-2 提示

患者为艾滋病合并卡波西肉瘤。患者是通过不洁性行为感染的。HIV入侵人体后，能选择性地侵犯表达CD4分子的细胞，主要是辅助性T细胞，CD4分子是HIV包膜糖蛋白gp120的受体，HIV感染后，可引起以CD4细胞缺损和功能障碍为中心的严重免疫缺陷。

小　结

HIV 是人类获得性免疫缺陷综合征（AIDS）的病原体，传染源是 HIV 携带者及 AIDS 患者，其血液、精液、阴道分泌液、唾液、乳汁、脑脊液等均含病毒；通过性接触、血液、母婴传播而侵犯、损伤 CD4$^+$T 细胞。感染潜伏期长、免疫损伤严重，常合并各种致死性机会感染和肿瘤。感染后产生的免疫不能清除体内病毒。目前尚缺乏理想疫苗。治疗主要是一般支持、免疫支持、抗病毒治疗等。

HTLV 有两型，传播途径与 HIV 相似，主要引起 T 细胞白血病等。

目 标 检 测

A₁ 型题

1. 对 HIV 的正确叙述是

   A. 感染 HIV 后，机体较快进入 AIDS 期

   B. 随病程进展，p24 抗体量逐渐升高

   C. 细胞免疫反应早期可清除细胞内的病毒

   D. 因 gp120 易变异而难于制备疫苗

   E. 病毒吸附细胞的部位是 gp41

2. AIDS 的病原体是

   A. 人类嗜 T 细胞病毒 Ⅰ 型

   B. 人类嗜 T 细胞病毒 Ⅱ 型

   C. 人白血病病毒

   D. 人类免疫缺陷病毒

   E. EB 病毒

3. HIV 致病的关键因素是

   A. HIV 基因可以和宿主基因整合

   B. 可合并各种类型的机会感染

   C. 可发生各种肿瘤而致死

   D. HIV 易发生变异，避免免疫系统攻击

   E. 侵犯 Th 细胞，造成严重的免疫缺陷

4. 与 HIV 的感染特点不符的是

   A. 潜伏期长

   B. 引起严重的免疫系统损伤

   C. 发生各种肿瘤

   D. 可通过垂直传播造成胎儿感染

   E. 常由于外源性感染而致死

5. 对 HIV 致病机制的叙述错误的是

   A. 感染细胞表面 gp120 和邻近细胞表面 CD4 融合

   B. CD4$^+$T 细胞是 HIV 唯一的靶细胞

   C. 病毒基因的整合可干扰细胞正常代谢

   D. 病毒的出芽释放可损伤细胞

   E. 通过Ⅳ型超敏反应损伤 CD4 细胞

6. HIV 的传播途径不包括

   A. 同性或异性间性行为

   B. 药瘾者共用污染 HIV 的注射器

   C. 输血和器官移植

   D. 母婴垂直传播和围生期传播

   E. 日常生活的一般接触

（宋　彬）

第21章　其他病毒及朊粒

📖 学习目标

1. 掌握狂犬病毒的主要生物学性状、致病性及防治原则。
2. 了解人乳头状瘤病毒的致病性及朊粒概念。

第1节　狂犬病病毒

狂犬病病毒（rabies virus）是人和动物狂犬病的病原体，该病是人畜共患传染病。狂犬病病毒主要感染野生动物（狼、狐狸、鼬鼠、蝙蝠等）及家养动物（狗、猫等）与人之间构成狂犬病的传播环节。人主要被病兽或带毒动物咬伤后感染。一旦受染，如不及时采取有效防治措施，可导致严重的急性中枢神经系统急性传染病，病死率高。

关注狂犬病

在卫生部提供的数字中，2006 年 1 月我国有 493 人死于甲乙类传染病，其中死亡人数最多的是肺结核，达到 208 人，当时排名第二的是狂犬病，死亡人数是 104 人。到 5 月份狂犬病死亡人数达 192 人，超过死亡 160 人的肺结核。6 月份狂犬病死亡人数是 198 人，再次领先肺结核（161 人）。7 月份时因狂犬病死亡的人数就暴涨到 237 人，连续 3 个月位居全国法定甲、乙类传染病死亡人数之首。2006 年前 7 个月因狗"咬死"的人数竟然高达 1198 人。

链接

一、生物学性状

狂犬病毒外形呈弹状，大小为 75nm×180nm（图 21-1），有包膜，内含衣壳呈螺旋对称，核酸是单股负链 RNA。狂犬病病毒仅有一种血清型，但其毒力可发生变异。

狂犬病病毒的动物感染范围广，在易感动物或人的中枢神经细胞（主要是大脑海马旁回锥体细胞）中增殖时，在胞质内形成嗜酸性包涵体，称内基小体，有诊断价值。

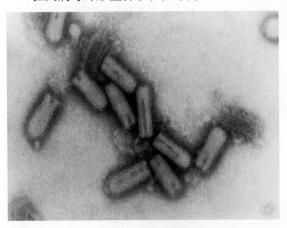

图 21-1　狂犬病病毒

二、致病性与免疫性

狂犬病主要在野生动物及家畜中传播，野生动物带病毒率高于家养动物。人狂犬病主要被患病动物尤其是病犬咬伤所致，或与病畜密切接触有关。

在动物发病前 5 天，唾液中即含有病毒，人被咬伤后，病毒进入伤口，先在肌纤维细胞中增殖，沿着传入神经纤维上行至脊髓后角，然后散布到脊髓和脑的各部位增殖，引起广泛的病理损伤。在发病前数日，病毒从脑内和脊髓沿传出神经进入各组织及器官和唾液腺内增殖，不断随唾液排出。潜伏期为 1～3 个月，潜伏期的长短取决于咬伤部位与头部距离远近、伤口的大小、深浅、有无衣服阻挡，以及侵入病毒的数量（图 21-2）。

发病早期，患者出现头痛、发热，伤口周围有刺痛或出现蚁爬行的异常感觉。继而出现神经兴奋性增强、躁动不安、脉速、出汗、流涎、多泪、瞳孔放大，吞咽或饮水时咽喉肌肉发生痉挛，听到流水声音时或其他轻微刺激也可引起咽喉肌痉挛发作，故又名"恐水病"。3～5 天后，痉挛减少或停止，患者转入麻痹期，最后因昏迷、呼吸及循环衰竭而死亡。病程为 5～7 天，病死率几乎为 100%。

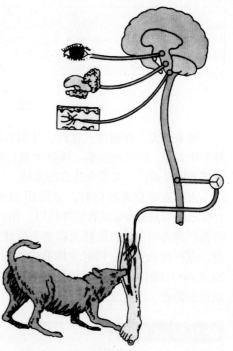

图 21-2 狂犬病病毒发病机制示意图

考点提示：
狂犬病的传染源、传播途径和临床表现

患狂犬病后或经免疫接种狂犬疫苗后均可产生细胞免疫和中和抗体。

三、实验室检查

狂犬病可在人和人之间传播

过去认为，狂犬病只能通过动物传染给人类，人与人之间不会传播。但现在已有了一些人传染人的病例。美国一例接受角膜移植的患者 7 周后患狂犬病而死，经追查发现，其角膜的提供者死于狂犬病。我国在 1982 年有一农民因抢救曾被狂犬咬伤的落水儿童，实施口对口人工呼吸，3 个月后患狂犬病死亡。山西太原一位母亲因护理患狂犬病的女儿，7 个月后身染狂犬病。安徽一位 26 岁农民因接触患狂犬病的弟弟，1 个月后发病死亡。

链 接

人被犬或其他动物咬伤后，应观察动物是否患狂犬病，可将动物捕获，观察 10～14 天，不发病则可排除患狂犬病。若观察期间发病，将其处死，取脑组织作病理切片检查内基小体。用荧光标记抗狂犬病毒血清染色，检查抗原。将标本注射入小白鼠脑内，发病后取脑组织同上检测包涵体和抗原，可提高阳性率，但需要较长时间。可采取患者唾液沉渣涂片，荧光素标记抗体染色检查细胞内病毒抗原，还可用 PCR 法检测标本中的病毒 RNA。

案例 21-1

患者，女，18 岁。近日出现头痛、乏力、流涎、躁动不安，饮水或闻水声时喉肌痉挛。来医院就诊时医生怀疑她为狂犬病。该患者 5 年前有被家中小狗咬伤史，而且没有做过任何处理。

四、防　治　原　则

　　捕杀野犬，加强家犬管理，注射兽用疫苗。对高危人群，如兽医、动物管理人员和野外工作者等，应接种疫苗。预防家畜及野生动物的狂犬病是防止人狂犬病的重要根本措施，其任务涉及面广，需要全社会的支持。

　　人被疑似狂犬咬伤时，立即用 20% 肥皂水或清水彻底冲洗伤口至少 15 分钟，再用75% 乙醇溶液或 2% 碘酒消毒伤口。伤口只要未伤及大血管，尽量不要缝合，也不应包扎。咬伤严重者用高效价抗狂犬病毒免疫球蛋白进行伤口周围与底部浸润注射，其余作肌内注射，进行被动免疫。同时立即肌内注射灭活狂犬病毒疫苗 1 支，于第 3 天、7 天、14 天、28 天再行注射，共 5 次，可防止发病。疫苗的接种，原则上越早越好。我国应用自制的地鼠肾细胞或二倍体细胞狂犬病疫苗，取得良好效果。

考点提示：
狂犬病的防治原则

案例 21-1 提示

　　狂犬病的潜伏短则几天，长者 1 年至数十年，潜伏期的长短取决于咬伤部位与头部距离远近，伤口的大小、深浅以及侵入伤口病毒的数量等。

　　狂犬病患者典型的临床表现是神经兴奋性增高，出现躁动不安、饮水或闻水声时喉肌痉挛及有头痛、乏力、流涎症状，该患者临床诊断首先考虑狂犬病，必要时做进一步检查以确诊。

第 2 节　人乳头瘤病毒

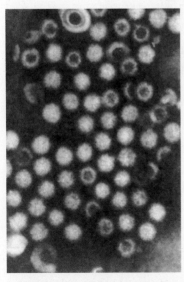

图 21-3　人乳头瘤病毒

　　人乳头瘤病毒（human papilloma-virus，HPV）能引起人类皮肤和黏膜的多种良性乳头状瘤或疣，某些型别感染还具有潜在的致癌性。

　　HPV 为球形的无包膜的 DNA 病毒。直径为52～55nm，衣壳呈二十面体立体对称，含 72 个壳微粒，无包膜（图 21-3）。HPV 在体外细胞培养尚未完成。它具有宿主和组织特异性，只能感染人的皮肤和黏膜，不能感染动物。

　　HPV 主要通过直接接触污染物品如共用毛巾等感染、性传播感染，新生儿可通过产道被感染。病毒对人的皮肤和黏膜上皮细胞有高度亲嗜性，侵入人体后，仅停留于感染部位皮肤和黏膜中，不产生病毒血症，故不经血流播散。

　　不同型别的 HPV 侵犯部位和所致疾病不同（表 21-1）。

表 21-1　HPV 型别和人类疾病的关系

部位	相关疾病	型别
皮肤	疣	1、4
	寻常疣	1、2、4、727、29、54
	扁平疣	3、10、28、41
	屠夫寻常疣	7、40
	疣状表皮增生异常	5、8、9、12、14、15、19、25、36、46
黏膜	尖锐湿疣	6、11
	喉乳头瘤、口腔乳头瘤	6、11
	宫颈上皮内瘤生物密切相关	16、18
	宫颈上皮内瘤生物中度相关	31、33、35、45、51、52、56、58

目前尚无特异预防方法，可根据 HPV 传染方式，切断传播途径。对于 HPV 引起的性传播疾病，加强性安全教育，对控制感染、减少生殖器疣和宫颈癌的发生有重要意义。

第 3 节　朊　　粒

朊粒（prion）又称传染性蛋白粒子朊毒体，无病毒体结构，可通过 5nm 或更小的滤膜，对甲醛、乙醇、蛋白酶、加热（80℃）、电离辐射和紫外线等的抵抗力强，而对酚类、乙醚、丙酮、强去污剂和漂白剂等敏感。朊粒的主要成分是蛋白酶抗性蛋白（PrP），不含核酸但能自我复制，这就是众多生物科学家们的一个未解之谜。

朊粒是引起人和动物发生传染性海绵状脑病（TSE）的病原体，属于一类特殊的传染性蛋白粒子。已知朊粒导致的人和动物疾病有库鲁病（震颤病）、克-雅病（又称传染性痴呆病）、羊瘙痒病、疯牛病或称牛海绵状脑病、传染性雪貂白质脑病和大耳鹿慢性消耗病等。这些疾病的共同特点为潜伏期长、病变部位只发生在中枢神经系统，而不累及其他器官；病理特征是神经元的退行性变、空泡变性、淀粉样斑块形成、星状细胞增生等，形成海绵状脑病或白质脑病；病变处无炎症反应。患者可有痴呆、共济失调、眼球震颤和癫痫等临床表现，不产生朊粒特异性的免疫应答。

目前，对朊粒感染性疾病尚无有效的治疗方法。医院感染仅仅与直接接触脑组织相关，要杜绝用于透析性痴呆患者诊断的定位神经外科设备的交叉使用，以免造成此类疾病的传播。在作器官移植时，不应选择尚未确诊的神经系统疾病患者作为供体。重组人生长因子已经上市，需要时可用于取代人脑垂体制备的生长因子，减少医源性传播。遇有潜在传染性的材料，可用 5% 次氯酸钠溶液处理 1 小时，或 134℃ 1 小时高压灭菌。

小　结

狂犬病病毒似子弹头状，主要由野生动物及家养动物与人之间传播。人主要被病兽或带病毒动物咬伤后感染，导致严重的中枢神经系统急性传染病，病死率极高。人被疑似狂犬咬伤后，应立即用 20% 肥皂水或清水彻底洗清伤口至少 15 分钟，再用 75% 乙醇溶液或碘酒消毒伤口。有必要可用高效价抗狂犬病毒免疫球蛋白进行被动免疫，同时立即肌内注射狂犬病毒疫苗。

HPV 主要通过直接或间接接触污染物品或性传播感染人类，新生儿可通过产道受感染。不同型别的 HPV 侵犯部位和所致疾病不同。临床常见的有跖疣、寻常疣、扁平疣和尖锐湿疣等。近年研究资料证明，HPV 与宫颈癌、肛门癌和口腔癌等发生有关。

目 标 检 测

A₁ 型题

1. 乙脑的主要传播媒介是

    A. 蚊   B. 鼠类

    C. 蚤   D. 虱

    E. 蜱

2. 为预防哪种病毒在人群中的传播与流行，应给流行区的幼猪接种疫苗

    A. 乙型脑炎病毒   B. 汉坦病毒

    C. 登革病毒   D. 脊髓灰质炎病毒

    E. 流感病毒

3. 汉坦病毒的自然宿主是

    A. 库蚊   B. 蚤

    C. 鼠类   D. 虱

    E. 伊蚊

4. 肾综合征出血热的病原体是

    A. 汉坦病毒   B. 登革病毒

    C. 新疆出血热病毒   D. 柯萨奇病毒

    E. HIV

5. 关于狂犬病病毒的不正确的描述是

    A. 可通过虫媒传播

    B. 在中枢神经细胞胞质内形成内基小体

    C. 不会引起化脓性脑炎

    D. 病毒沿感觉神经末梢扩散到脑干

    E. 病毒对外界抵抗力不强，56℃ 30 分钟即可杀灭

6. 被狂犬咬伤后，最正确的处理措施是

    A. 注射狂犬病毒免疫血清 + 抗病毒药物

    B. 注射大剂量丙种球蛋白 + 抗病毒药物

    C. 清创 + 抗生素

    D. 清创 + 注射狂犬病毒免疫血清 + 接种疫苗

    E. 清创 + 注射狂犬病毒免疫血清

7. 能通过神经播散并引起全身感染的病毒是

    A. 人乳头瘤病毒   B. 单纯疱疹病毒

    C. 狂犬病病毒   D. EB 病毒

    E. 巨细胞病毒

8. 引起恐水症的病毒是

    A. 风疹病毒   B. 麻疹病毒

    C. 狂犬病病毒   D. 流感病毒

    E. 水痘 - 带状疱疹病毒

（尹晓燕）

第二篇 人体寄生虫学

第22章 线 虫

📖 **学习目标**

1. 掌握常见线虫的寄生部位、感染阶段和感染途径。
2. 熟悉常见线虫与诊断有关的形态、致病性及常用检查方法。
3. 了解线虫的流行特点及防治原则。

现在因爱美而热衷于减肥的人群当中流行着一种减肥方法，叫"蛔虫减肥法"。蛔虫减肥法就是食入感染性蛔虫卵后使其在体内自由繁衍，在小肠里夺取营养物质并消耗多余的营养而达到减肥的目的。这种方法虽然能奏效，但可以导致各种并发症，使患者痛苦不堪。

蠕虫（helminth）是一类体软的多细胞无脊椎动物，可借助身体肌肉的伸缩做蠕形运动。寄生于人体的蠕虫称为医学蠕虫（medical helminth）。主要有线虫、吸虫、绦虫等。按生活史可将蠕虫分为两类：一类是土源性蠕虫（geohelminth）。生活史为直接型，不需要中间宿主。虫卵或幼虫直接在外界环境中（多为土壤）发育为感染阶段，然后经口或皮肤侵入终宿主体内发育为成虫。大多数肠道线虫属于土源性蠕虫。另一类是生物源性蠕虫（biohelminth）。生活史为间接型，在生活史过程中至少需要一个中间宿主。幼虫需在中间宿主体内发育为感染阶段，然后再经一定方式进入终宿主体内发育为成虫。吸虫、大部分绦虫及部分线虫属于生物源性蠕虫。

线虫属于线形动物门的线虫纲，种类繁多，分布广泛，多数为自生生活，仅少部分营寄生生活。寄生人体危害健康的线虫有10余种。

案例22-1

患儿，8岁。半年来常感脐周隐痛，1天前突然发生剑突下阵发性钻顶样疼痛，疼痛向右肩放射，伴恶心、呕吐，曾吐出1条蛔虫，急诊住院。体检：痛苦病容，剑突下偏右轻压痛，腹软，可扪及条索状物。诊断为胆道蛔虫症，经解痉、止痛、驱虫治疗后，排出10余条蛔虫。

思考题：

1. 蛔虫感染方式是什么？
2. 成虫寄生何处？
3. 为什么会出现上述表现？

第1节 似蚓蛔线虫

似蚓蛔线虫（*Ascaris lumbricoides*）简称蛔虫或人蛔虫，是人体最常见的寄生虫之一。成虫寄生于小肠，可引起人体蛔虫病（ascariasis）。

一、形 态

（一）成虫

虫体呈长圆柱形，形似蚯蚓，头尾两端略细。活时呈粉红色或微黄色（图 22-1）。位于虫体顶端的口孔，有三个呈"品"字形排列的唇瓣（图 22-2）。雌虫长 20～35cm，尾端不弯曲。雄虫较雌虫小，长 15～31cm，尾端向腹面弯曲。

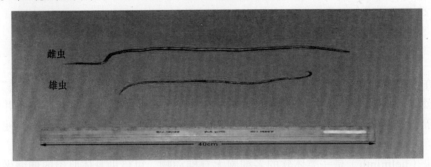

图 22-1 蛔虫成虫

（二）虫卵

虫卵有受精卵和未受精卵之分。

1. 受精卵 宽椭圆形，大小为（45～75）μm×（35～50）μm，卵内含有一个大而圆的未分裂的卵细胞，卵细胞与卵壳之间有新月形空隙。卵壳外有一层凹凸不平的蛋白质膜，被胆汁染成棕黄色。

2. 未受精卵 长椭圆形，大小为（88～94）μm×（39～44）μm，蛋白质膜与卵壳较薄。受精卵或未受精卵的蛋白质膜均易脱落，称脱蛋白质膜卵（图 22-3）。

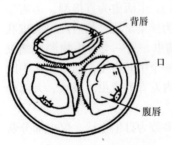

图 22-2 蛔虫头端顶面观

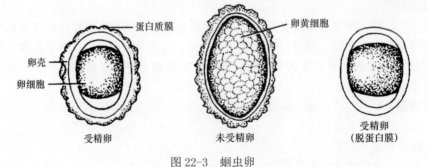

图 22-3 蛔虫卵

二、生 活 史

成虫寄生于小肠，以肠内半消化的食物为营养。雌雄虫交配后雌虫产卵（每条雌虫日产卵量约为24万）并随粪便排出体外，受精卵在温暖、潮湿、氧气充足的外界环境中约经2周，卵内细胞即可发育为含蚴卵；再经1周，卵内幼虫经第1次蜕皮发育为感染期卵。污染食物中的感染期卵被人吞食后在小肠孵出幼虫，幼虫入侵肠壁小静脉，经肝、右心到肺；穿过肺泡壁毛细血管而进入肺泡。幼虫亦可通过小淋巴进入体循环。幼虫在肺泡内约停留10天，经两次蜕皮后沿支气管及气管移行至咽。在被宿主吞咽入食管后经胃到小肠，第四次蜕皮后继续发育为成虫（图22-4）。从感染期卵进入人体到雌虫成熟产卵需60~75天。成虫寿命约1年。

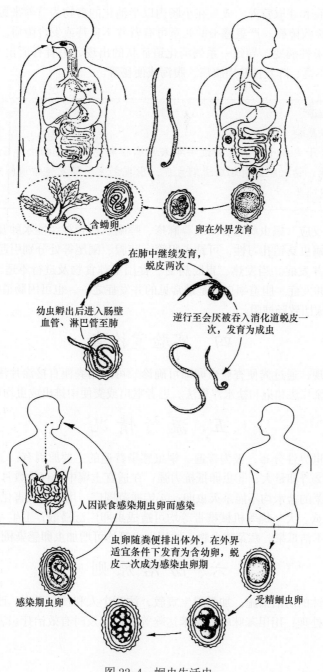

含蚴卵

卵在外界发育

在肺中继续发育，
蜕皮两次

幼虫孵出后进入肠壁
血管、淋巴管至肺

逆行至会厌被吞入消化道蜕皮一
次，发育为成虫

人因误食感染期虫卵而感染

虫卵随粪便排出体外，在外界
适宜条件下发育含幼虫，蜕
皮一次成为感染虫卵期

感染期虫卵

受精蛔虫卵

图22-4 蛔虫生活史

三、致 病 性

（一）幼虫致病

幼虫移行所经过的组织均可受损并引起机体局部和全身性的超敏反应，感染严重时可致蛔蚴性肺炎，临床主要表现为发热、咳嗽、咳黏液痰或血痰、哮喘，血常规示嗜酸粒细胞增多，血中IgE、IgM水平升高。

（二）成虫致病

1. 损伤肠黏膜和夺取营养　成虫在小肠内以半消化的食物为营养来源，可致肠黏膜损伤，引起消化和吸收障碍。严重感染的儿童可有营养不良甚或发育障碍。同时肠黏膜损伤可引起肠黏膜的炎性病变，导致一系列消化道症状的出现，患者有消化不良、食欲缺乏、恶心呕吐、腹部不适、阵发性脐周腹痛、腹泻或便秘等。

> **案例 21-1 提示**
>
> 1. 蛔虫经口感染。
> 2. 成虫寄生于人体小肠。患者近半年来常感脐周隐痛，是蛔虫感染最常见的症状。成虫有钻孔习性，钻入胆道引起胆道蛔虫症，出现剑突下阵发性钻顶样疼痛并向右肩放射，伴恶心、呕吐等。

2. 引起超敏反应　蛔虫病患者出现荨麻疹、哮喘、血管神经性水肿及结膜炎等是Ⅰ型超敏反应所致。蛔虫具钻孔习性，可钻入胆管、胰腺、阑尾等处分别引起胆道蛔虫症、胰腺炎、阑尾炎等并发症。当发热、胃肠病变、食用辛辣食物及进行不适当的驱虫治疗时，更容易引起上述并发症。胆道蛔虫症是最常见的并发症之一。也可因肠道病变引起肠穿孔，虫体多时可扭结成团致肠梗阻。

考点提示：蛔虫引起的并发症

四、实验室检查

结合临床表现，通过粪便查获虫卵即可确诊。可采用粪便直接涂片法，也可采用检出率更高的加藤厚涂片法和饱和盐水浮聚法。患者呕出或粪便中排出成虫均可确诊。

五、流 行 情 况

蛔虫感染呈世界性分布，极为普遍。蛔虫感染普遍的主要原因有：①生活史简单且不需要中间宿主；②产卵量大；③虫卵抵抗力强，在适宜土壤中可存活数月至一年，食用醋、酱油或腌菜、泡菜的盐水均不能杀灭虫卵；④传播范围广。用未经无害化处理的粪便施肥，儿童随地大便及鸡、犬、蝇等机械携带等均可造成虫卵广泛播散；卫生习惯不佳，饭前便后不洗手，生吃不洁瓜果、蔬菜或食物，饮用生水等均可增加虫卵感染机会。

六、防 治 原 则

应采用综合性的防治措施。加强卫生宣教，注意个人和饮食卫生；改善环境卫生，对粪便进行无害化处理；用甲苯咪唑、阿苯达唑等驱虫，及时有效治疗患者和带虫者，控制传染源。

第2节　十二指肠钩口线虫与美洲板口线虫

钩虫（hookworm）是钩口科线虫的统称，发达的口囊是其形态学的特征。寄生人体的钩虫主要有十二指肠钩口线虫（*Ancylostoma duodenale*)（简称十二指肠钩虫）和美洲板口线虫（*Necator americanus*)（简称美洲钩虫）。钩虫寄生于人体小肠里，引起贫血，我国感染人数近 4000 万。钩虫虫卵随粪便排出体外，在泥土中的适宜条件下杆状蚴孵出并发育成具有感染性的丝状蚴，丝状蚴钻入人体皮肤而引发感染。传播途径与鲜粪施肥及耕作方式有关。幼虫随血流至肺再到小肠而发育为成虫。十二指肠钩虫与美洲钩虫的成虫形态上有显著差别，而虫卵却十分相似。

一、形　态

（一）成虫

虫体细长，1cm 左右，存活时肉呈红色，死后呈灰白色，虫体前端略向背面仰曲（图 22-5）。顶部有发达的口囊，口囊腹侧缘有钩齿或板齿，咽管较长，管壁肌肉发达，有利于吸取血液。虫体的前端有一对头腺，能分泌抗凝素和多种酶类。咽管壁内有可分泌乙酰胆碱酯酶、蛋白酶和胶原酶的 3 个咽腺。雄虫的末端膨大，角皮延伸形成膜质交合伞，内有肌肉性的指状辐肋支持，交合伞内有两根从泄殖腔伸出的细长且可伸缩的交合刺。雌虫比雄虫略大，末端呈圆锥形（图 22-6）。两种钩虫成虫形态鉴别要点见表 22-1。

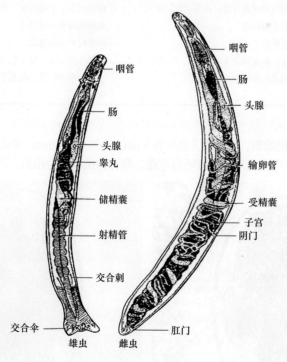

图 22-5　钩虫成虫

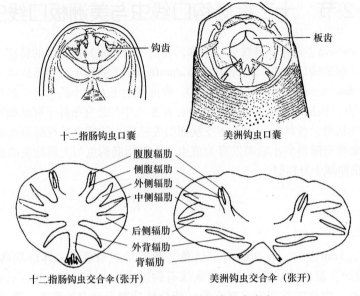

图 22-6　两种钩虫的口囊与交合伞

表 22-1　两种钩虫成虫主要形态鉴别

鉴别要点	十二指肠钩虫	美洲钩虫
大小	稍大，8～13mm	较小，7～11mm
体型	前端与后端均向背面弯曲，体呈"C"形	前端向背，后端向腹，体呈"S"形
口囊	腹侧前缘有 2 对钩齿	腹侧前缘有 1 对板齿
交合伞	撑开时略呈圆形	撑开时略呈扁圆形
背辐肋	远端分 2 支，每支再分 3 小支（1，2，3）	基部先分 2 支，每支远端再分 2 小支（0，2，2）
交合刺	两刺呈长鬃状，末端分开	一刺末端呈钩状，包套于另一刺的凹槽内
尾刺（雌虫）	有	无

（二）虫卵

虫卵无色透明，椭圆形，大小为（56～76）μm×（36～40）μm，卵壳极薄，随粪便排出时卵内有 4～8 个细胞，卵壳与细胞间有明显空隙。两种钩虫卵极为相似，不易区分（图 22-7）。

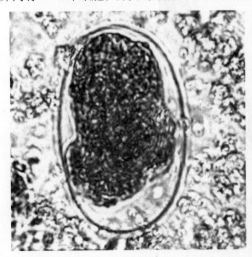
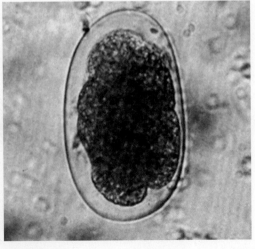

图 22-7　钩虫卵

（三）幼虫

幼虫常称钩蚴，呈蛇形，0.25～0.7mm，分为杆状蚴和丝状蚴两个时期，丝状蚴略大于杆状蚴。

二、生活史

两种钩虫的生活史基本相同。成虫寄生于人体小肠上段，雌雄虫交配后产卵（十二指肠钩虫日产卵量为 10 000～30 000 个，美洲钩虫为 5 000～10 000 个），虫卵随粪便排出体外，在温暖（25～30℃）、潮湿、隐蔽、含氧充足的疏松土壤中，卵内细胞不断分裂，经24～48 小时幼虫自卵内孵出，以土壤细菌及有机质为食，经 1 周发育为对人体具有感染性的感染期蚴。丝状蚴主要生存在 1～2cm 深的表层土壤，常呈聚集性活动。此期幼虫亦可借助覆盖体表的水膜的表面张力，沿植物的茎或草枝向上攀爬，最高可达 22cm。丝状蚴具有明显的向温性，与人体皮肤接触并受到体温刺激后，虫体的活动力增强且依靠机械性的穿刺及酶的作用而主动入侵人体。虫体进入皮肤后，在皮下组织移行并侵入小静脉或淋巴管，随血流经右心至肺，穿过毛细血管进入肺泡，并沿支气管及气管上行至咽喉。随人的吞咽运动再经食管和胃进入小肠，幼虫在小肠内经两次蜕皮后发育为成虫。丝状蚴侵入皮肤至成虫交配产卵一般需 4～6 周（图 22-8）。部分幼虫进入小肠前可在某些组织中滞留 253 天，然后抵达肠腔，这种现象称为钩蚴的迁延移行现象。钩虫的成虫寿命常为 3 年左右。

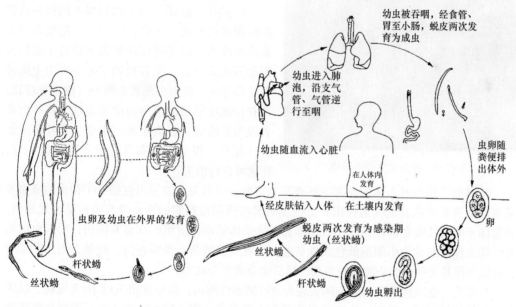

图 22-8　钩虫生活史

案例 22-2

患者，女，53 岁，农民。2003 年 7 月出现上腹部胀痛、反酸，偶感头晕乏力，食欲缺乏，大小便尚可。曾在医院行胃镜检查，显示慢性萎缩性胃炎。患者间断服用助消化药物，症状未见明显好转。2004 年 3 月上述症状加重，3 月 10 日解黑便 1 次，入院。门诊检查：体形消瘦，精神欠佳，贫血面容，眼结膜、口唇苍白；白细胞 8.7×10^9/L，红细胞 3.31×10^{12}/L，血红蛋白 68g/L；胃镜显示慢性萎缩性胃炎，并于十二指肠壁发现数条长约 1cm 的白色虫体。取患者粪便通过饱和盐水浮聚法发现大量椭圆形虫卵，无色透明，大小为（56～56）μm×（36～40）μm，壳薄，壳内细胞数量不等，卵壳与细胞之间有明显间隙。患者行纠正贫血和噻嘧啶驱虫治疗后来院复查，诉无明显身体不适，精神好，食欲佳，大小便均正常。

思考题：
1.请问根据病历该患者的诊断是什么？
2.请写出诊断依据。

三、致病性

（一）幼虫致病作用

1. **钩蚴性皮炎** 俗称"粪毒"或"着土痒"。丝状蚴侵入人体皮肤后数分钟至1小时，局部皮肤即有针刺、烧灼及奇痒感，继而出现充血斑点或丘疹，1～2天内可表现为红肿及水疱，搔破后常继发感染而形成脓疱，最后结痂蜕皮而愈。

2. **肺部炎症** 钩虫幼虫于肺部穿过肺毛细血管进入肺泡时，引起出血及炎症细胞的浸润。患者出现咳嗽、咳痰，常伴畏寒、发热等全身性症状。重者可致肺出血、嗜酸粒细胞增多性哮喘等。

（二）成虫的致病作用

1. **消化道症状** 成虫以口囊内的钩齿或板齿咬附在肠黏膜上（图22-9），引起散在的出血或小溃疡，病变可深达黏膜下层甚至肌层而引起消化道出血。患者初期主要表现为上腹部不适和隐痛，继而出现恶心呕吐、腹泻等症状，并有食欲明显增加但却消瘦等表现。有些患者表现为异嗜症，喜食生米、生豆、茶叶甚至泥土、瓦片、煤渣、破布等。患者服用铁剂后，症状可自行消失。

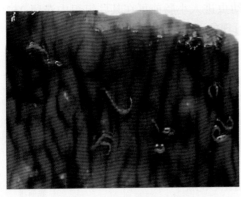
图22-9　钩虫成虫咬附肠壁

2. **贫血** 钩虫对人体的危害主要表现为贫血。引起失血的原因包括：①钩虫的吸血及吸入的血液很快从其消化道排出；②吸血时其咬附部位黏膜的渗血量与吸血量大致相当；③虫体不断更换吸血部位而原伤口仍渗血；④虫体活动造成组织和血管损伤，引起血液流失。钩虫性贫血常为小细胞低色素性贫血。患者皮肤蜡黄、黏膜苍白、眩晕乏力，严重时有心慌气促甚至贫血性心脏病的表现，最后完全丧失劳动力。

3. **婴儿** 钩虫病最突出的临床表现为急性便血性腹泻，最早在出生后10天发病。临床上常以柏油样黑便、腹泻、食欲减退症状为主要表现。严重贫血的患儿生长发育也将受到影响，且并发症多，预后差。

考点提示：
钩虫的致病作用

四、实验室检查

从粪便中检出钩虫卵或孵化出钩蚴是钩虫病的确诊依据。

案例22-2 提示

1.该患者的诊断为钩虫病。
2.根据患者粪便查获到钩虫卵确诊。

（一）粪便检查虫卵

常用饱和盐水浮聚法。

（二）钩蚴培养法

检出率接近饱和盐水浮聚法且可鉴别虫种。但需 5～6 天后方可孵出幼虫（图 22-10）。

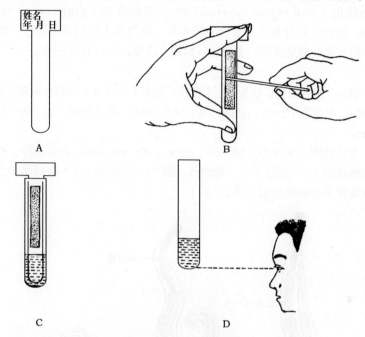

图 22-10　钩蚴培养法

A.将滤纸剪成与试管等宽、较管的高度略长的 T 字形纸条；
B.挑取约如半粒蚕豆大小的粪块，均匀地涂布于纸条的 2/3 部分；
C.将涂有粪便的纸条放入盛有约 1ml 凉开水的试管中，置温箱（25～30℃）中培养；
D.每天适当补充丢失水分，3~5 天后取出纸条，以肉眼观察水中的钩蚴

五、流　行　情　况

钩虫病呈全球性分布，我国除寒冷地区外各地均有分布。南方以十二指肠钩虫为主，北方以美洲钩虫为主，长江中下游地区则是两种钩虫的混合流行区。钩虫病患者和带虫者都是钩虫病的传染源。钩虫病的流行与适宜虫卵及幼虫发育存活的自然条件、粪便污染土壤的程度和人接触疫土的机会等因素密切相关。农民的钩虫感染率因此较城市居民为高。

六、防　治　原　则

（一）普查普治患者和带虫者

常用阿苯达唑、甲苯咪唑、噻嘧啶、左旋咪唑等驱虫药物。严重贫血患者需同时服用铁剂以矫正贫血。

（二）加强粪便管理

使用经无害化处理的粪便用作肥料。

（三）加强个人防护

尽可能避免赤手赤足耕作土地；用 1.5% 左旋咪唑硼酸酒精或 15% 噻嘧啶软膏等防护剂涂抹手足皮肤；不生吃或进食未熟蔬菜。

第3节　蠕形住肠线虫和毛首鞭形线虫

一、蠕形住肠线虫

蠕形住肠线虫（*Enterobius vermicularis*）亦称蛲虫（pinworm），可引起蛲虫病（enterobiasis），呈世界性分布，儿童感染较多见。蛲虫在人体回盲部寄生，雌虫在肛周产卵，卵经短时期发育为感染性卵，主要经口而致人感染，亦可自身感染。

（一）形态

1. 成虫　细小，呈乳白色，线头状，前端角皮膨大形成头翼，咽管末端膨大呈球状，称咽管球。雄虫较小，大小为（2~5）mm×（0.1~0.2）mm；雌虫较大，大小为（8~13）mm×（0.3~0.5）mm。

2. 虫卵　无色透明，大小为（50~60）μm×（20~30）μm，卵壳较厚，外形为不对称椭圆形（又称柿核形），一侧较平，一侧稍凸。刚产出的虫卵内含一蝌蚪期幼虫，在与空气接触6小时后发育为卷曲的幼虫（图22-11）。

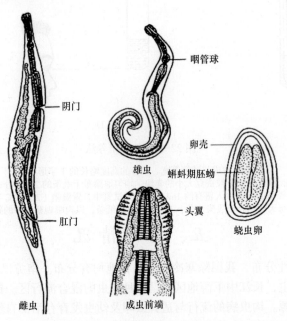

图 22-11　蛲虫成虫与虫卵

（二）生活史

成虫寄生在人体盲肠、阑尾、结肠及回肠下段，以肠道内容物、组织液和血液为食。雌雄虫交配后雄虫多很快死亡，夜间宿主熟睡后雌虫移行至肛门外产卵并大多死亡，少数可再返回肠腔，部分可移行至阴道、子宫、输卵管、尿道或腹腔及盆腔等处，导致异位寄生。虫卵黏附于肛周皱襞，在适宜的温度（34~36℃）、相对湿度（90%~100%）及氧气充足时，约6小时便发育为感染期虫卵。雌虫产卵活动常引起肛周皮肤发痒，患儿用手搔抓时手指被虫卵污染，再经口食入导致自身感染。亦可经污染的食物经口或随灰尘吸入体内。在十二指肠内孵出的卵内幼虫沿小肠下行，在结肠发育为成虫。从感染性虫卵到虫体发育成熟产卵需2~6周，雌虫寿命一般＜2个月（图22-12）。

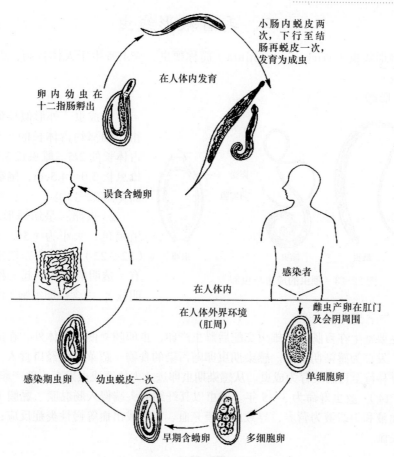

图 22-12 蛲虫生活史

（三）致病性

蛲虫病的主要危害是雌虫在肛周产卵引起肛门及会阴部皮肤瘙痒。患儿常因此表现出烦躁不安、易怒、失眠、食欲减退、消瘦、夜间磨牙及夜惊等症状。成虫附着在肠黏膜可造成肠黏膜的轻度损伤，引发消化功能紊乱，但一般症状常不明显。蛲虫异位寄生可导致异位损害。较常见的为雌虫侵入阴道引发阴道炎、子宫内膜炎和输卵管炎等疾病。

（四）实验室检查

1. 查虫卵　常用棉签拭子法和透明胶纸法在清晨排便前检查。

2. 查成虫　在患儿熟睡后检查肛周的成虫。

（五）流行情况

蛲虫感染呈世界性分布，在我国其感染亦较为普遍，一般而言城市高于农村，儿童高于成人，集居儿童高于散居儿童。带虫者和患者是唯一的传染源，肛门—手—口直接感染是儿童自体外反复感染的主要途径；此外虫卵亦可污染被褥、衣裤、玩具、家具或地面，也可在尘土中飞扬，接触污染物上的虫卵或吸入尘土中的虫卵即可导致传播流行。

（六）防治原则

1. 讲究环境卫生、家庭卫生和个人卫生　饭前便后洗手、不吸吮手指或玩具、勤剪指甲、勤洗手；儿童夜间睡眠不穿开裆裤，定期清洗被褥和玩具。

2. 普查普治　常用阿苯达唑、甲苯咪唑和噻嘧啶等药物治疗或用蛲虫膏、2%氯化氨基汞软膏涂于肛周进行止痒和杀虫。

二、毛首鞭形线虫

毛首鞭形线虫（Trichuris trichiura）简称鞭虫，成虫寄生于人体盲肠，引起鞭虫病（trichuriasis）。

（一）形态

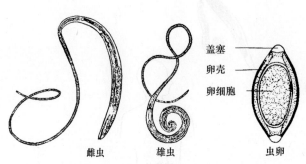

盖塞
卵壳
卵细胞

雌虫　　雄虫　　虫卵

图 22-13　鞭虫的成虫与虫卵

1. 成虫　外形似马鞭，前细后粗，细部约占体长的 3/5，粗部约占体长的 2/5。雌虫长 3.5～5.0cm，雄虫长 3.0～4.5cm，尾端向腹面卷曲（图 22-13）。

2. 虫卵　呈纺锤形或腰鼓状，黄褐色，大小为（50～54）μm ×（22～22）μm。卵壳较厚，两端各有一透明的塞状突起（称盖塞或透明栓）。内含一卵细胞（图 22-13）。

（二）生活史与致病性

成虫主要寄生在盲肠。雌雄虫交配后雌虫产卵，虫卵随粪便排至体外，在适宜的温度和湿度下，发育为感染期虫卵。感染期虫卵随污染的食物、蔬菜或水经口食入。虫卵在小肠内孵化并移行至盲肠发育为成虫。从感染期虫卵进入人体至成虫发育成熟产卵需 1～3 个月（图 22-14）。成虫寿命为 3～5 年。成虫以其纤细的头端侵入肠黏膜、黏膜下层甚至肌层，摄取血液和组织液为营养，导致肠黏膜充血、水肿或出血等慢性炎症反应；严重感染可致慢性失血。

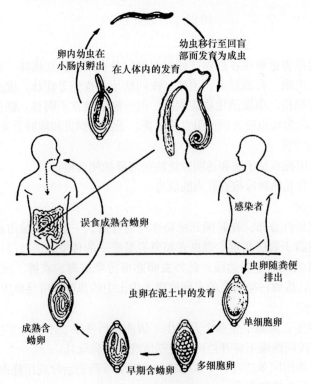

卵内幼虫在小肠内孵出

幼虫移行至回盲部面发育为成虫

在人体内的发育

误食成熟含蚴卵

感染者

虫卵随粪便排出

虫卵在泥土中的发育

成熟含蚴卵

早期含蚴卵　　多细胞卵

单细胞卵

图 22-14　鞭虫的生活史

鞭虫的感染方式、实验室检查、流行情况及防治原则与蛔虫基本相同。

第4节　班氏吴策线虫和马来布鲁线虫

在人体内寄生的丝虫有 8 种，我国仅有班氏吴策线虫（*Wuchereria bancrofti*）和马来布鲁线虫（*Brugia malayi*），简称班氏丝虫和马来丝虫。丝虫成虫寄生于终宿主的淋巴系统、皮下组织或体腔，由蚊传播并引起丝虫病。

一、形　态

1. 成虫　两种丝虫的成虫形态相似。虫体均呈细丝状，乳白色，体表光滑。雌虫大于雄虫，长 3～7cm。雌虫产出的幼虫称微丝蚴。

2. 微丝蚴　虫体细长，头端钝圆，尾端尖细，外被鞘膜，体内有多个圆形或椭圆形的体核，头端无核区亦称头间隙，体前 1/5 处的无核区为神经环，其尾端有无尾核因种而异（图 22-15，表 22-2）。

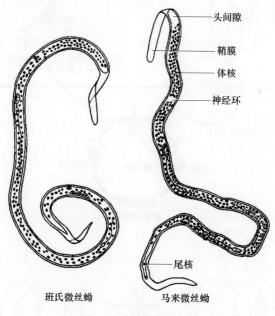

图 22-15　两种微丝蚴

表 22-2　班氏微丝蚴与马来微丝蚴的鉴别点

鉴别要点	班氏微丝蚴	马来微丝蚴
大小	较大，长 244～296μm	稍小，长 177～220μm
体态	柔和，弯曲自然，丝绸带	僵硬，大弯上有小弯
头间隙（长：宽）	较短，长：宽为 1：（1～2）	较长，长：宽为 2：1
体核	较圆，大小均匀，排列整齐，疏松，各核分开，清晰可数	较扁，大小不等，排列杂乱，常相互重叠，不易分清
尾核	无	前后排列的 2 个尾核

3.感染期幼虫　又称丝状蚴，寄生于蚊体内。班氏丝虫丝状蚴平均长度为 1.62mm，马来丝虫丝状蚴平均长度为 1.3mm。

二、生 活 史

两种丝虫的生活史基本相同，都需经过两阶段的发育，即幼虫在蚊体内的发育和成虫在人体内的发育（图 22-16）。

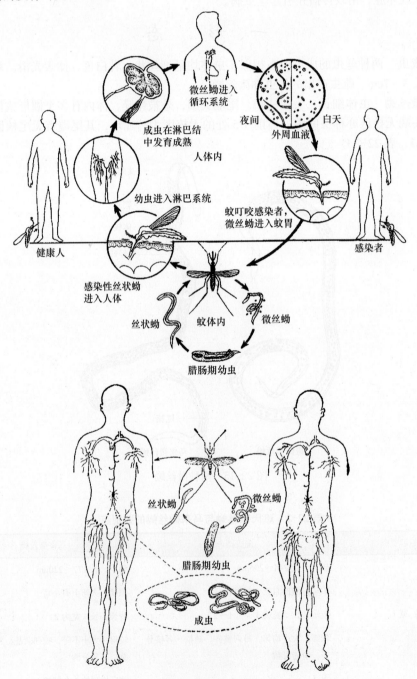

微丝蚴进入
循环系统

夜间

白天

成虫在淋巴结
中发育成熟

人体内

外周血液

幼虫进入淋巴系统

蚊叮咬感染者，
微丝蚴进入蚊胃

健康人

感染者

感染性丝状蚴
进入人体

丝状蚴

蚊体内

微丝蚴

腊肠期幼虫

丝状蚴

微丝蚴

腊肠期幼虫

成虫

图 22-16　丝虫生活史

1. 在蚊体内的发育 当蚊叮吸含微丝蚴的人血后，微丝蚴随血液进入蚊胃，经1~7小时，脱去鞘膜，穿过胃壁经血腔侵入胸肌，发育为形似腊肠的腊肠蚴。经2次蜕皮后发育成体形细长的丝状蚴。丝状蚴离开胸肌进入血腔，其中大部分到达蚊下唇，当蚊再次叮吸人血时，丝状蚴自蚊下唇逸出并经吸血伤口或正常皮肤入侵人体。

2. 在人体内的发育 丝状蚴侵入人体后进入皮下附近的淋巴管，再移行至淋巴结和淋巴管，经2次蜕皮后发育为成虫。成虫以淋巴液为食。雌雄虫交配后，雌虫产出微丝蚴。感染期丝状蚴到发育为成虫约需3个月，成虫寿命一般为4~10年。微丝蚴的夜现周期性为丝虫生活史的一大特点。微丝蚴白天滞留于肺部毛细血管，夜晚出现在外周血中。微丝蚴在外周血中夜多昼少的现象称为微丝蚴的夜现周期性。班氏微丝蚴为晚上10时至次晨2时，马来微丝蚴为晚上8时至次晨4时。微丝蚴的夜现周期性的发生机制至今尚未完全明了。

案例 22-3

患者，女，28岁，农民。5~6岁时右侧上、下肢较左侧粗大，未引起注意。在7~8岁时上述症状加重。由于经济的原因未能进行医治，出现阴部肿大。检查：发现右侧上、下肢较左侧明显粗大，右下肢表皮粗糙，局部有皮下淤血，重压不出现凹陷。外周血检到丝虫微丝蚴。诊断：晚期丝虫病，右上、下肢象皮肿，右侧阴唇象皮肿。

思考题：

1. 此病是如何感染的？

2. 首选何种药物治疗？

三、致 病 性

1. 急性期过敏和炎症反应 丝虫的幼虫和成虫的分泌物、排泄物及死虫的崩解产物等均可刺激机体产生全身超敏反应和局部淋巴管与淋巴结的炎症反应。感染早期，淋巴管炎常先于淋巴结炎，以下肢多见，发作时可见皮肤表面有一条离心性发展的红线，称为逆行性淋巴管炎，俗称"流火"。继之，局部皮肤出现一片弥漫性红肿，有压痛和灼烧感，状似丹毒，故称丹毒样皮炎。班氏丝虫还可引起精索炎、附睾炎和睾丸炎。此外，患者可出现畏寒、发热等全身症状，称为丝虫热。

2. 慢性期阻塞性病变 随着急性期炎症反应的反复发作，以及以死亡成虫和微丝蚴为中心形成的肉芽肿，最终导致局部淋巴管栓塞。阻塞部位远端的淋巴管内压力增高而发生淋巴管曲张或破裂，淋巴液流入周围的组织导致淋巴液肿或淋巴积液。因阻塞部位的不同，临床表现亦不同。

（1）象皮肿：是晚期丝虫病最常见的体征。因淋巴液外溢到皮下组织，刺激纤维组织增生，使局部皮肤增厚、变粗变硬而形似象皮。多发生于下肢和阴囊。

（2）睾丸鞘膜积液：多由班氏丝虫引起。阻塞发生于精索、睾丸的淋巴管，淋巴液渗入鞘膜腔内形成积液，导致阴囊肿大。

（3）乳糜尿：由班氏丝虫寄生所致。由于主动脉前淋巴结或肠干淋巴结发生阻塞，使从小肠吸收来的乳糜液回流受阻，而经侧支流入肾淋巴管，并经肾乳头黏膜破损处流入肾盂，混于尿中排出。尿液呈乳白色，状似牛奶，称乳糜尿。

四、实验室检查

在血液中查出微丝蚴即可诊断。采血时间以晚上 9 时至次晨 2 小时为宜。常用的方法有：①厚血膜法；②新鲜血滴法；③离心浓集法等。也可采用免疫学方法做辅助诊断或流行病学调查。

案例 22-3 提示

1.蚊子叮咬人时，微丝蚴从蚊下唇逸出，经伤口或正常皮肤侵入人体。
2.首选药物为枸橼酸乙胺嗪，口服，即可杀灭丝虫成虫与微丝蚴。

五、流行情况

丝虫病是全世界重点防治的六大热带病之一。我国主要流行于山东、河南以南的省、市、自治区。经过多年防治，到 2005 年，我国已有 15 个省、市、自治区达到消灭丝虫病标准。

六、防治原则

普查普治和防蚊灭蚊是防治丝虫病的两项重要措施。治疗的药物有乙胺嗪（海群生）、呋喃嘧酮和伊维菌素等。在查治的同时，采取综合防治措施进行防蚊灭蚊。

案例 22-4

患者，女，34 岁。某日在家生食风干羊肉约 250g，4 日后即出现 39～40℃的发热，伴腹痛、腹泻、颜面红色痘状疹块及轻度头痛。8 日后症状加剧。除全身肌肉及四肢关节疼痛、触痛明显并以腓肠肌为甚外，患者行走及四肢活动受限。10 日后面部、眼睑及四肢发生水肿，病情加重入院。被疑为红斑性狼疮。经红斑性狼疮对症处理 72 天后，症状改善不明显，且全身肌肉疼痛、发热、颜面及四肢水肿症状加剧。转院就医，根据患者曾有生食风干生羊肉史，结合患者发热、水肿、全身肌肉疼痛并以腓肠肌为甚的三大症状，视为旋毛虫感染所致。经腓肠肌直接压片活检出旋毛虫囊包而确诊。采用阿苯达唑口服治疗，并采取对症处理、补充营养及卧床休息的治疗方案，进行抗炎、镇痛的支持疗法。治疗第 3 天患者全身肌肉疼痛、乏力、四肢活动明显改善，面部及四肢水肿基本消退，体温恢复正常。2 周后康复出院。

思考题：
1.上述病例的确诊依据是什么？
2.旋毛虫寄生部位在哪里？
3.如何预防旋毛虫病？

第 5 节　旋毛形线虫

旋毛形线虫（*Trichinella spiralis*），简称旋毛虫。其成虫寄生在人和多种哺乳动物的小肠上段，幼虫寄生于同一宿主的横纹肌，引起旋毛虫病。旋毛虫成虫和幼虫寄生在同一宿主体内，不需在外界发育。因生食或食含有活幼虫的猪肉而感染，在小肠内发育为成虫并寄生，雌虫产出幼虫经血液循环散布于全身组织，但幼虫仅在横纹肌内发育形成囊包。

一、形 态

1. 成虫 乳白色，细小线状，雄虫大小为（1.4～1.6）mm×0.04mm，雌虫大小为（3～4）mm×0.06mm。雄性尾端有一对叶片状交配附器。雌虫子宫内充满虫卵，在近阴门处已发育为幼虫（图22-17）。

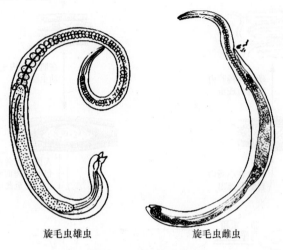

旋毛虫雄虫　　　　　　旋毛虫雌虫

图22-17　旋毛虫成虫

2. 囊包 在横纹肌中，囊内含成熟幼虫，具感染性，幼虫长约1mm，卷曲于梭形囊包中。囊包纵轴与肌纤维纵轴平行，大小为（0.25～0.50）mm×（0.21～0.42）mm，通常内含1～2条幼虫（图22-18）。

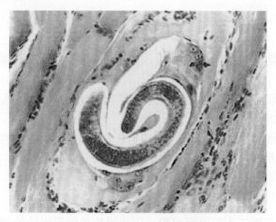

图22-18　旋毛虫囊包幼虫

二、生 活 史

成虫寄生于人、猪、鼠、猫、犬及多种野生动物的小肠上段，幼虫寄生于同一宿主的横纹肌内，但完成生活史必须转换宿主。宿主误食含活幼虫囊包的肉类后，消化液的作用使囊包内幼虫逸出，并立即侵入十二指肠及空肠上段的黏膜，经24小时发育后返回肠腔，经4次蜕皮发育为成虫。雌雄虫交配后，雌虫深入肠黏膜。5～7天后，雌虫产出的幼虫经淋巴管或小静脉随血液循环到达全身各处，但唯有进入横纹肌的幼虫方能继续发育。感染后1个月内幼虫周围形成囊包，约半年囊包开始钙化且囊内幼虫随之死亡（图22-19）。

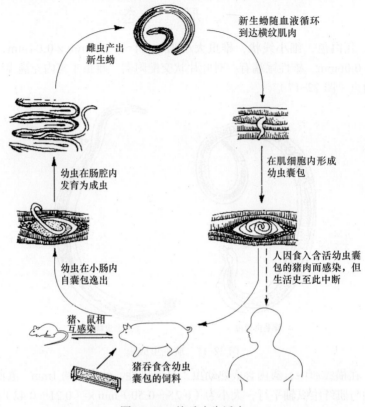

新生蚴随血液循环到达横纹肌肉

雌虫产出新生蚴

幼虫在肠腔内发育为成虫

在肌细胞内形成幼虫囊包

幼虫在小肠内自囊包逸出

人因食入含活幼虫囊包的猪肉而感染，但生活史至此中断

猪、鼠相互感染

猪吞食含幼虫囊包的饲料

图22-19　旋毛虫生活史

三、致　病　性

1. **侵入期（肠型期）**　脱囊幼虫和成虫入侵小肠黏膜，成虫以肠绒毛为食并引发十二指肠炎和空肠炎。

2. **幼虫移行期（肌型期）**　幼虫经血液循环移行至全身肌肉，引发血管炎、肌炎。临床表现为发热、肌肉酸痛（尤以腓肠肌为著）。

3. **囊包形成期（恢复期）**　幼虫钻入肌细胞形成囊包。此时，急性期症状消退，但肌肉酸痛仍可持续。重症者亦可因恶病质、心肌炎而致死。

四、实验室检查

从患者的腓肠肌或肱二头肌取活组织，压片镜检找到肌肉内的幼虫囊包即可确诊。免疫学诊断常用于轻度感染及疾病的早期诊断。

案例 22-4 提示

1.肌肉活检查获旋毛虫幼虫囊包。

2.旋毛虫幼虫寄生在人体横纹肌。

3.不食生的或未熟的动物肉类如猪肉、羊肉等；加强对动物肉类的旋毛虫检疫；消灭包虫宿主，如灭鼠。

五、流行情况

旋毛虫病为一种可在多种哺乳动物中流行的人兽共患寄生虫病，呈世界性分布，我国多见于云南、西藏、广西等15个省、市、自治区。旋毛虫的保虫宿主为猪、犬、猫、鼠等。猪和鼠间的相互传播是引发人群旋毛虫病流行的重要原因。人体的感染主要与吃生的或半熟的猪、羊、狗肉等有关。

六、防治原则

1. 开展卫生宣教、加强肉类检疫，防止囊包进入体内。
2. 改变动物的饲养方式，防止动物间的互相传播。
3. 选用甲苯咪唑、阿苯达唑等药物及时治疗患者。

小 结

线虫	中间宿主	终宿主	感染期	感染途径	寄生部位	排出途径	诊断	致病	预防
似蚓蛔线虫	无，土源性线虫，直接发育型	人、猫、犬（犬、猫弓首线虫等）	土壤中的感染期虫卵	食入被虫卵污染的蔬菜、瓜果或经口吞入手指上感染期卵	小肠	粪便	直接涂片法粪捡虫卵、沉淀法、饮和盐水浮聚法（受精蛔虫卵）、痰液检查幼虫	幼虫移行（机械性损伤：蛔虫性肺炎、哮喘、嗜酸粒细胞增多症）成虫（掠夺肠道半消化物致营养不良、变态反应、胆道蛔虫病）	加强粪便管理，注意个人卫生、饮食卫生、灭蝇、健康教育
毛肖鞭形线虫	无，土源性线虫，直接发育型	人是唯一宿主	土壤中的感染期虫卵	同上，多与蛔虫同时存在，家蝇可为传播媒介	盲肠	粪便	粪便直接涂片法、沉淀集卵法、饱和盐水浮集法检卵	成虫以组织液和血液为食，机械性损伤和分泌物刺激致肠道慢性炎症、贫血等	同上，并注意保护水源和环境卫生
蠕形住肠线虫	无，土源性线虫，直接发育型	人，儿童多见	肛门附近或附着在污染物上的感染期虫卵	①肛门—手—口直接感染；②接触感染和吸入感染（集体机构和家庭传播蛲虫的重要方式）	盲肠、结肠、回肠下段	肛门产卵	透明胶纸拭子法、棉签拭子法检卵	肛门及会阴瘙痒、儿童夜惊、磨牙、蛲虫性阑尾炎、泌尿生殖系统和盆腔炎症	易治难防，讲究公共、个人、家庭卫生，教育儿童、定期烫洗被褥和清洗玩具
十二指肠钩口线虫、美洲板口线虫	无，土源性线虫，直接发育型	人兽共患	土壤中感染期丝状蚴	经毛囊，汗腺口或皮肤破损处/吞入/胎盘	小肠	粪便	粪便直接涂片法、饱和盐水浮集法检卵、钩蚴培养法	幼虫引起皮肤黏膜侵袭期（钩蚴性皮炎即"液毒"、肺部移行期成虫；慢性贫血、腹泻和异嗜癖、婴儿钩虫病、消化道出血、嗜酸粒细胞增多症）	加强粪便管理、加强个人防护和防止感染、耕作时穿鞋下地

续表

线虫	中间宿主	终宿主	感染期	感染途径	寄生部位	排出途径	诊断	致病	预防
旋毛形线虫	无外界的自由生活史，但必须更换宿主	人兽共患	幼虫囊包	食入含活动虫囊包的肉类及其制品（尤其是猪）	成虫：小肠 幼虫：横纹肌细胞（同一宿主）	/	疼痛肌肉活检幼虫囊包	幼虫为主要致病阶段 侵入期（肠道炎症）、幼虫移行期（血管炎、肌炎、发热、水肿、全身肌肉酸痛、压痛）、囊包形成期（症状减轻）	不吃生或不熟的肉类、加强肉类和食品管理、改善养猪方法

目 标 检 测

A₁ 型题

1. 蛔虫的感染阶段是
   A. 未受精卵　　　　B. 受精卵
   C. 感染期卵　　　　D. 丝状蚴
   E. 囊包

2. 蛔虫对人的致病作用很多，最严重的危害在于
   A. 成虫寄生导致的并发症
   B. 肺组织损伤
   C. 夺取营养
   D. 幼虫移行时对肺部的损伤
   E. 消化功能紊乱

3. 蛲虫的感染阶段是
   A. 未受精卵　　　　B. 受精卵
   C. 感染期卵　　　　D. 丝状蚴
   E. 囊包

4. 某患儿夜间熟睡时出现肛周及会阴部皮肤瘙痒，烦躁不安，该患儿可能感染了
   A. 蛔虫　　　　　　B. 钩虫
   C. 蛲虫　　　　　　D. 旋毛虫
   E. 鞭虫

5. 蛲虫病的主要症状是
   A. 营养障碍
   B. 消化功能紊乱
   C. 阴道炎、尿道炎
   D. 肛门及会阴部皮肤瘙痒
   E. 异嗜症

6. 寄生于人体小肠以吸血为食的寄生虫是
   A. 蛔虫　　　　　　B. 钩虫
   C. 蛲虫　　　　　　D. 旋毛虫
   E. 鞭虫

7. 某寄生虫虫体呈"C"形，口囊内有两对钩齿。尾端膨大呈伞状，该寄生虫是
   A. 十二指肠钩虫雄虫
   B. 十二指肠钩虫雌虫
   C. 美洲钩虫雄虫
   D. 美洲钩虫雌虫
   E. 以上都不是

8. 钩虫的感染阶段是
   A. 未受精卵　　　　B. 受精卵
   C. 感染期卵　　　　D. 丝状蚴
   E. 囊包

9. 钩虫对人体最严重的危害是
   A. 钩蚴性皮炎　　　B. 钩蚴性肺炎
   C. 贫血　　　　　　D. 异嗜症
   E. 消化道症状

10. 钩虫的感染方式是
    A. 经口　　　　　　B. 钻入皮肤
    C. 经血液　　　　　D. 经呼吸道
    E. 蚊叮咬

11. 旋毛虫的感染阶段是
    A. 未受精卵　　　　B. 受精卵
    C. 感染期卵　　　　D. 丝状蚴
    E. 囊包

12. 旋毛虫幼虫主要寄生于人体的
    A. 小肠　　　　　　B. 心肌
    C. 脑　　　　　　　D. 横纹肌
    E. 平滑肌

（旷兴林）

第23章 吸 虫

📖 **学习目标**

1. 掌握常见吸虫的寄生部位、感染阶段和感染途径。
2. 熟悉常见吸虫与诊断有关的形态、致病性及常用检查方法。
3. 了解吸虫流行特点及防治原则。

第1节 日本血吸虫

寄生在人体的血吸虫主要有 6 种，我国仅有日本血吸虫（*Schistosoma japonicum*），寄生于人和动物的静脉血管内，引起人畜共患血吸虫病。

一、形 态

（一）成虫

虫体呈圆柱形，前端有发达的口、腹吸盘。雌雄异体。雌虫大小为（20~25）mm ×（0.1~0.3）mm，前细后粗，因肠管内充满消化或半消化的血液，故虫体常呈黑褐色。常与雄虫合抱而居留于雄虫的抱雌沟内，雌虫发育成熟必须有雄虫的存在与合抱。雄虫呈乳白色，短粗，大小为（10~20）mm ×（0.5~0.55）mm。自腹吸盘后虫体两侧略向腹面卷曲形成抱雌沟（图 23-1）。

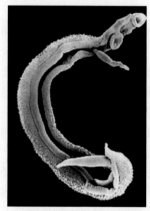
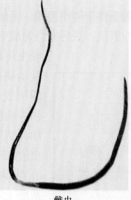
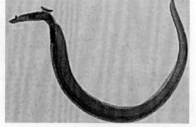

日本血吸虫成虫雌雄合抱　　　　雌虫　　　　　　　　雄虫

图 23-1　日本血吸虫成虫

（二）虫卵

虫卵呈淡黄色，椭圆形，大小为（70~105）μm ×（50~80）μm，卵壳厚薄均匀，无盖，一侧有一小棘，虫卵表面常附有宿主的组织残留物和肠内容物。成熟虫卵内含一毛蚴（图 23-2）。

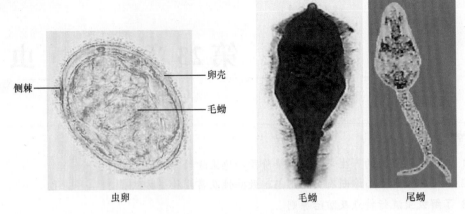

侧棘 — 卵壳

毛蚴

虫卵　　　　　毛蚴　　　　尾蚴

图 23-2　日本血吸虫虫卵与幼虫

（三）毛蚴

毛蚴呈灰白色，梨形，大小约为 99μm×35μm，全身披满纤毛。毛蚴有钻孔腺、顶腺和头腺（侧腺），可分泌可溶性虫卵抗原（图 23-2）。

（四）尾蚴

尾蚴属叉尾型，大小为（280～360）μm×（60～95）μm，由体部和尾部组成。体部有一个头腺和 5 对钻腺。尾部分尾干和尾叉（图 23-2）。

二、生 活 史

日本血吸虫的生长需经历虫卵、毛蚴、母胞蚴、子胞蚴、尾蚴、童虫和成虫七个阶段。

成虫寄生在人和哺乳动物门脉-肠系膜静脉系统，主要在肠系膜下静脉。雌雄交配后，雌虫在肠系膜下层静脉末梢内产卵。大部分虫卵随血流到肝，部分在肠壁沉积，约 11 天发育为成熟卵。由于成熟虫卵内毛蚴分泌溶细胞性物质，致肠壁组织坏死，形成嗜酸性脓肿，加上肠蠕动、腹内压力和血管内压力的增加，一部分虫卵连同坏死组织脱落进入肠腔，随粪便排出宿主体外。

虫卵随粪便进入水中，在适宜温度等条件下孵出毛蚴。毛蚴在水体表层游动，侵入中间宿主钉螺体内，经过母胞蚴、子胞蚴的无性繁殖，最后发育为成千上万条尾蚴从螺体逸出。含血吸虫尾蚴的水体称为疫水。当人或哺乳动物接触含有尾蚴的疫水时，尾蚴即用吸盘黏附在皮肤表面，依靠头腺和穿刺腺分泌酶的作用，借助尾部的摆动，钻入皮内，脱去尾部成为童虫。童虫进入毛细血管和淋巴管，随血液经右心到肺，再由左心入体循环，到达肠系膜上下动脉，穿过毛细血管进入门静脉，待发育到一定程度，雌雄成虫合抱，再移行到肠系膜下静脉，交配、产卵。自尾蚴侵入宿主至成虫成熟并开始产卵约需 24 天，每条雌虫每日产卵 1000～3500 个。成虫平均寿命约 4.5 年，最长可活 40 年（图 23-3）。

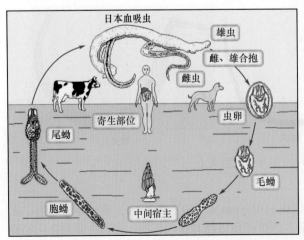

图 23-3　日本血吸虫生活史

三、致 病 性

血吸虫尾蚴、童虫、成虫和虫卵均有致病作用，其中以虫卵致病作用最为严重。

（一）虫卵所致损害

成熟虫卵是血吸虫病的主要致病阶段。致病机制为 T 细胞介导的 IV 型超敏反应。卵内毛蚴不断释放可溶性抗原、致敏 T 细胞。当相同抗原再次刺激时，致敏 T 细胞产生各种细胞因子，招引嗜酸粒细胞、浆细胞、巨噬细胞、中性粒细胞等至虫卵周围，形成肉芽肿。肉芽肿的急性期易液化出现嗜酸性脓肿。随着虫卵内毛蚴死亡，组织修复，纤维组织增生，虫卵肉芽肿最后纤维化。

（二）尾蚴所致损害

尾蚴侵入人皮肤后可致尾蚴性皮炎，使局部出现丘疹、红斑和瘙痒。尾蚴性皮炎是一种 I 型和 IV 超敏反应。

（三）童虫所致损害

童虫在体内移行可致血管炎，特别是肺部。童虫穿过微细血管可致出血。童虫代谢产物可致超敏反应。

（四）成虫所致损害

成虫寄生在门静脉系统，可致静脉内膜炎和静脉周围炎。成虫代谢产物、分泌物、排泄物、蜕皮（更新脱落的表膜）等，可形成免疫复合物，沉积在肾毛细血管基膜，造成肾损害（III 型超敏反应）。

案例 23-1

患者，男，25 岁。1998 年夏天在九江参加抗洪抢险，下肢经常出现红色小丘疹，有痒感，未及时诊治。一年后出现腹痛、腹泻，粪便时有黏液、脓血，伴发热、纳差而来就诊。体检：一般情况尚可，心肺无异常，肝肋下一横指，有轻压痛。化验：白细胞超过 $10×10^9/L$，嗜酸粒细胞 0.13，粪便查见侧面有小棘的虫卵。

思考题：

1. 患者系哪种寄生虫感染？
2. 如何防治？

（五）临床表现

血吸虫病根据病变程度及临床表现分急性、慢性和晚期三个不同的病期。

1. 急性血吸虫病　多见于儿童及青壮年。表现为发热、咳嗽、腹泻、肝脾大、嗜酸粒细胞增多等。

2. 慢性血吸虫病　可无症状，部分表现为腹泻、黏液脓血便、肝脾大、贫血和消瘦等。

3. 晚期血吸虫病　分巨脾型、腹水型、结肠增殖型和侏儒型。

血吸虫成虫或虫卵，在门脉系统以外的器官组织引起的病变称为异位血吸虫病，多见于脑和肺。

四、实验室检查

（一）病原学检查

取粪便直接涂片、自然沉淀、尼龙袋集卵查虫卵，也可毛蚴孵化查毛蚴、直肠黏膜活检查虫卵等。

（二）免疫学检查

免疫学检查是血吸虫病重要的辅助检查方法，常用的是环卵沉淀试验。

五、流 行 情 况

（一）分布

日本血吸虫病流行于亚洲的中国、日本、菲律宾和印度尼西亚。我国分布于长江流域及其以南的湖北、湖南、江西、安徽、江苏、云南、四川、浙江、广东、广西、上海、福建 12 个省、市、自治区。我国台湾至今没有发现人患日本血吸虫病。

（二）流行因素

1. 传染源　血吸虫患者和保虫宿主。保虫宿主是家畜和野生动物，我国自然感染动物最少有 40 种，主要有牛、犬、猪、鼠等。

2. 传播途径　包括含有血吸虫卵的粪便污染水源、水体中存在中间宿主钉螺和人群接触疫水 3 个重要环节。

案例 23-1 提示

1. 该患者系日本血吸虫感染。

2. 查治患者、病畜，查出患者、病畜要及时治疗。

吡喹酮是首选药；消灭中间宿主钉螺；加强粪便管理、保护水源；做好个人防护、避免感染。

---

3. 易感者　人类对日本血吸虫均易感。在多数流行地区，年龄通常在 11~20 岁。

六、防 治 原 则

目前，我国防治血吸虫病的基本方针是"积极治疗、综合措施、因时因地制宜"，即主要通过治疗患者、病畜，消灭钉螺，加强粪便管理和做好个人防护等方面进行综合防治。

（一）查治患者、病畜

查治患者、病畜要及时治疗。吡喹酮是目前治疗血吸虫病的首选药。

（二）消灭钉螺

灭螺是切断血吸虫病传播的关键。目前世界卫生组织推荐使用的化学灭螺药为氯硝柳胺。

（三）加强粪便管理、保护水源

人、畜粪便经无害化处理后使用，不随地大便，防止虫卵污染水源。因地制宜建立安全供水设施，减少传播血吸虫病的危险性。

（四）做好个人防护、避免感染

考点提示：日本血吸虫的致病性

加强健康教育，引导人们改变不良习惯和生产、生活方式，对预防血吸虫感染具有十分重要的意义。

案例 23-2

患者，女，34岁。因多次乏力、恶心、厌食、肝区疼痛1年余入院就诊。超声检查：胆囊外形明显增大，囊壁不厚，囊内扫及絮状高回声。胆总管扩张，肝内胆管略扩张，肝脏未见异常。血常规：白细胞 8.7×10^9/L，红细胞 4.84×10^{12}/L，淋巴细胞0.33，单核细胞0.52，嗜酸粒细胞 $> 0.7 \times 10^9$/L。予以消炎利胆治疗，疗效不理想，病情反复。行胆囊切除及胆总管探查术，胆管引流第1天，引流液中发现葵花籽仁状虫体200余条，半透明，大小（10~25）mm×（3~5）mm，口吸盘位于虫体，腹吸盘位于虫体前端1/5处，口吸盘略大于腹吸盘。追问病史，患者喜生食鱼虾。嘱驱虫治疗。

思考题：

1. 该寄生虫为何种虫体？
2. 患者因何感染该虫体？
3. 该寄生虫还能造成哪些疾病？
4. 该病确诊的主要依据是什么？
5. 如何预防该寄生虫病？

第2节　华支睾吸虫

华支睾吸虫（*Clonorchis sinensis*）又称为肝吸虫，成虫寄生于肝的胆管内，引起华支睾吸虫病。

一、形　态

（一）成虫

成虫形似葵花籽仁状，半透明，背腹扁平，前端较尖细，后端钝圆。虫体长10~25mm，宽3~5mm。口吸盘略大于腹吸盘，前者在虫体的前端，后者在虫体前1/5处。消化道包括口、咽、食管及分叉的肠支。雌雄同体。睾丸两个，呈分支状前后排列。卵巢边缘分叶。卵黄腺为颗粒状，位于虫体的两侧。子宫内含有大量的虫卵（图23-4）。

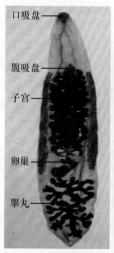
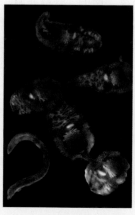
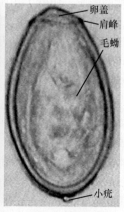

图 23-4　肝吸虫的成虫和虫卵

（二）虫卵

虫卵在低倍镜下似芝麻粒状，黄褐色，大小为 29μm × 17μm，虫卵前端有卵盖，盖的两侧有肩峰样突起，卵后端钝圆，有一结节样小突起（称小疣）。卵壳较厚，内含一成熟毛蚴（图 23-4）。

二、生活史

成虫寄生于人或哺乳动物（如猫）的肝胆管内。虫卵随胆汁进入消化道随粪便排出体外。当虫卵进入水中被第一中间宿主淡水螺（如豆螺）吞食后，在螺体内发育成尾蚴。尾蚴从螺体内逸出在水中游动，如遇到第二中间宿主淡水鱼、虾，则侵入它们体内发育成囊蚴。当终宿主食入含活囊蚴的鱼、虾时，囊蚴在十二指肠内脱囊，脱囊后的幼虫发育为童虫，经胆总管移行至肝胆管发育为成虫。成虫寿命为 20～30 年（图 23-5）。

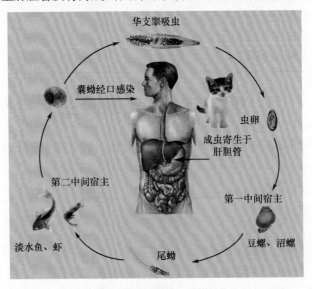

图 23-5 肝吸虫生活史

三、致病性

感染肝吸虫后病变主要发生在肝内胆管，由于虫体机械性刺激和阻塞作用，以及代谢产物和分泌物的影响，胆管上皮脱落、增生，管壁变厚，管腔变窄，加之大量虫体寄生造成胆管阻塞，引起阻塞性黄疸；其周围纤维组织增生，严重时可使附近的肝实质萎缩甚至肝硬化。胆汁引流不畅，易于继发细菌感染，发生胆道炎症。虫卵、死亡的虫体及脱落胆管组织碎片可在胆道内构成结石的核心，发生胆石症。还有资料表明，华支睾吸虫感染与原发性胆管性肝癌有一定关系。

案例 23-2 提示

1. 根据胆管引流液中虫体大小形态，该虫体为肝吸虫。

2. 虫体在胆道寄生时的代谢产物和机械性刺激的结果，胆管会出现局限性扩张，管壁增厚，合并细菌感染可引起胆管炎。

3. 还可引起消化不良、肝硬化、儿童发育不良等。

4. 寄生虫病确诊的主要依据为查出虫卵和成虫。该病例胆管引流液中找到了肝吸虫成虫即可确诊。

5. 不生食鱼、虾。不用生鱼喂食猫、犬，防止保虫宿主感染。

6. 加强粪便、水源的管理。

肝吸虫的致病及其病变程度因感染轻重而异。轻度感染者，绝大多数无明显的临床症状；中度感染者，可有消化不良、食欲减退、疲劳乏力、肝区隐痛、肝脏肿大（尤以左叶为著）及腹痛、腹泻、消瘦等；严重感染者在晚期可造成肝硬化腹水甚至导致死亡。儿童严重感染引起发育不良甚至侏儒症。

四、实验室检查

（一）病原学检查

检获虫卵是确诊的依据。

1. 粪便检查 因虫卵小，直接涂片检查容易漏检，故采用各种集卵法，如加藤法、乙醚乙醛法检出率更高。

2. 十二指肠引流液检查 取十二指肠引流液进行直接涂片检查，检出率高，但患者痛苦大，故不常用。

（二）免疫学检查

免疫学检查可用于普查筛选和临床辅助诊断。如用成虫冷浸抗原做皮内试验，阳性率可达97.9%，且与日本血吸虫无交叉反应。

五、流行情况

肝吸虫主要分布在亚洲，如中国、日本、朝鲜、越南和东南亚国家。目前已知我国除西北省区外，各地均有不同程度的流行，但在华南、东北等地区较严重。感染率最高的是广东。

肝吸虫病的流行，除需要适宜的第一中间宿主、第二中间宿主、终宿主外，更重要的还与流行区居民饮食习惯密切相关。如食入半生的淡水鱼或鱼生粥。

粪便处理不当也是造成本病流行的一个重要原因。

六、防治原则

（一）开展卫生宣传教育

本病的预防关键应抓住经口感染这个环节，做好卫生宣传教育工作，提高群众对本病传播的认识，自觉不吃生的或不熟的鱼、虾；分开使用生、熟食的刀具和盛器等用品。不用生鱼喂食猫、犬等。

（二）加强粪便、水源的管理

搞好农村改水改厕，加强无害化粪便管理，改变用粪便养鱼的习惯。结合渔业生产清理泥塘或灭螺。

（三）查治患者

开展流行病学调查，对流行区居民定期普查，积极治疗患者和带虫者，并注意对猫、犬等保虫宿主的管理。首选药为吡喹酮，亦可选用阿苯达唑。

第3节 其他吸虫

一、卫氏并殖吸虫

卫氏并殖吸虫（*Paragonimus westermani*），又称肺吸虫。成虫主要寄生于人体肺脏，引起卫氏并殖吸虫病，简称肺吸虫病。

（一）形态

1. 成虫　椭圆形，肥厚，腹面扁平，背面隆起，活时呈红褐色。体长 7.5～12mm，宽 4～6mm，厚 3.5～5mm。有大小相近的口、腹吸盘，消化器官有口、咽、食管及两肠支，肠支末端为盲端。雌雄同体。雄性生殖器官有一对分支状睾丸，左右并列于虫体后 1/3 处的两肠支之间。雌性生殖器官有卵巢一个，分 5～6 叶，子宫盘曲成团与卵巢左右并列于睾丸之前。卵黄腺分布于虫体两侧（图 23-6）。

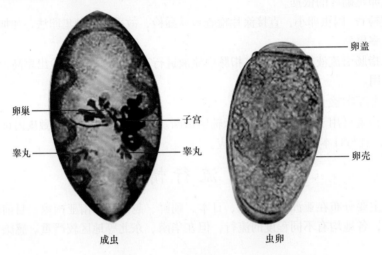

卵巢　子宫　睾丸　睾丸　卵盖　卵壳

成虫　虫卵

图 23-6　肺吸虫的成虫与虫卵

2. 虫卵　椭圆形，金黄色，大小为（80～118）μm×（48～60）μm，一端有一较大的卵盖，稍倾斜。卵壳厚薄不均。卵内含一个卵细胞和十几个卵黄细胞（图 23-6）。

（二）生活史

肺吸虫的终宿主是人，保虫宿主是食肉性哺乳动物，如犬科、猫科动物。野猪、野鼠等可成为本虫的转续宿主。

肺吸虫成虫主要寄生在终宿主肺脏，虫卵经气管随痰或被咽下而随粪便排出体外。虫卵入水在适宜条件下经 2～3 周发育成熟并孵出毛蚴，遇到适宜的第一中间宿主淡水螺（主要为川卷螺）则侵入螺体内，经胞蚴、母雷蚴、子雷蚴的发育增殖阶段发育为尾蚴。成熟的尾蚴侵入第二中间宿主（淡水蟹或喇蛄）形成囊蚴。

囊蚴若进入终宿主消化道，幼虫脱囊而出，穿过肠壁进入腹腔，通常经 1～3 周移行窜扰后，穿过横膈经胸腔入肺，发育为成虫并产卵。从囊蚴进入终宿主到发育成熟产卵，通常需 2～3 个月，成虫寿命为 5～6 年（图 23-7）。幼虫可侵入肺以外的器官引起异位寄生。

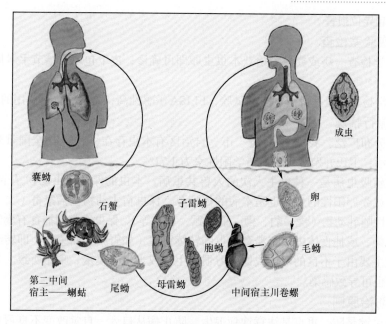

图 23-7　肺吸虫的生活史

案例 23-3

　　患者，男，48岁，江苏人。近1个月来发热、咳嗽、咳痰，痰中带血，伴胸痛、乏力、皮疹、消瘦，在当地医院对症治疗无效，后因发现右上腹部肿块前来就诊。询问病史，曾生食过集贸市场的醉石蟹。查体：心肺无异常，肝脾不大。右上腹部肿块，大小约 2.5cm×3cm，中等硬度，无压痛，时有移行。实验室检查：白细胞总数超过 $10×10^9$/L，嗜酸粒细胞 0.18。痰抗酸杆菌（-）。胸片中，肺纹理增粗，有小囊样及隧道样改变。肺吸虫皮内试验阳性（1∶8000）。右上腹部肿块活检，为嗜酸性肉芽肿。痰、粪检查肺吸虫虫卵均阳性，确诊为卫氏并殖吸虫病。采用吡喹酮治疗，痊愈。

　　思考题：

　　1. 该病确诊的主要依据是什么？

　　2. 患者因何感染该虫体？

　　3. 如何预防该寄生虫病？

（三）致病性

　　肺吸虫的致病，主要是童虫或成虫在人体组织与脏器中移行和寄生所造成的机械性损伤及其分泌代谢产物引起的免疫病理反应，一般的病理变化过程可分为三期。

　　1. 脓肿期　为早期病变，主要是虫体移行引起组织破坏和出血，以中性粒细胞和嗜酸粒细胞为主的炎性渗出，以及病灶四周肉芽组织出现而形成薄膜状脓肿。

　　2. 囊肿期　脓肿边缘肉芽组织增生，纤维包膜出现，囊肿形成。囊内细胞死亡，崩解液化，逐渐变成赤褐色黏稠性液体。

　　3. 纤维瘢痕期　囊肿内容物或吸收或排出，肉芽组织填充愈合，最后纤维化形成瘢痕组织。

　　肺吸虫主要寄生于肺，部分虫体可异位寄生于脑、腹腔、皮下、肝、脊髓、眼眶等组织器官，引起异位损害。

（四）实验室检查

1.病原学检查　痰或粪便若检获本虫虫卵即可确诊；皮下包块或结节手术摘除找到虫体也可确诊。

2.免疫学检查　普查筛选用皮内试验，ELISA敏感性高，是目前普遍使用的检测方法。

（五）流行情况

肺吸虫分布广泛。我国23个省、市、自治区有本虫存在，2004年全国重要寄生虫病调查结果显示：卫氏并殖吸虫病血清学阳性率为1.71%。

卫氏并殖吸虫病是一种兽主人次的人兽共患病。本虫的保虫宿虫动物是主要传染源。此外，痰卵或粪卵阳性的患者也是本病的传染源。保虫宿主动物包括家畜（犬、猫）和一些野生食肉性哺乳动物（虎、豹、狮、狼、狐、黄鼬等）。保虫宿主因捕食有囊蚴的第二中间宿主而感染，或捕食体内带有滞育童虫的转续宿主（如野猪）而感染，即转续传播。人类的感染则主要由于不良的习俗或饮食习惯如生吃或半生吃溪蟹、喇蛄所致。若生饮含活囊蚴的水，也可导致感染。

（六）防治原则

本病的关键是防，重点是注意饮食卫生，防止病从口入。自觉改变不良习俗和饮食习惯，不生吃或不吃半生不熟的溪蟹、喇蛄及虾、螺等，不生饮疫区溪水。治疗要及时，首选药物吡喹酮。

案例23-3提示

1.患者痰或粪便检获到本虫虫卵即可确诊。

2.肺吸虫的感染阶段为囊蚴，人可因生食石蟹而感染囊蚴。

3.患者曾生食过醉石蟹。石蟹、喇蛄等含有活囊蚴，因而感染了肺吸虫。

4.不生食石蟹、喇蛄，不饮生溪水，防止病从口入。

二、布氏姜片吸虫

布氏姜片吸虫（*Fasciolopsis buski*），简称姜片虫。成虫寄生于人体小肠内，引起姜片虫病。

人类对布氏姜片吸虫的认识

布氏姜片吸虫是人类最早认识的寄生虫之一。我国在1600多年前对本虫已有记载，中医学称之为"肉虫"、"赤虫"。1960年在广州检查的两具于1513年埋葬的明代干尸粪便中发现了姜片虫卵，证明大约在500多年前我国广东就有本病存在。

（一）形态

1.成虫　虫体肥厚，长椭圆形，背腹扁平，前窄后宽，肉红色，死后灰白色。体长20～75mm，宽8～20mm，厚0.5～3mm。口吸盘小，腹吸盘大，漏斗状，肌肉发达，肉眼可见（图23-8）。

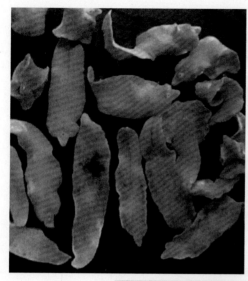
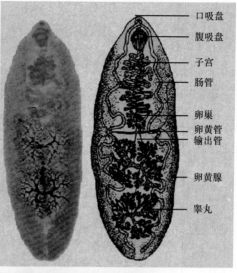

口吸盘
腹吸盘
子宫
肠管
卵巢
卵黄管
输出管
卵黄腺
睾丸

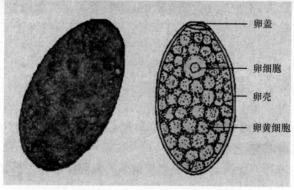

卵盖
卵细胞
卵壳
卵黄细胞

图 23-8　布氏姜片吸虫成虫与虫卵

2.虫卵　椭圆形，大小为（130～140）μm×（80～85）μm，淡黄色，卵壳薄，前端有一不明显的卵盖，卵内含卵细胞1个，卵黄细胞30～50个（图23-8）。

（二）生活史

成虫寄生在终宿主的小肠上段，产出的虫卵随粪便排出体外，落入水中，在适宜的水温（26～32℃）下，经3～7周，毛蚴从卵内孵出，遇到中间宿主扁卷螺，即侵入螺体，经1～2个月完成胞蚴、母雷蚴、子雷蚴与尾蚴阶段的发育繁殖。尾蚴从螺体逸出，附着在水生植物（如菱角、荸荠等）及其他物体的表面甚至在水面上，形成囊蚴。当人或猪食入囊蚴后，囊蚴在小肠脱囊而出，虫体吸附在肠黏膜，以肠内营养物为食，经1～3个月发育为成虫（图23-9）。

（三）致病性

姜片虫成虫虫体大，吸盘吸附力强，被吸附的肠黏膜可发生炎症、点状出血、水肿，甚至形成溃疡或脓肿。虫数多时可遮盖肠壁，妨碍消化和吸收。虫体的代谢产物被吸收后可引起变态反应，血中嗜酸粒细胞明显增多。感染轻者可无明显症状，虫数较多时可引起消化道功能紊乱而出现全身乏力、腹痛和腹泻，并表现为消化不良，排便量多，稀薄而臭，或腹泻与便秘交替出现甚至发生肠梗阻。儿童可出现智力减退和发育障碍，甚至出现侏儒症。

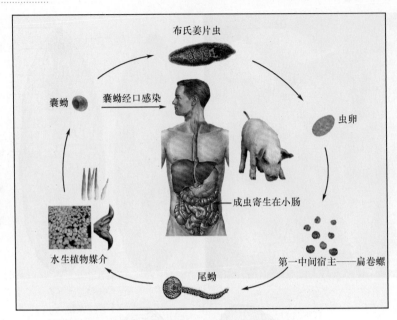

图 23-9　布氏姜片吸虫的生活史

（四）实验室检查

1. 病原学检查　粪便检查检获虫卵是确诊姜片虫感染的依据。可用直接涂片法和厚涂片法查虫卵。

2. 免疫学检查　采用成虫纯化抗原或排泄分泌抗原作皮内试验或 ELISA。

（五）流行情况与防治原则

姜片虫病主要流行于亚洲温带和亚热带地区。我国除东北、西北地区外，大部分地区均有本病的报道。

本病的感染与人们生食水生食物和饮用生水关系密切。所以，开展卫生宣教，不生食未经刷洗及沸水烫过的菱角等水生植物，不喝生水，不用水生植物的生青饲料喂猪，加强粪便管理，不使人、猪粪污染水体，都能有效地切断传播途径。首选药物为吡喹酮。

小　结

日本血吸虫的成虫寄生于人和动物的门脉-肠系膜静脉内，人为终宿主，牛等动物为保虫宿主。中间宿主为钉螺。感染阶段为尾蚴。人接触疫水经皮肤黏膜感染，引起血吸虫病。肝吸虫、肺吸虫、姜片虫感染阶段皆为囊蚴，经口感染。肝吸虫的成虫寄生于人体肝胆管，引起肝吸虫病；肺吸虫的成虫寄生于人体肺脏，引起卫氏并殖吸虫病。姜片虫的成虫寄生于人体的小肠，引起姜片虫病。

目 标 检 测

A₁ 型题

1. 寄生于人体的吸虫生活史中，幼虫
　A. 不繁殖　　　　　B. 进行配子生殖
　C. 进行接合生殖　　D. 进行幼体增殖
　E. 进行孢子生殖

2. 吸虫生活史的中间宿主必须有
　A. 食肉类哺乳动物　　B. 食草类哺乳动物
　C. 淡水螺　　　　　　D. 水生植物
　E. 淡水鱼、虾

3. 除下列某项外，均为吸虫的发育阶段
   A. 毛蚴　　　　　　　B. 胞蚴
   C. 雷蚴　　　　　　　D. 尾蚴
   E. 囊尾蚴

4. 以下哪项不属于吸虫的形态结构特征
   A. 有口吸盘和腹吸盘　　B. 多为雌雄同体
   C. 虫体两侧对称　　　　D. 无消化道
   E. 无体腔

5. 人体寄生虫中最小的蠕虫卵是
   A. 华支睾吸虫卵　　　B. 卫氏并殖吸虫卵
   C. 日本血吸虫卵　　　D. 布氏姜片吸虫卵
   E. 斯氏狸殖吸虫卵

6. 华支睾吸虫成虫寄生于人体
   A. 肝脏　　　　　　　B. 肠系膜静脉
   C. 腹腔　　　　　　　D. 肝胆管
   E. 肺脏

7. 华支睾吸虫感染人体的方式为
   A. 经口感染　　　　　B. 经皮肤感染
   C. 经媒介昆虫叮咬　　D. 经输血
   E. 先天性感染

8. 以下哪项不是华支睾吸虫的传染源
   A. 患者　　　　　　　B. 带虫者
   C. 淡水鱼　　　　　　D. 猫
   E. 犬

9. 华支睾吸虫对人的危害主要是
   A. 肝脏损害　　　　　B. 肺脏损害
   C. 小肠黏膜溃疡　　　D. 胰腺炎
   E. 脑损害

10. 除查粪便外，华支睾吸虫的病原学诊断方法
    还有
    A. 呕吐物查成虫　　　B. 肛门拭子法
    C. 间接血凝试验　　　D. 酶联免疫吸附试验
    E. 十二指肠引流法

11. 布氏姜片吸虫的中间宿主为
    A. 赤豆螺　　　　　　B. 川卷螺
    C. 扁卷螺　　　　　　D. 钉螺
    E. 拟钉螺

12. 布氏姜片吸虫的保虫宿主主要是
    A. 牛　　　　　　　　B. 猪
    C. 猫　　　　　　　　D. 犬
    E. 羊

13. 含有布氏姜片吸虫囊蚴的水生植物称为

A. 植物媒介　　　　　B. 第一中间宿主
   C. 第二中间宿主　　　D. 保虫宿主
   E. 转续宿主

14. 确诊布氏姜片吸虫病的依据是
    A. 腹痛、腹泻
    B. 外周血嗜酸粒细胞增高
    C. 消瘦、水肿、全身无力
    D. 有生食水生植物的习惯
    E. 粪便检查发现虫卵

15. 生活史中只需 1 个中间宿主的吸虫是
    A. 华支睾吸虫　　　　B. 卫氏并殖吸虫
    C. 斯氏狸殖吸虫　　　D. 布氏姜片吸虫
    E. 以上都不是

16. 卫氏并殖吸虫的主要形态特征为
    A. 呈葵花籽仁状
    B. 睾丸与子宫并列
    C. 卵巢与卵黄腺并列
    D. 口、腹吸盘并列
    E. 两睾丸并列、卵巢与子宫并列

17. 卫氏并殖吸虫的第一中间宿主是
    A. 赤豆螺　　　　　　B. 川卷螺
    C. 扁卷螺　　　　　　D. 拟钉螺
    E. 钉螺

18. 卫氏并殖吸虫的感染阶段为
    A. 虫卵　　　　　　　B. 囊蚴
    C. 尾蚴　　　　　　　D. 囊尾蚴
    E. 毛蚴

19. 卫氏并殖吸虫的第二中间宿主是
    A. 溪蟹、蝲蛄　　　　B. 淡水鱼、虾
    C. 淡水螺类　　　　　D. 海鱼
    E. 水生植物

20. 人感染卫氏并殖吸虫的方式为
    A. 生食或半生食淡水鱼
    B. 生食或半生食溪蟹
    C. 生食或半生食淡水螺
    D. 生食或半生食牛肉
    E. 生食水生植物

21. 卫氏并殖吸虫生活史中，犬、虎、狼为
    A. 第一中间宿主　　　B. 第二中间宿主
    C. 保虫宿主　　　　　D. 转续宿主
    E. 中间宿主

22. 卫氏并殖吸虫病的传染源是

A. 患者　　　　　B. 带虫者

C. 虎、狼　　　　D. 猫、犬

E. 以上均是

23. 预防卫氏并殖吸虫感染的关键是

　　A. 加强粪便管理

　　B. 加强卫生宣传教育，不生食或半生食溪蟹、蝲蛄

　　C. 禁止随地吐痰

　　D. 治疗患者、捕杀病兽

　　E. 消灭川卷螺

24. 卫氏并殖吸虫病患者的症状有

　　A. 咳嗽、咳痰　　　B. 腹痛、腹泻

　　C. 头痛、癫痫　　　D. 皮下包块

　　E. 以上均是

25. 卫氏并殖吸虫病的病原学诊断为

　　A. 人痰液查成虫

　　B. 粪便查成虫

　　C. 痰液和粪便查虫卵

　　D. 尿液查虫卵

　　E. 十二指肠液查虫卵

26. 关于日本血吸虫形态和结构的描述，正确的是

　　A. 虫体背腹扁平

　　B. 雌雄异体

　　C. 有完整的消化道

　　D. 有两个分支的睾丸

　　E. 口吸盘位于虫体的前端，腹吸盘位于虫体的中部

27. 尾蚴尾部分叉的吸虫为

　　A. 华支睾吸虫　　　B. 布氏姜片吸虫

　　C. 卫氏并殖吸虫　　D. 斯氏狸殖吸虫

　　E. 日本血吸虫

28. 没有卵盖的吸虫卵为

　　A. 日本血吸虫卵　　B. 华支睾吸虫卵

　　C. 卫氏并殖吸虫卵　D. 布氏姜片吸虫卵

　　E. 斯氏狸殖吸虫卵

29. 日本血吸虫的中间宿主为

　　A. 赤豆螺　　　　　B. 扁卷螺

　　C. 川卷螺　　　　　D. 钉螺

　　E. 拟钉螺

30. 以尾蚴为感染阶段的吸虫是

　　A. 华支睾吸虫　　　B. 布氏姜片虫

C. 卫氏并殖吸虫　　D. 斯氏狸殖吸虫

E. 日本血吸虫

31. 日本血吸虫在钉螺体内的发育过程为

　　A. 毛蚴、胞蚴、雷蚴、尾蚴

　　B. 毛蚴、母胞蚴、子胞蚴、尾蚴

　　C. 毛蚴、胞蚴、母雷蚴、子雷蚴、尾蚴

　　D. 毛蚴、胞蚴、雷蚴、尾蚴、囊蚴

　　E. 毛蚴、母胞蚴、子胞蚴、尾蚴、囊蚴

32. 日本血吸虫的保虫宿主是

　　A. 急性血吸虫病患者

　　B. 慢性血吸虫病患者

　　C. 牛、鼠、羊等哺乳动物

　　D. 鸡、鸭等禽类

　　E. 以上均不是

33. 日本血吸虫在人体中移行，需经过以下哪个部位发育为成虫

　　A. 胃　　　　　　　B. 小肠

　　C. 结肠　　　　　　D. 肺

　　E. 横膈

34. 日本血吸虫成虫寄生于人体的

　　A. 肝　　　　　　　B. 小肠

　　C. 肠系膜动脉　　　D. 肠系膜静脉

　　E. 直肠、乙状结肠

35. 日本血吸虫对人的危害主要是由于虫卵

　　A. 机械性阻塞血管

　　B. 作为异物，刺激周围组织发生炎症

　　C. 分泌的可溶性虫卵抗原导致虫卵肉芽肿

　　D. 沉积在组织、器官中压迫周围组织

　　E. 虫卵死亡后造成周围组织的变态反应

36. 日本血吸虫虫卵主要沉积于人体的

　　A. 肝　　　　　　　B. 小肠肠壁

　　C. 膀胱组织　　　　D. 结肠肠壁

　　E. 肝和结肠肠壁

37. 人感染日本血吸虫是由于皮肤接触

　　A. 急性血吸虫病患者的粪便

　　B. 慢性血吸虫病患者的粪便

　　C. 晚期血吸虫病患者的粪便

　　D. 水中的日本血吸虫尾蚴

　　E. 水中的日本血吸虫毛蚴

38. 从日本血吸虫感染人体到粪便中能查到虫卵的时间一般为

　　A. 10 天　　　　　　B. 20 天

C. 30 天　　　　D. 2 个月

E. 半年

39. 日本血吸虫引起人肝硬化为

　A. 淤血性肝硬化　　B. 干线型肝硬化

　C. 胆汁型肝硬化　　D. 门脉性肝硬化

　E. 坏死性肝硬化

40. 日本血吸虫感染人体后产生的免疫力能杀伤再进入体内的

　A. 雌虫　　　　B. 雄虫

　C. 童虫　　　　D. 虫卵

　E. 以上均正确

41. 人感染日本血吸虫产生的免疫为

　A. 带虫免疫　　　B. 伴随免疫

　C. 终身免疫

　D. 缺少有效的保护性免疫

　E. 以上都不是

42. 日本血吸虫的传染源主要为

　A. 急性血吸虫病患者

　B. 病牛

　C. 含尾蚴的水体

　D. 钉螺

　E. 患者和病牛

43. 毛蚴孵化法可用于确诊

　A. 华支睾吸虫病　　B. 卫氏并殖吸虫病

C. 斯氏狸殖吸虫病　　D. 日本血吸虫病

E. 布氏姜片吸虫病

44. 肠黏膜活组织检查可用于确诊

　A. 布氏姜片吸虫病

　B. 日本血吸虫病

　C. 斯氏狸殖吸虫病

　D. 华支睾吸虫病

　E. 卫氏并殖吸虫病

45. 在我国日本血吸虫病主要流行于

　A. 长江流域

　B. 长江流域及其以南地区

　C. 长江流域及其以北地区

　D. 西北部牧区

　E. 东北部地区

46. 日本血吸虫病在我国的流行现状是

　A. 已消灭了血吸虫病

　B. 已达到了基本消灭血吸虫病的标准

　C. 部分地区已基本控制或消灭了血吸虫病，有些地区血吸虫感染有回升趋势

　D. 血吸虫病的发病率逐年上升

　E. 晚期血吸虫病患者明显增多

（王革新）

第24章 绦 虫

📖 学习目标

1. 熟悉链状带绦虫和肥胖带绦虫的形态、生活史、致病性、实验室检查及流行、防治。
2. 了解细粒棘球绦虫和曼氏迭宫绦虫的形态、生活史、致病性、实验室检查及流行、防治。

第1节 链状带绦虫

链状带绦虫（*Taenia solium*）又称猪带绦虫、猪肉绦虫或有钩绦虫。成虫寄生在人的小肠内，引起猪带绦虫病。幼虫称猪囊尾蚴（*Cysticercus cellulosae*），寄生于人或猪的肌肉等组织，引起囊尾蚴病，亦称囊虫病。

一、形 态

（一）成虫

背腹扁平带状，前端较细，向后渐扁阔，乳白色，略透明，长 2～4m，由 700～1000 个节片组成（图 24-1）。头节略呈球形，直径 0.6～1 mm，有 4 个吸盘，顶端具有顶突，其上有大小相间排列的两圈小钩，内圈较大，外圈稍小，有 2～50 个（图 24-2）。颈部纤细。幼节短而宽，生殖器官尚未发育成熟。成节略呈方形，具有成熟的雌雄性生殖器官各 1 套。有睾丸 150～200 个，分布于节片的两侧。卵巢位于节片后 1/3 的中央，分 3 叶，左右侧叶较大，有一中央小叶。卵黄腺位于节片后部中央（图 24-3）。孕节中充满虫卵的子宫向两侧分支，每侧 7～13 支，呈不规则的树枝状。每一孕节内含虫卵 3 万～5 万个（图 24-4）。

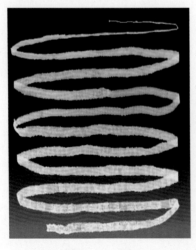

图 24-1 成虫

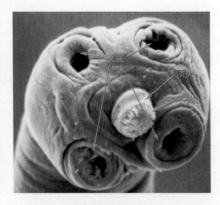

图 24-2 头节

（二）幼虫

亦称猪囊尾蚴，大小为 5mm×（8～10）mm，为椭圆形白色半透明的囊泡，其内充满囊液。囊壁凹入囊内部分形成一米粒大小的白点，为翻卷收缩的头节，其构造与成虫头节相同。

（三）虫卵

近圆形，卵壳薄而透明，易破碎。一般粪检时查到的虫卵为近圆球形，直径 31～43μm，胚膜较厚，棕黄色，具放射状条纹，内含 1 个有 3 对小钩的六钩蚴（图 24-5）。

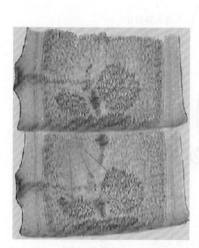 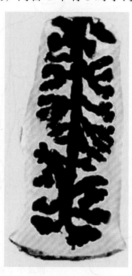 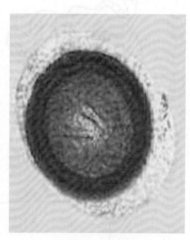

图 24-3　成节　　　　　　图 24-4　孕节　　　　　　图 24-5　绦虫卵

二、生　活　史

人是猪带绦虫的终宿主，猪是中间宿主。人也可作为猪带绦虫的中间宿主。

成虫寄生于人的小肠上段，以头节上的吸盘和小钩附着肠壁。虫体末端的孕节脱落，或孕节挤压破裂后散出的虫卵随粪便排出。孕节或虫卵被猪食入，1～3 天后胚膜破裂，六钩蚴逸出，钻入肠壁进入血管或淋巴管，随血流至猪的全身各处，约经 10 周发育为成熟的囊尾蚴。其在猪体的寄生部位以股内侧肌最为多见，其次为深腰肌、肩胛肌、膈肌和心肌等。含囊尾蚴的猪肉，称为“米猪肉”。猪囊尾蚴在猪体内可存活数年。人若误食含有活囊尾蚴的猪肉，囊尾蚴在小肠消化液及胆汁刺激下翻出头节，附着在肠壁上，经 2～3 个月发育为成虫，并可排孕节或虫卵。成虫寿命可达 25 年（图 24-6）。

人如误食虫卵，六钩蚴也可在人体组织中发育为囊尾蚴。其感染方式有 3 种：①自体内感染，由于肠道的逆蠕动，将脱落在小肠中的孕节反流到胃中，经消化液作用，释放出大量虫卵，造成严重感染；②自体外感染，由于自身有成虫寄生，较易受到自己排出虫卵的污染而感染；③异体感染，食入外界虫卵污染的食物而感染。

案例 24-1

患者，女，50 岁，内蒙古赤峰市农民。1996 年 4 月因走路不稳，时有空踩感来医院就诊。颅脑 MRI 检查发现脑内多发高密度大小不等病变，疑脑转移瘤而收入院。检查：囊虫 ELISA 阳性，诊断为脑囊虫病。无食“米猪肉”史。但其女儿一年来大便中常排出白色节片，该地区有新鲜粪便施肥习惯。经检查其女儿粪便节片为猪带绦虫。

思考题：

1.请分析该患者是怎样得囊虫病的？

2.其女儿肠道中有猪带绦虫寄生，对自身有危害吗？需立即驱虫吗？

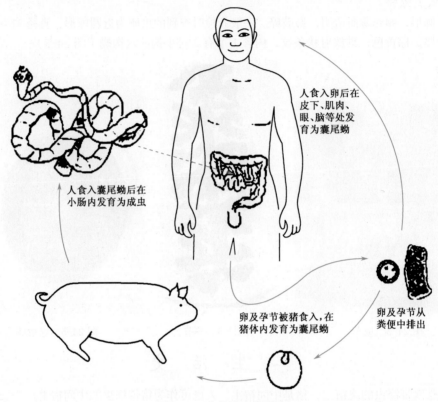

人食入卵后在皮下、肌肉、眼、脑等处发育为囊尾蚴

人食入囊尾蚴后在小肠内发育为成虫

卵及孕节被猪食入，在猪体内发育为囊尾蚴

卵及孕节从粪便中排出

图24-6 猪带绦虫生活史

三、致病性

（一）成虫致病

成虫寄生人体常为1条，也可以有多条寄生。成虫除摄取营养外，主要是其吸盘、小钩对肠黏膜的机械性损伤，虫体毒素、代谢产物的刺激，引起腹痛、腹泻、消化不良、消瘦等消化道和头痛、头晕等神经系统症状，称绦虫病。偶有肠梗阻及因头节穿破肠壁而致腹膜炎等并发症。

（二）幼虫致病

幼虫寄生引起囊尾蚴病或囊虫病，危害甚为严重。囊尾蚴在人体的寄生部位，依常见的顺序分别为皮下组织、肌肉、脑、眼、心、舌、肝和肺等。人囊尾蚴病按寄生部位分为三类。

1.皮下及肌肉囊尾蚴病　此类最常见。囊尾蚴寄生皮下形成圆形或椭圆形结节，蚕豆大小，硬如软骨，无压痛，常出现在头部及躯干部。寄生在肌肉时，可引起局部肌肉酸痛、发胀。

2.脑囊尾蚴病　危害最严重。其症状复杂多样，可终生无任何症状，也可极为严重或突然死亡。通常病程缓慢，以癫痫、颅内压增高、精神障碍为临床三大症状，以癫痫发作最为常见。

3. 眼囊尾蚴病　囊尾蚴多数寄生于眼球深部玻璃体及视网膜下。症状轻微者仅出现视力障碍。若囊尾蚴死亡崩解，则产生强烈刺激，引起视网膜炎、脉络膜炎或细菌性眼内炎、视网膜剥离等甚至失明。

四、实验室检查

（一）猪带绦虫病的诊断

用直接观察法、压片法或注射法观察孕节子宫分支数即可确诊；各种粪检方法查虫卵，但只能诊断为带绦虫卵，不能确定虫种。

（二）囊尾蚴病的诊断

检查方法视囊尾蚴寄生部位不同而异。皮下及浅表部位的囊尾蚴结节，可采用手术活检；眼囊尾蚴可用检眼镜检查；脑和深部组织的囊尾蚴，可用X线、CT、MRI等影像技术检查。囊尾蚴病患者产生的抗体与从猪囊尾蚴取得的无菌囊液制成抗原进行免疫血清学试验，也有助于囊尾蚴病的诊断。

五、流行情况与防治原则

（一）流行情况

猪带绦虫病在全世界分布很广，主要流行于欧洲、中美洲及印度等。我国主要分布于东北、西北和广西、云南等省、自治区。其感染率有上升趋势。造成流行的因素有散放养猪，"连茅圈"，人随地大便，均增加了猪吃人粪的机会，造成猪的感染。其次是食肉习惯及烹调方法不良，如某些地区食生肉或半生肉的习俗；烹炒不够，生熟砧板不分，造成传播。

案例 24-1 提示

1. 食未熟的猪肉及生熟砧板不分，致囊尾蚴头节污染食物，是造成感染的重要原因。

2. 用新鲜人粪施肥，猪带绦虫节片或虫卵污染环境。或因卫生习惯不良，外界虫卵和自身虫卵沾在手指及指甲缝中，以致误食虫卵；也可由自身体内感染所致，肠内有猪带绦虫成虫寄生，肠道逆蠕动时，脱落的孕节和虫卵可入上消化道，经消化作用，六钩蚴孵出而造成感染。较严重的病例多因自身体内感染所致。

3. 应立即彻底地为其女儿驱虫。

（二）防治原则

防治猪带绦虫病和囊尾蚴病，应采取驱、管、检的综合性防治措施。

1. 加强卫生宣传　不吃生肉或半生肉。切生肉、熟肉或蔬菜的刀和砧板要分开。注意个人卫生和饮食卫生，饭前便后要洗手。如有节片排出，应尽早驱虫，防止自体感染囊尾蚴病。

2. 改善养猪方法　改进养猪方法与条件，将厕所与猪圈分开，建圈养猪。

3. 加强肉食检疫和处理　严格肉类检验，严禁出售"米猪肉"。

4. 治疗患者　吡喹酮、阿苯哒唑对绦虫病和囊尾蚴病均有较好疗效。槟榔、南瓜子驱虫，在泻药硫酸镁协同下，可驱除绦虫。

第2节　肥胖带绦虫

肥胖带绦虫（*Taenia saginata*）亦称牛带绦虫、牛肉绦虫或无钩绦虫。成虫寄生在人体小肠内，可引起牛带绦虫病。

一、形　　态

形态与猪带绦虫相似（图24-7），主要区别点见表24-1。

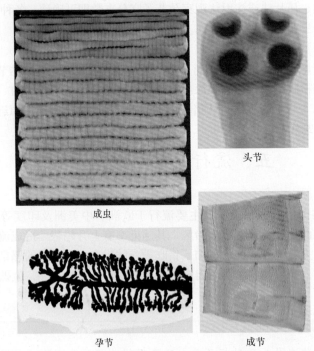

成虫

头节

孕节

成节

图 24-7　牛带绦虫

表 24-1　两种带绦虫主要形态区别

区别点	猪带绦虫	牛带绦虫
体长	2～4m	4～8m
节片	700～1000 节，较薄，较透明	1000～2000 节，较肥厚，不透明
头节	球形，具顶突和 2 圈小钩，20～50 个	略呈方形，无顶突和小钩
成节	卵巢分 3 叶	卵巢分 2 叶
孕节	子宫分支不整齐，每侧 7～13 支	子宫分支整齐，每侧 15～30 支
囊尾蚴	头节具顶突和小钩	头节无顶突和小钩

虫卵：与猪带绦虫卵形态相似，不易鉴别。统称带绦虫卵。

二、生　活　史

人是牛带绦虫的唯一终宿主。成虫寄生在人体小肠中，以吸盘吸附于小肠黏膜上，虫体末端孕节脱落，随粪便排出体外。脱落的孕节具有明显的活动能力，也可主动从肛门逸出。孕节和虫卵污染草地和水源，如被牛食入，卵内六钩蚴在小肠内孵出，钻入肠壁，随血液循环到牛体各部，经 60～70 天发育为牛囊尾蚴。人吃了生的或半生的含囊尾蚴的牛肉而感染，经 8～10 周发育为成虫。成虫寿命可达 20 年以上。

三、致　病　性

人对牛囊尾蚴有自然免疫力，几乎没有牛带绦虫致人体囊尾蚴病的报道。寄生人体的成虫多为 1 条，严重感染者可达 7～8 条或更多。患者一般无明显症状，有时出现腹部不适、消化不良、腹泻等症状。由于孕节常主动逸出肛门，能引起患者肛门及会阴部的瘙痒感。偶有肠梗阻或阑尾炎等并发症。

四、实验室检查

根据"排虫史"，检查孕节子宫分支即可确诊；采用肛门拭子法或透明胶纸法，可提高检获虫卵率。

五、流行情况与防治原则

牛带绦虫呈世界性分布，以牧区或以牛肉为主要肉食的民族地区为主。在我国新疆、内蒙古、西藏、云南、四川、广西、贵州、甘肃及台湾的一些地区有地方性流行。主要与当地居民生食牛肉的习惯有关。

防治原则与猪带绦虫基本相同。

第3节　其他绦虫

一、细粒棘球绦虫

细粒棘球绦虫（*Echinococus granulosus*）又称包生绦虫。成虫寄生在犬科动物的肠腔内，幼虫称为棘球蚴，寄生于人体或牛、羊等多种食草家畜的组织内，导致一种严重的人兽共患病，称棘球蚴病或包虫病。

（一）形态

1. 成虫　体长仅 2～7mm，分头节、幼节、成节与孕节。头节有顶突、小钩及 4 个吸盘。孕节较长，子宫内含 200～800 个虫卵（图 24-8）。

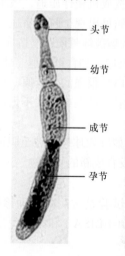
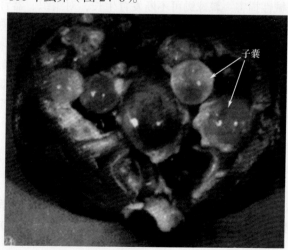

图 24-8　细粒棘球绦虫成虫及棘球蚴

2. 虫卵　与带绦虫卵相似，不易区别。

3. 棘球蚴　呈圆形囊状体，直径从数毫米至几十厘米不等。囊壁分两层：外层为角皮层，乳白色，厚约 1mm，无细胞结构，脆弱易碎；内层为胚层，又称生发层，厚约 20μm。囊腔内充满囊液（棘球蚴液），内含多种蛋白质，可诱发机体发生超敏反应。由胚层向内长出许多原头节和生发囊，生发囊内含多个原头节。生发囊进一步发育形成子囊。子囊内又可长出原头节、生发囊和孙囊。有的棘球蚴内无原头节、生发囊等，称不育囊。原头蚴、生发囊和子囊，可从囊壁上脱落，悬浮在囊液中，称棘球蚴砂（图 24-8）。

（二）生活史

成虫寄生于终宿主犬科动物如犬、狼等动物的小肠中，脱落的孕节和虫卵随粪便排出体外，污染牧草、水源及周围环境，被中间宿主牛、羊、骆驼等动物食入后，虫卵在其肠内孵出六钩蚴，六钩蚴钻入肠壁，随血流到达肝或其他脏器，约经 5 个月发育为棘球蚴。当含有棘球蚴的内脏被终宿主吞食后，囊内原头蚴散出，在终宿主小肠内发育为成虫。若人误食虫卵亦发育为棘球蚴，引起棘球蚴病。

案例 24-2

患者，男，26 岁，牧民。因持续性咳嗽、间断咯血，有时痰中带膜状物而就医。胸部 X 线片显示：右下肺见 8.0cm×6.0cm 阴影，边缘光滑，密度均匀一致，未见浸润性病灶。皮内试验、ELISA 均阳性。诊断为肺棘球蚴病，行右下肺切除术，同时配合药物治疗，痊愈出院。

思考题：

1. 此寄生虫病流行的主要因素有哪些？

2. 应如何预防？

（三）致病性

棘球蚴寄生人体引起棘球蚴病或称包虫病。危害程度取决于棘球蚴大小、数量及寄生时间和部位。棘球蚴可寄生在人体各个部位，肝内最多（69.9%），其次为肺（19.3%），还可寄生在腹腔、脑、脾、盆腔、肾、胸腔、骨、肌肉及皮下等部位。棘球蚴病的临床表现有：

1. 机械性损害　棘球蚴可不断发育生长，对组织、器官造成机械性压迫，致组织细胞萎缩、坏死。肝棘球蚴病可出现肝区痛、肝肿大；肺棘球蚴病可出现干咳、咯血、呼吸急促、胸痛；颅棘球蚴病可出现头痛、呕吐甚至癫痫；骨棘球蚴病破坏骨质，易造成骨折。

2. 毒性作用与超敏反应　若棘球蚴囊液溢出可引起中毒反应，如食欲减退、体重减轻、消瘦、儿童发育障碍，严重可出现恶病质；棘球蚴囊液蛋白是很强的变应原，可导致 I 型超敏反应，引起荨麻疹、嗜酸粒细胞增多等过敏反应。若囊壁破裂或手术不慎使囊液多量流出可导致过敏性休克甚至死亡。

3. 继发性棘球蚴病　棘球蚴囊破裂，发生继发性感染，如肝棘球蚴囊破至胆道，可导致急性炎症和阻塞；还可发生类似于癌细胞的转移性种植，发育成新的棘球蚴。

（四）实验室检查

棘球蚴寄生在组织内，病原学诊断困难。目前免疫学试验是常用的辅助诊断方法，主要有间接血凝试验（IHA）、斑点酶联免疫吸附试验（Dot-ELISA）和酶联免疫吸附试验等。

（五）流行情况

细粒棘球绦虫呈世界性分布。我国是世界上棘球蚴病流行最严重的国家之一。主要分布于西部、西北部和北部广大农牧区。造成流行的主要因素有：①虫卵污染环境。牧区病犬粪便污染草原及水源，使人畜受感染。②人畜接触密切。③病畜内脏喂犬，促成犬的感染。

（六）防治原则

做好卫生宣传教育工作，加强犬的管理，严格合理处理病畜及其内脏，不用其喂犬，应深埋或焚烧。

案例 24-2 提示

1. 虫卵污染环境，牧区病犬粪便污染草原及水源，使人畜受感染；人畜接触密切；病畜内脏喂犬，促成犬的感染。

2. 讲究卫生；加强犬的管理；严格合理处理病畜及其内脏，不用其喂犬，应深埋或焚烧。

对患者采取手术治疗。对不宜手术者，可服用阿苯达唑、吡喹酮或甲苯咪唑。近年来，WHO推荐使用PAIR疗法，即在B超引导下穿刺棘球蚴囊，抽取囊液，灌注固定液（95%乙醇）、再抽取囊液，配合化疗，疗效显著。

案例 24-3

患者，女，农民。1998 年 12 月因右侧大腿发现一个指头大小的肿块到医院就诊。病史：有用生青蛙肉捣烂敷贴伤口的习惯和病史。体检：右侧大腿内侧皮肤红肿并隆起一个 2cm×2cm 的肿块，边缘清楚，质中，轻度压痛。拟诊：右大腿肿物病因待查。手术：局部麻醉后切开皮肤行肿物离体摘除。切除的肿物经剖开发现一条乳白色会蠕动的虫体，长 19.8mm，宽 2mm，虫体扁平呈链状，在生理盐水中能不断伸缩活动。

思考题：

1. 患者感染了哪种寄生虫？

2. 确诊依据是什么？

二、曼氏迭宫绦虫

曼氏迭宫绦虫（*Spirometra mansoni*）又称孟氏裂头绦虫。成虫主要寄生于猫科动物的小肠，偶然寄生于人体。其幼虫裂头蚴可寄生人体引起裂头蚴病。

（一）形态

1. 成虫　长 60～100cm，宽 0.5～0.6cm。头节呈指状，背腹各具一纵行吸槽。链体的节片约 1000 个（图 24-9）。

2. 虫卵　长椭圆形，浅灰褐色，大小（52～76）μm×（31～44）μm，两端稍尖，有卵盖，壳较薄，内含一个卵细胞和多个卵黄细胞（图 24-9）。

3. 裂头蚴　体窄长，呈带状，约 300mm×0.7mm，但长度相差可以很大，白色。头端膨大，头节与成虫相似，但无吸槽，体不分节，但体表有横纹。末端钝圆（图 24-9）。

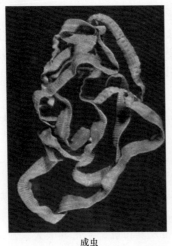
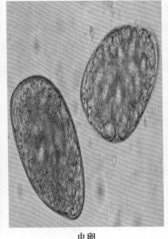
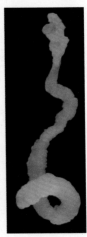

成虫　　　　　　　　　　　　虫卵　　　　　　　　　　　裂头蚴

图 24-9　曼氏迭宫绦虫

（二）生活史

成虫寄生在猫、犬、虎、豹等食肉动物的小肠，偶然寄生于人体。虫卵随粪便排出，进入水中发育，经 3~5 周孵出圆或椭圆形的钩球蚴（其直径为 80~90μm），外被纤毛。如被第一中间宿主剑水蚤吞食后，在其血腔内发育为原尾蚴。原尾蚴呈长椭圆形，大小为 260μm×（44~100）μm。含原尾蚴的剑水蚤被第二中间宿主蝌蚪吞食，在蝌蚪体内发育为裂头蚴。当蝌蚪发育成蛙时，裂头蚴移居到蛙的肌肉内，以腿部最多。当受染的蛙被转续宿主蛇、鸟、兽及猪等吞食后，裂头蚴穿过该动物的肠壁进入腹腔，移行至身体各部，仍停在裂头蚴阶段。终宿主如食入有裂头蚴的第二中间宿主或转续宿主，裂头蚴在小肠内约经 3 周可发育为成虫。人体可感染裂头蚴引起裂头蚴病，也可有曼氏迭宫绦虫成虫寄生，引起曼氏迭宫绦虫病。

（三）致病性

成虫在人体寄生时间短、致病力弱，一般无明显症状。有时可出现恶心、呕吐、腹部不适等消化道症状。

裂头蚴寄生人体，引起裂头蚴病，其危害远较成虫为大。常侵入人眼、四肢躯干皮下、口腔颌面部和内脏等。被损伤组织常呈现炎症反应，形成嗜酸性脓肿及肉芽肿。

（四）实验室检查

成虫感染者，可从粪便中检查到虫卵。裂头蚴病应从肿块处做活体组织检查以确诊。采用CT等影像技术有助于诊断。用裂头蚴抗原作皮内试验常可获满意结果。

案例 24-3 提示

1. 根据肿块组织活检查获到裂头蚴而确诊。

2. 不用生蛙肉敷贴伤口（蛙是曼氏迭宫绦虫的第二中间宿主），不食生的或未熟的蛙、蛇肉（蛇为转续宿主），不饮生水（水中的剑水蚤是第一中间宿主）以防受染。

（五）流行情况

曼氏迭宫绦虫分布很广，但成虫在人体感染并不多见。国内至今有近 20 多例报告。曼氏裂头蚴病多见于东亚和东南亚各国。我国已有数千例报告，已达 21 个省、市、自治区。

裂头蚴病的感染方式有以下三种。

1. 局部贴敷生蛙肉或蛙皮　广东、福建等地用生蛙肉敷贴在伤口或肿块上，蛙肉中的裂头蚴可自伤口或正常的皮肤、黏膜侵入组织。

2. 吞食生的或未熟的蛙、蛇肉　民间有吞食活蝌蚪治疗疔疮的习俗，或喜食未熟的蛙、蛇肉，导致裂头蚴穿过肠壁，进入腹腔，并移行身体各部。

3. 误食受感染的剑水蚤　饮生水或游泳时误吞塘水中的受染剑水蚤而感染。原尾蚴直接经破损黏膜、皮肤侵入感染。

（六）防治原则

加强卫生宣传教育，不用生蛙肉敷贴伤口，不食生的或未熟的蛙、蛇肉，不饮生水以防受染。裂头蚴病主要以手术摘除虫体，或用40%乙醇、2%普鲁卡因2~4ml局部封闭杀虫。对内脏及不宜手术的裂头蚴病采用吡喹酮及阿苯达唑治疗。

小　结

猪带绦虫的中间宿主是猪或人，终宿主是人，经口感染，引起猪带绦虫病和囊尾蚴病。人只是牛带绦虫的终宿主，只引起牛带绦虫病。包生绦虫的终宿主为犬科动物，人是其中间宿主，引起棘球蚴病。曼氏迭宫绦虫成虫主要寄生于猫科动物的小肠，其幼虫裂头蚴寄生于人体引起裂头蚴病。

目 标 检 测

A₁ 型题

1. 猪带绦虫的感染阶段为
  A. 虫卵
  B. 囊尾蚴
  C. 囊蚴
  D. 虫卵与囊尾蚴
  E. 丝状蚴

2. 猪肉绦虫比牛肉绦虫对人体危害大是因为
  A. 猪肉绦虫寄生数量多
  B. 猪肉绦虫的囊尾蚴寄生于人体
  C. 猪肉绦虫的毒性作用大
  D. 猪肉绦虫头节上有小钩和顶突
  E. 以上都对

3. 确诊猪带绦虫病的诊断方法为
  A. 饱和盐水漂浮法查虫卵
  B. 粪便直接涂片法查虫卵
  C. 检获粪便中的孕节，观察子宫侧支数
  D. DNA探针
  E. 以上均不是

4. 猪带绦虫的终宿主为
  A. 牛
  B. 骆驼
  C. 羊
  D. 人
  E. 鸡

5. 猪带绦虫对人体危害严重的是
  A. 成虫
  B. 虫卵
  C. 囊尾蚴
  D. 六钩蚴
  E. 代谢产物

6. 肥胖带绦虫的感染期是
  A. 囊尾蚴
  B. 似囊尾蚴
  C. 虫卵
  D. 棘球蚴
  E. 成虫

（尹晓燕）

第25章 医学原虫

📖 学习目标

1. 掌握医学原虫的寄生部位、感染阶段和感染途径。
2. 熟悉常见医学原虫与诊断有关的形态、致病性及常用检查方法。
3. 了解常见医学原虫的流行情况及防治原则。

　　原虫（protozoa）为真核单细胞原生动物，其形态学结构类似于高等动物的一个细胞（由细胞膜、细胞质、细胞核三部分组成），生理学上具备多细胞动物完整的生理功能（运动、营养、代谢、分泌、排泄、生殖等）。种类多，分布广，其中，寄生于人体的致病性原虫以及与人体处于共栖状态的非致病性原虫统称为医学原虫，达40余种。原虫生活史中具有运动、摄食和生殖能力的发育阶段称为滋养体（trophozoite），通常与原虫的致病有关，当生活史中出现条件不利时分泌囊壁，形成不活动的包囊（cyst）或卵囊（oocyst），常为原虫的感染阶段。根据原虫运动细胞器的类型和生殖方式，可将原虫分为叶足虫（如溶组织内阿米巴）、鞭毛虫（如蓝氏贾第鞭毛虫）、孢子虫（如疟原虫）和纤毛虫（如结肠小袋纤毛虫）四大类。

第1节 疟原虫

　　疟原虫（Plasmodium）是引起疟疾（malaria）的病原体。寄生于人体的疟原虫有4种，即间日疟原虫（P. vivax）、恶性疟原虫（P. falciparum）、三日疟原虫（P. malariae）和卵形疟原虫（P. ovale）。在我国主要有间日疟原虫和恶性疟原虫，其他两种均少见。

一、形　　态

　　四种疟原虫在人体肝细胞和红细胞内生长发育各期的形态结构基本相似。用血片经瑞氏染色或吉姆萨染色后，疟原虫细胞核呈紫红色，细胞质呈蓝色，疟色素呈棕褐色。下面以间日疟原虫为例介绍疟原虫红细胞内期的形态结构。

（一）滋养体

　　滋养体（trophozoite）为疟原虫在红细胞内摄食和生长发育的阶段。按发育先后，滋养体有早、晚期之分。早期滋养体胞质少，胞核小，中间有空泡，虫体多呈环状，又称为环状体，也称小滋养体。此期被虫体寄生的红细胞没有明显改变。以后虫体长大，胞核增大，胞质增多，有时伸出伪足，胞质中开始出现疟色素，被寄生的红细胞体积增大，并出现红色、细小的薛氏小点，此期称为晚期滋养体，也称为大滋养体（图25-1）。

（二）裂殖体

　　晚期滋养体发育成熟，核开始分裂后即称为裂殖体（schizont）。早期虫体仅有核的分裂，胞质未分裂称为未成熟裂殖体；晚期胞核通过反复分裂，达到12～24个，同时胞质也随之分裂并包裹每一个核，形成 12～24 个裂殖子，疟色素集中成团，称为晚期裂殖体。此时受染红细胞明显胀大、色淡，可见薛氏小点（图 25-2）。

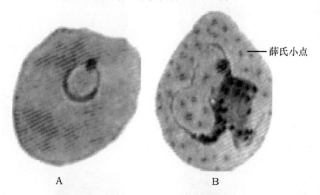

图 25-1　早期滋养体（A）和晚期滋养体（B）

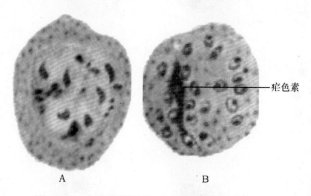

图 25-2　未成熟裂殖体（A）和成熟裂殖体（B）

（三）配子体

疟原虫经过数次裂体增殖后，部分裂殖体侵入红细胞后不再进行裂体增殖而发育为雌、雄配子体（gametocyte）。雌配子体虫体较大，核小而致密，深红色，偏于一侧，胞质致密，深蓝色，疟色素分散且多而粗大；雄配子体虫体较小，核大而疏松，淡红色，位于中央，胞质稀薄，淡蓝色，疟色素分散且少而细小。被寄生的红细胞均胀大、色淡，有薛氏小点（图 25-3）。

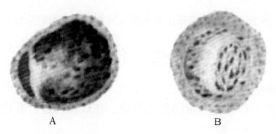

图 25-3　雌配子体（A）和雄配子体（B）

四种疟原虫红细胞内期的形态结构比较见图 25-4。

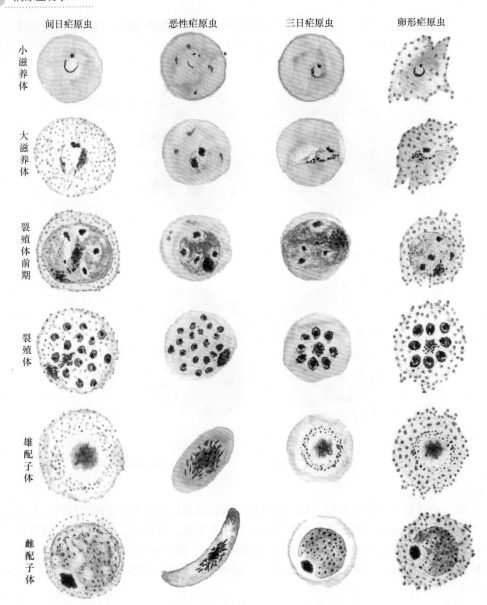

图 25-4　四种疟原虫形态图（薄血膜，吉姆萨染色）

二、生　活　史

寄生于人体的 4 种疟原虫的生活史基本相同，都需要人和按蚊两个宿主。在人体内进行无性增殖（裂体增殖）和有性生殖的初期阶段，在蚊体内进行有性生殖（配子生殖）与孢子增殖（图 25-5）。

（一）在人体内的发育

疟原虫在人体内的发育增殖分成两个阶段，即肝细胞内发育和红细胞内发育。

1. 红细胞外期（肝细胞内期）　带有成熟子孢子（sporozoite）的雌性按蚊刺吸人血时，子孢子随唾液进入人体，大约 30 分钟后随血流侵入肝细胞，在肝细胞内进行裂体增殖，形成成熟的红外期裂殖体，其内含有的大量裂殖子胀破肝细胞后释出，一部分裂殖子被巨噬细胞吞噬，其余部分侵入红细胞，开始红细胞内期的发育。间日疟原虫完成红细胞外期的时间约 8 天，恶性疟原虫约 6 天，卵形疟原虫为 9 天，三日疟原虫为 11~12 天。

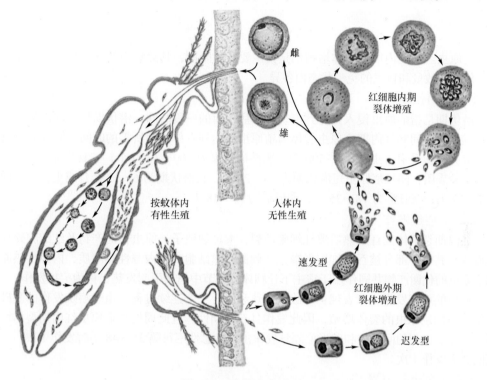

图 25-5 疟原虫生活史

目前一般认为间日疟原虫和卵形疟原虫的子孢子有两种不同的遗传学上的类型，即速发型子孢子（tachy sporozoites，TS）和迟发型子孢子（brady sporozoites，BS）。当子孢子进入肝细胞后，速发型子孢子继续发育完成红细胞外期的裂体增殖，迟发型子孢子则视虫株的不同，需经过一段长或短（数月至年余）的休眠期后，才能完成红外期的裂体增殖，从而引起疟疾复发。经休眠期的子孢子称为休眠子。恶性疟原虫和三日疟原虫无休眠子。

2. 红细胞内期 红细胞外期的裂殖子从肝细胞释放出来，进入血流后很快侵入红细胞。侵入红细胞的裂殖子先形成环状体，然后发育为大滋养体、未成熟裂殖体、成熟裂殖体。成熟裂殖体含有 12~24 个裂殖子，裂殖子运动胀破红细胞释出，其中一部分被巨噬细胞吞噬，其余再侵入其他正常红细胞，重复其裂体增殖过程。完成一代红细胞内裂体增殖的时间，间日疟原虫和卵形疟原虫约需 48 小时，恶性疟原虫需 36~48 小时，三日疟原虫约需 72 小时。由于恶性疟原虫的晚期滋养体和裂殖体的发育部位是微血管、血窦或其他血流缓慢处，故这两个时期在外周血液中一般不易见到。

疟原虫经几代红细胞内期裂体增殖后，部分裂殖子侵入红细胞后不再进行裂体增殖，而是发育成为雌、雄配子体。配子体若没有进入蚊体内继续发育，经 30~60 天即可衰老变性而被清除。

（二）在按蚊体内发育

当雌性按蚊刺吸患者或带虫者的血液时，含有各期原虫的红细胞随血液进入蚊胃内，雌配子体发育成雌配子，雄配子体经过出丝现象形成 4~8 个雄配子，其余各期均被消化。雌、雄配子结合形成合子，完成配子生殖。继而合子发育为动合子，穿过蚊胃壁上皮细胞或其间隙，到达蚊胃基膜下形成卵囊。囊内的核和胞质多次分裂进行孢子生殖，形成成千上万个子孢子。子孢子成熟后胀破卵囊或从卵囊逸出，随血淋巴进入蚊唾液腺。子孢子是疟原虫的感染阶段。当蚊再次叮咬人体时，子孢子随蚊唾液进入人体，重新开始在人体内的发育。

三、致　病　性

疟原虫红细胞内期的裂体增殖期是其主要致病阶段，其致病力的强弱程度随虫种、虫株、侵入的数量和宿主的免疫状态而各异。

（一）潜伏期

潜伏期是指疟原虫侵入人体到出现临床症状前的一段时间，潜伏期长短取决于红外期发育成熟的时间和红内期疟原虫裂体增殖原虫数到发作阈值所需的时间。间日疟原虫发热阈值为每微升血含虫数 10～500 个，恶性疟原虫为 500～1300 个，三日疟原虫约为 140 个。实验表明：间日疟原虫短潜伏期为 13～25 天，长潜伏期为 6～12 个月或更长；恶性疟为 7～27 天；三日疟为 18～35 天；卵形疟为 16～18 天。

（二）疟疾发作

红内期裂殖体发育成熟后致红细胞破裂，大量裂殖子、原虫代谢产物及红细胞碎片进入血流，其中一部分被吞噬细胞吞噬，并刺激吞噬细胞产生内源性热原质，内源性热原质和疟原虫的代谢产物共同作用于宿主下丘脑体温调节中枢，引起发热，称为疟疾发作。

典型的疟疾发作临床表现：寒战、高热和出汗三个连续过程。由于疟疾发作的基础是红细胞内期疟原虫的裂体增殖，因此发作具有周期性，且此周期与疟原虫红内期裂体增殖周期一致。典型的间日疟和卵形疟隔日发作 1 次，恶性疟每隔 36～48 小时发作 1 次，三日疟隔 2 天发作 1 次。

（三）再燃与复发

疟疾初发后，残存的红内期疟原虫在一定条件下重新大量增殖再次引起疟疾发作，称为再燃（recrudescence）。再燃与宿主免疫力下降和疟原虫的抗原变异有关。疟疾复发（relapse）指红内期疟原虫被完全消灭，没有再感染，而又出现疟疾发作，称为复发。复发与肝细胞内的休眠子复苏有着密切关系。间日疟和卵形疟既有再燃又有复发，恶性疟和三日疟因无休眠子，故只有再燃，没有复发。

（四）贫血

贫血是疟疾患者常见的症状。数次发作后出现贫血，以恶性疟为甚。贫血的原因除疟原虫直接破坏红细胞外，还与下列因素有关：①脾功能亢进，破坏正常红细胞；②自身免疫性病理损害，通过Ⅱ型超敏反应使红细胞遭到破坏；③机体产生高浓度的TNF-α时，骨髓红细胞生成受到抑制。

（五）脾肿大

脾肿大是由疟原虫及代谢产物的刺激使脾充血和单核巨噬细胞增生所致。

（六）凶险型疟疾

凶险型疟疾多见于幼儿和无免疫力的成人。本病临床特点：病情来势凶猛，患者表现为剧烈头痛、高热、抽搐、惊厥、昏迷、恶性贫血、肾衰竭等症状。关于凶险型疟疾的发病机制尚未明了，可能与阻塞性学说和细胞因子学说有着密切关系。

案例 25-1

患者，男，28 岁。自 9 月上旬出现间断性发热，体温最高达 41℃，发热前有明显的寒战，伴咳嗽、鼻塞、咽痛。在当地医院诊断为"感冒"，给予布洛芬、银翘解毒片及头孢三嗪等药物治疗，无缓解，收治入院。询问病史，患者在发病前曾在尼日利亚务工 3 个月。入院后体检：体温 40℃，脉搏 109 次／分，呼吸 20 次／分，血压 105/70mmHg。意识清，精神差，全身皮肤及黏膜无黄染，心肺听诊无异常，肝肋下未触及，脾肋下 3cm 可触及，质中等，无压痛。实验室检查：红细胞 3.5×10^{12}/L，白细胞 3.9×10^9/L，血小板 39×10^9/L。血培养和肥达反应均阴性。腹部 B 超提示：肝脏回声正常、脾大。经血涂片检查 3 次均查到恶性疟原虫，初步诊断为疟疾，经氯喹治疗后痊愈。随访 2 个月无复发。

思考题：

1. 患者出现发热的原因是什么？

2. 为什么患者会出现脾肿大？

四、免 疫 性

当疟疾患者临床发作停止后，体内疟原虫未被清除，而维持在低水平，但对再感染具有一定的免疫力，这种免疫状态称为带虫免疫（premunition）。部分原虫具有逃避宿主免疫效应的能力。这种现象称为免疫逃避（immune evasion）。免疫逃避机制十分复杂，与以下几方面因素有关：①寄居部位隔离；②抗原变异与抗原多态性；③改变宿主的免疫应答等。

五、实验室检查

（一）病原学诊断

从外周血中检出疟原虫是确诊疟疾最可靠的依据。最常用的方法是厚、薄血膜染色镜检法。常规检查方法是在一张玻片上同时制作厚、薄血膜，在厚血膜中查到虫体后在薄血膜中鉴别虫种。

（二）免疫学诊断

免疫学诊断可作为疟疾的辅助诊断。一般用于疟疾的流行病学调查、防治效果评估和输血对象的筛选。常用的方法有免疫荧光试验、间接血凝试验和酶联免疫吸附试验等。

（三）基因诊断

核酸探针、PCR 技术已用于疟疾的分子诊断，其特点是高敏感性和特异性。

六、流 行 情 况

（一）流行概况

疟疾呈世界性分布，疟疾流行已遍及全球 90 多个国家和地区，约 5 亿多人感染了疟疾，仅非洲每年死于疟疾的儿童高达数百万。我国地处温带和亚热带，流行最广的是间日疟，其次是恶性疟。海南、云南、贵州、广西等省（自治区、直辖市）为主要流行区。

（二）流行因素

1. 流行环节

（1）传染源：外周血中带有雌、雄配子体的患者和带虫者是疟疾的传染源。

（2）传播媒介：按蚊是疟疾的传播媒介，我国常见的有大陆平原地区的中华按蚊、山区的微小按蚊、嗜人按蚊和海南的大劣按蚊。

（3）易感人群：人群对疟原虫普遍易感，以儿童为甚。

2. 自然因素　适宜的温度和雨量有利于按蚊的孳生和疟原虫在其体内的发育。

3. 社会因素　社会经济水平、生活习惯、卫生条件、人口流动及医疗保健等因素对疟疾的流行和控制均产生影响。

七、防治原则

（一）控制传染源

治疗现症患者、复发者和带虫者。常用氯喹，同时加服伯氨喹。对抗氯喹的恶性疟，可采用联合用药：咯萘啶、磺胺多辛、乙胺嘧啶、青蒿素。

（二）消灭传播媒介

结合农业生产结构调整和环境卫生综合治理，采取多种措施灭蚊。

考点提示：
疟疾发作与
疟原虫生活
史的关系

（三）保护健康人群

采取预防服药，使用蚊帐或纱窗、纱门等，防止健康人群感染疟疾。

第2节　溶组织内阿米巴

溶组织内阿米巴（*Entamoeba histolytica*）也称为痢疾阿米巴，主要寄生于人体的结肠，引起阿米巴痢疾（也称肠阿米巴病）；也可引起肠外阿米巴病。

一、形　　态

溶组织内阿米巴的生活史中包括滋养体和包囊两个发育阶段。

（一）滋养体

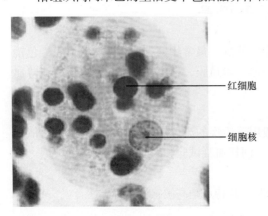

图 25-6　溶组织内阿米巴滋养体

溶组织内阿米巴滋养体的大小为12～60μm，可借助伪足做单一定向运动，外质透明，内质富含颗粒，具有一个直径4～7μm的泡状核，其核周染色质粒大小一致，沿核膜边缘呈单层均匀分布，核仁小，常居中。从有症状的患者组织中分离出的滋养体其内质中常常含有摄入的红细胞，有时也可见到白细胞和细菌，这是溶组织阿米巴与其他肠道阿米巴的重要鉴别依据（图 25-6）。

图中标注：红细胞、细胞核

（二）包囊

包囊是滋养体在肠腔中形成的。包囊呈圆球形，直径为10～20μm，外有光滑囊壁，核为泡状核，与滋养体的结构相似但略小，有1～4个。单核和双核包囊为未成熟包囊，囊内含有营养储存物糖原泡和拟染色体；四核包囊为成熟包囊，是溶组织阿米巴的感染阶段，糖原泡与拟染色体均消失（图 25-7）。

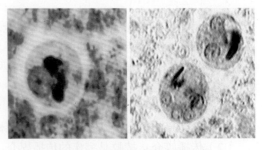

图 25-7　溶组织内阿米巴包囊

二、生　活　史

溶组织内阿米巴主要寄生于人，偶尔可寄生于猫、犬、鼠。四核包囊是感染阶段，人因食入被四核包囊污染的食物和饮水而感染。包囊行至回肠末端或结肠，在消化液作用下，虫体脱囊而出形成 4 核的滋养体，并很快分裂为 4 个单核的滋养体，迅速再分裂为 8 个滋养体。滋养体寄生于肠壁组织，以细菌、肠黏液和半消化食物为营养，以二分裂法增殖。在滋养体沿肠腔下移的过程中，由于水分和营养物质的减少，虫体变圆，形成包囊前期，随后分泌囊壁，形成包囊，随粪便排出体外。未成熟包囊排出后仍可继续发育为成熟包囊，包囊在外界潮湿的环境中可存活并保持感染性数日至 1 个月。

当宿主免疫力降低、肠功能紊乱或肠壁受损时，寄生于肠腔中的滋养体可侵入肠黏膜，吞噬红细胞，破坏肠壁，引起肠壁溃疡，病变部位以回盲部多见。此时滋养体可随坏死组织落入肠腔，随粪便排出体外，宿主可出现阿米巴痢疾的症状。但滋养体在外界环境中仅能短时间存活，不具备感染性。侵入肠壁的滋养体也可随血流进入肝、肺、脑等其他组织器官，引起肠外阿米巴病（图 25-8）。

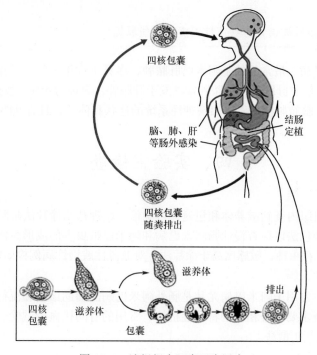

图 25-8 溶组织内阿米巴生活史

三、致 病 性

（一）致病机制

溶组织内阿米巴先通过凝集素吸附于宿主靶细胞上，再分泌穿孔素和半胱氨酸蛋白酶破坏靶细胞膜的糖蛋白膜，引起肠阿米巴病腹泻与血便和肠外阿米巴病的脓肿。另外，滋养体的外部环境也可影响其毒力，如某些 G^- 菌可增强滋养体的毒力。

滋养体对肠壁的损害，是由局部肠黏膜损伤和黏膜下小脓肿，逐渐发展为黏膜下层液化坏死灶，形成口小底大的烧瓶样溃疡，严重者溃疡可深达肌层。如果溃疡穿破肌层直至浆膜，也可穿破肠壁，造成局限性腹腔脓肿或弥漫性腹膜炎。在肠壁的滋养体一旦进入血液或直接扩散，引起继发性阿米巴肝脓肿。滋养体也可经血液或直接经横膈向胸腔穿破入肺而致肺脓肿；侵入纵隔、心包甚至脑等部位均可引起局部脓肿。

（二）临床表现

1. 肠阿米巴病　多发于盲肠和升结肠，也可累及直肠、乙状结肠和阑尾，可分为急性或慢性。急性期的表现从轻度、间歇性腹泻到暴发性、致死性痢疾不等。典型的急性阿米巴痢疾表现为腹痛、腹泻、里急后重，粪便呈果酱色，伴有出血和黏液，有浓烈的腥臭味。慢性期可持续 1~5 年，表现为间歇性腹泻与腹痛，体重下降，有些可出现阿米巴肿。

案例 25-2

患者，男，56 岁。腹痛、腹泻 8 天。当地卫生院以"细菌性痢疾"给予庆大霉素治疗无效。近两天腹泻次数减少，但腹痛加剧，伴轻度的里急后重，大便呈果酱色。查体：患者体温 38.2℃，腹壁软，左下腹有轻度压痛。实验室检查：粪便暗黄色，有腥臭味和中量黏液。生理盐水直接涂片可见大量 RBC、少量 WBC 和做定向运动的溶组织内阿米巴大滋养体。确诊为急性阿米巴痢疾。给予甲硝唑口服治疗，2 周后症状消失，粪检滋养体阴性，视为痊愈。

思考题：
分析患者初诊时被误诊为细菌性痢疾的可能原因。

---

2. 肠外阿米巴病　最常见的是阿米巴肝脓肿，多见于青年男性，以肝右叶为主。表现为弛张热、肝区疼痛、肝肿大；肺脓肿常继发于肝脓肿，表现为胸痛、发热、咳嗽、咳痰，痰呈巧克力酱样；脑脓肿的患者可出现神经系统的症状和体征，且有 94% 的患者可合并肝脓肿，死亡率高。

四、实验室检查

（一）病原学诊断

从粪便或活检组织内查到滋养体和包囊即可确诊。生理盐水涂片法是肠阿米巴粪检最有效的方法；碘液染色法以检查慢性肠阿米巴病和阿米巴带虫者的成形粪便的包囊为主；体外培养可诊断和保存虫种，敏感度高于涂片法，对亚急性或慢性病例检出率较高。

（二）免疫学诊断

免疫学诊断主要用于阿米巴病尤其是肠外阿米巴病的辅助诊断和流行病学调查。目前使用的血清学检查主要检查相应的特异性抗体，常用的有间接血凝试验、酶联免疫吸附试验（ELISA）和琼脂扩散法。

（三）基因诊断

近十年来开展的 PCR 和 DNA 探针技术可以从各种临床标本中分离虫体的 DNA，其特异性强、敏感度高，还能鉴定虫种。

案例 25-2 提示

阿米巴痢疾与细菌性痢疾症状有相似之处，容易误诊。

此外，对肠外阿米巴病，还可使用各种影像学检查方法以辅助诊断。

五、流　行　情　况

阿米巴病呈世界性分布，多见于热带和亚热带地区。我国人群平均感染率约为 1%。

阿米巴病的传染源为肠阿米巴慢性患者和无症状的包囊携带者。排出的包囊对外界环境的抵抗力强，经过苍蝇或蟑螂消化道的包囊仍可保持感染性。人体感染的主要方式是经口感染，暴发性流行常由于食物和饮水的污染或不卫生的用餐习惯所致。

　　近年来，男性同性恋中的溶组织内阿米巴的感染率呈上升趋势，欧美国家以迪斯帕内阿米巴感染为主，日本则以溶组织内阿米巴感染为主。旅游者、流动人口、弱智低能人群、同性恋者及免疫力低下的人群是溶组织内阿米巴感染的高危人群。

六、防 治 原 则

　　综合性防治措施能有效切断溶组织内阿米巴的感染。包括加强卫生宣传教育，注意个人卫生及饮食卫生；加强粪便管理和水源保护；消灭有害昆虫；查治患者和带虫者。目前治疗阿米巴病的首选药物是甲硝唑，中药大蒜素、白头翁等也有一定作用。

考点提示：
溶组织阿米巴的致病性与生活史的关系

第 3 节　杜氏利什曼原虫

　　杜氏利什曼原虫（*Leishmania donovani*）又称黑热病原虫，其生活史中有前鞭毛体和无鞭毛体两个时期。前者寄生于媒介昆虫白蛉的消化道内，后者寄生于人及其他哺乳动物的巨噬细胞内，引起内脏利什曼病。在印度，因患者的皮肤上常有暗的色素沉着，并伴有发热，故又称为Kala-azar，即黑热病。

一、形 态

（一）无鞭毛体

　　无鞭毛体又称利杜体，卵圆形，大小为（2.9～5.7）μm×（1.8～4.0）μm，寄生于巨噬细胞内。瑞氏或吉姆萨染色后，胞质呈淡蓝或深蓝色，胞核较大，偏于一侧，呈红色或淡紫色。核旁有一着色较深、细小杆状的动基体，其前方有一点状的基体发出一条根丝体（图25-9）。

（二）前鞭毛体

　　前鞭毛体又称鞭毛体，呈梭形，大小为（11.3～20）μm×（1.5～1.8）μm，寄生于白蛉的消化道内。细胞核位

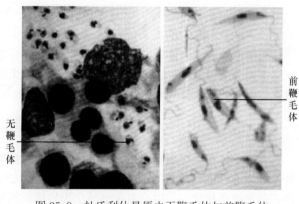

图25-9　杜氏利什曼原虫无鞭毛体与前鞭毛体

于虫体中部，其前端有动基体。基体在动基体之前，发出一根鞭毛游离于虫体外。前鞭毛体运动活泼，在培养基内常以虫体前端聚集成团，排列成菊花状。染色性同无鞭毛体（图25-9）。

二、生 活 史

　　杜氏利什曼原虫完成生活史需要在白蛉体内和在人体或其他哺乳动物体内两个发育过程（图25-10）。

（一）在白蛉体内的发育

　　雌性白蛉刺吸受染宿主时，宿主血液或皮肤中含无鞭毛体的巨噬细胞被吸入其胃内，24小时后发育为早期前鞭毛体，至第3～4天出现大量成熟的前鞭毛体。前鞭毛体以纵二分裂法繁殖，逐渐向白蛉前胃、食道和咽移动，1周后大量聚集于白蛉的口腔及喙内。当

白蛉再次刺吸健康人体时，前鞭毛体随其唾液进入人体。

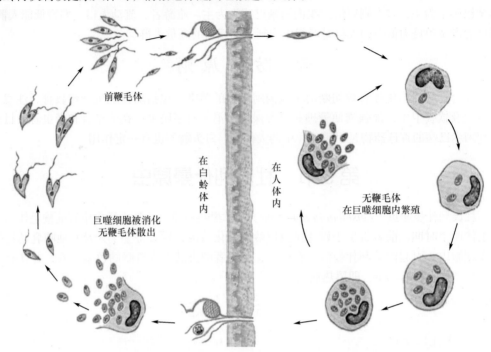

前鞭毛体

在白蛉体内

在人体内

无鞭毛体在巨噬细胞内繁殖

巨噬细胞被消化无鞭毛体散出

图 25-10　杜氏利什曼原虫生活史

（二）在人体内的发育

前鞭毛体进入人体后，一部分被中性粒细胞吞噬消灭，另一部分被巨噬细胞吞噬。在巨噬细胞内前鞭毛体失去鞭毛，虫体变圆转化成无鞭毛体，无鞭毛体不断进行分裂增殖导致巨噬细胞破裂。游离无鞭毛体又被其他巨噬细胞吞噬，重复上述增殖过程。

三、致　病　性

无鞭毛体在巨噬细胞内增殖，使巨噬细胞大量破坏和增生，浆细胞也大量增生，导致脾、肝、淋巴结、骨髓等器官肿大，尤其以脾肿大最常见，出现率在 95% 以上。贫血是黑热病的重要症状之一，以全血细胞减少为特征。其原因一方面是由于脾功能亢进，使血细胞在脾内遭到大量破坏，另一方面是因为免疫溶血。由于肝、肾功能减退，肝脏合成的白蛋白明显减少，由尿液排出的白蛋白数量增加，同时浆细胞大量增生导致球蛋白合成增多，血浆中白、球蛋白比例倒置，IgG 含量升高。

人体感染杜氏利什曼原虫后，经 3~6 个月或更长的潜伏期后可出现症状和体征。主要表现为长期不规则发热，脾、肝、淋巴结肿大，贫血，消瘦，鼻出血、牙龈出血等。在患黑热病期间，机体因免疫缺陷易并发各种感染，若不及时治疗，死亡率高达 90% 以上。经特效治疗的痊愈率较高，可获得终身免疫，一般不再感染。

在我国，除常见的内脏型黑热病之外，还有两种特殊临床表现，一种为皮肤型黑热病，多发生在内脏病变消失多年以后，少数患者可无黑热病病史，常见的为结节型，表现为大小不等的肉芽肿，或呈暗色丘疹型，多发生于面部或颈部，其内可查到无鞭毛体。另一种为淋巴结型黑热病，此型患者无黑热病病史，表现为局部淋巴结肿大，大小不一，较表浅，无红肿及压痛，活检时可在类上皮细胞内查到无鞭毛体。

四、实验室检查

（一）病原学检查

1. 穿刺检查　最常用的为骨髓穿刺。穿刺物直接涂片，经瑞氏或吉姆萨染色后镜检；或将穿刺物接种于 NNN 培养基中，经 1 周后查见前鞭毛体即可确诊；或将穿刺物接种于易感动物，取肝、脾做印片或涂片，染色后镜检。

2. 活组织检查　从皮肤病变处刺破皮肤取少许组织液，或用手术刀刮取少许组织涂片染色镜检。

（二）免疫学检查

检测血清抗体和循环抗原。血清抗体检测敏感度高，但特异性差，循环抗原检测其特异性、敏感度、重复性均较好，且可以考核疗效。

（三）分子生物学检查

常用聚合酶链反应和 DNA 探针技术进行分子生物学检查，它们具有敏感度高、特异性强的特点，还可确定虫种。

五、流行情况

黑热病属于人兽共患病，呈世界性分布。在我国主要流行于长江以北的广大农村，是我国五大寄生虫病之一。由于新中国成立后开展了大规模防制工作，该病在 20 世纪 50 年代已被基本消灭，但在甘肃省陇南、四川盆地北部和新疆等地仍有散发病例。

黑热病的传染源主要是患者和病犬，中华白蛉是我国黑热病的主要传播媒介，人群普遍易感，但易感性随年龄增长而降低。根据传染源的差异，黑热病在流行病学上可分为人源型、犬源型和自然疫源型三种。

六、防治原则

采取查治患者、杀灭病犬和消灭白蛉的综合措施是预防黑热病的有效方法。治疗上首选五价锑化合物，包括葡萄糖酸锑钠（斯锑黑克）和葡糖安锑。对于抗锑患者，可使用喷他脒。

考点提示：杜氏利什曼原虫的致病性与生活史的关系

第 4 节　阴道毛滴虫

阴道毛滴虫（*Trichomonas vaginalis*）简称为阴道滴虫，主要寄生于人体的阴道和泌尿道，引起滴虫性阴道炎和尿道炎，是一种以性传播为主的疾病。

一、形态与生活史

阴道毛滴虫的生活史中仅有滋养体而无包囊。滋养体无色透明，有折光性，活动能力强。固定染色后呈梨形，大小为（7～23）μm×（5～15）μm。虫体前端有一个泡状核，核上缘的毛基体发出 4 根前鞭毛和 1 根后鞭毛，后鞭毛向后延展与体外侧前方 1/2 处的波动膜相连。一根透明的轴柱纵贯虫体。虫体借助鞭毛和波动膜作旋转式运动（图 25-11）。

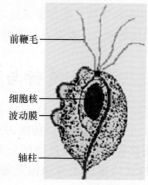
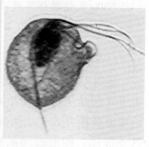

前鞭毛

细胞核

波动膜

轴柱

图 25-11　阴道毛滴虫

本虫生活史简单，滋养体既是繁殖阶段，也是感染和致病阶段。滋养体主要寄生于女性的阴道，尤以后穹隆多见，偶可侵入尿道。男性感染者一般寄生于尿道和前列腺，也可侵入睾丸、附睾及包皮下组织。虫体以二分裂方式繁殖，通过直接接触或间接接触的方式在人群中传播。

案例 25-3

患者，女，30 岁，已婚。自述：2 周前去游泳池游泳，1 周后感觉外阴瘙痒，白带多，黄色，有臭味。实验室检查：WBC $11.5×10^9/L$，阴道分泌物涂片检查，发现水滴样、作旋转式运动的原虫。

思考题：

1. 该患者最可能的诊断是什么？

2. 分析患者感染的可能原因。如何预防和治疗本病？

二、致 病 性

阴道毛滴虫的致病力与虫株毒力和宿主的生理状态有关。健康女性的阴道内因乳酸杆菌酵解阴道上皮细胞的糖原而保持酸性环境，可抑制虫体的生长繁殖，称为阴道的自净作用。当滴虫寄生于阴道时，消耗糖原妨碍乳酸杆菌的作用，使阴道内 pH 转为中性或碱性，有利于滴虫和细菌的增殖引起或加重炎症反应。妇女妊娠期或月经后，阴道内 pH 接近中性，利于滴虫繁殖，故此时该病的感染率和发病率较高。

大多数女性感染阴道滴虫常无临床表现成为带虫者。典型的滴虫性阴道炎可表现为外阴瘙痒或烧灼感，白带增多，呈灰黄色泡沫状，有臭味，可伴有细菌感染。滴虫侵入尿道，可引起尿道炎。男性感染者一般呈带虫状态，可导致配偶重复感染。

三、实验室检查

最常用的检查方法是从阴道壁或阴道后穹隆取分泌物做生理盐水直接涂片镜检，检出阴道毛滴虫即可确诊。如果采用瑞氏或吉姆萨染色法，则可同时观察阴道的清洁度。尿道炎和前列腺炎者可取尿液沉渣和前列腺液镜检。

案例 25-3 提示

1. 诊断为滴虫性阴道炎。

2. 通过游泳时接触被污染的水而感染。

3. 预防：注意个人卫生和公共卫生，游泳池定期消毒换水。治疗：甲硝唑，还可用 1:5000 高锰酸钾溶液冲洗阴道。夫妻双方应同时治疗。

四、流行与防治

阴道毛滴虫呈世界性分布，在我国以 16～35 岁的女性感染率最高。患者和无症状带虫者（包括男性带虫者）是主要传染源，传播方式有两种：一为直接接触，即性传播，是主要传播方式；二为间接接触，指通过使用公共浴室、浴具、坐式马桶、共用游泳衣裤等传播。能通过间接方式传播的主要原因是滋养体在外界环境中能保持较长时间的活力。

改善公共设施、注意个人卫生和行为是预防感染的重要措施。治疗上首选甲硝唑，还可用 1∶5000 高锰酸钾溶液冲洗阴道。夫妻双方应同时治疗方可根治。

小 结

原虫是一大群单细胞原生动物，根据原虫运动细胞器的不同，可分为根足虫、鞭毛虫、孢子虫和纤毛虫四大类。寄生于人体的疟原虫有 4 种，我国以间日疟原虫最多见，其次为恶性疟原虫。疟原虫寄生于人体的肝细胞和红细胞，以按蚊为传播媒介，引起疟疾。疟疾的典型表现为周期性寒战、高热和出汗退热。外周血涂片查见疟原虫是诊断疟疾最可靠的依据。根足虫以伪足为运动细胞器，如溶组织内阿米巴。溶组织内阿米巴的四核包囊为感染阶段，生活在人体的结肠，与机体处于共栖状态。但在宿主免疫功能低下时可导致肠阿米巴病和肠外阿米巴病。鞭毛虫类代表虫种为杜氏利什曼原虫和阴道毛滴虫。杜氏利什曼原虫的生活史中有无鞭毛体和前鞭毛体两个时期，通过白蛉叮咬感染人体，引起人兽共患的黑热病。阴道毛滴虫在生活史中仅有滋养体期，通过性接触和间接接触传播，引起男、女泌尿生殖系统炎症。

目 标 检 测

A₁ 型题

1. 间日疟原虫的一个红细胞内周期需
   A. 24 小时　　　　　B.48 小时
   C.72 小时　　　　　D.36 小时
   E.28 小时

2. 溶组织内阿米巴原虫的致病阶段是
   A. 包囊　　　　　　B.大滋养体
   C.小滋养体　　　　D.四核包囊
   E.虫卵

3. 阴道毛滴虫生活史只有
   A. 包囊　　　　　　B.大滋养体
   C.小滋养体　　　　D.滋养体
   E.虫卵

4. 可以引起痢疾的原虫是
   A. 结肠内阿米巴原虫
   B.溶组织内阿米巴原虫
   C.疟原虫
   D.阴道毛滴虫
   E.杜氏利什曼原虫

5. 疟原虫的裂殖体与大滋养体的重要区别是
   A. 在红细胞内　　　B.有疟色素
   C.核开始分裂　　　D.核变形
   E.胞质呈蓝色

6. 间日疟患者服用杀灭红外期原虫的药物主要用于防止疟疾的
   A. 发作　　　　　　B.再燃
   C.复发　　　　　　D.再燃或复发
   E.传播

A₂ 型题

   A. 经口　　　　　　B.经媒介
   C.经接触　　　　　D.经输血
   E.经皮肤

7. 阴道毛滴虫的感染途径与方式是

8. 溶组织内阿米巴原虫的感染途径是

9. 疟原虫的主要感染途径是

   A. 疟原虫　　　　　B.溶组织内阿米巴原虫
   C.阴道毛滴虫　　　D.杜氏利什曼原虫
   E. 弓形虫

10. 在红细胞内寄生的是

11. 可通过性生活传播的是

12. 在巨噬细胞内寄生的是

（叶　霞）

第 26 章　医学节肢动物

第1节　概　　述

医学节肢动物（medical arthropod）是指直接或间接危害人类健康的节肢动物。直接危害包括叮咬、吸血、骚扰、刺螫、毒害、寄生和引起超敏反应；间接危害是指节肢动物以机械性（携带病原体）或生物性（叮咬吸血或吸取组织液）方式传播疾病。与医学关系密切的节肢动物主要为昆虫纲（如蚊、蝇、蚤、虱等）和蛛形纲（如蜱、疥螨、恙螨等）。

节肢动物从幼虫到成虫所经历的形态、生理和生活习性等一系列的改变称为变态。变态包括两种类型：完全变态和不完全变态。完全变态（全变态）：生活史中经历卵、幼虫、蛹、成虫4个发育时期，各时期的形态和生活习性完全不同，如蚊、蝇、蚤、白蛉等。不完全变态（半变态）：生活史中经过卵、若虫、成虫3个发育时期或卵、幼虫、若虫、成虫4个发育时期，若虫的形态及生活习性与成虫差别不显著，仅个体较小，性器官未发育成熟，如虱、臭虫、蜚蠊等。

从媒介与生态环境及社会条件的整体观点出发，采取综合治理方法，减少媒介昆虫的种群数量或缩短其寿命，将其控制在不足以传播疾病的程度称为害虫综合治理（integrated pest management），包括环境治理、化学防治、物理防治、生物防治、遗传防治、法规防治等。

第2节　常见医学节肢动物

一、蚊

蚊（mosquito）能通过叮吸人血传播多种疾病，对人类危害很大。全世界已知的有3350种，我国约有350种。与疾病相关的蚊类有按蚊、库蚊、伊蚊三属（图26-1）。

成蚊是小型昆虫，体长为1.6～12.6mm，呈灰褐色、棕褐色或黑色。分头、胸、腹三部分。头部有复眼、触角和触须各1对，有一典型的刺吸式口器。胸部分前、中、后3节，有足3对。腹部细长，分节明显。

蚊的发育为完全变态，生活史包括卵、幼虫、蛹、成虫4个时期。前3个时期生活在水中，成虫则生活在陆地。温度适宜时，完成一代生活史需1～2周（图26-2）。

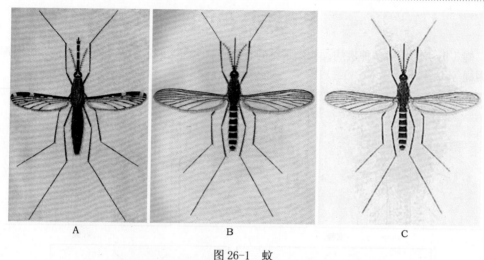

图 26-1　蚊

A.按蚊；B.库蚊；C.伊蚊

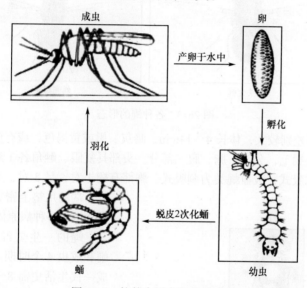

图 26-2　蚊的生活史及各期形态

　　按蚊、库蚊多栖息于人房、畜舍，昼伏夜出；伊蚊栖息于野外，白天活动。雌蚊吸人和动物血液，吸血后卵巢才能发育。雄蚊口器退化不吸血，只吸食植物汁液及花蜜。在温度（23～35℃）、湿度（＞50%）适宜时，吸血活动频繁，17℃以下停止吸血。

　　蚊除叮咬吸血和骚扰外，还可传播多种疾病，包括丝虫病、疟疾、登革热、流行性乙型脑炎、黄热病等。

蚊的食性

　　雌蚊在吸食人血时，往往通过近距离传感器来感受温度、湿度和汗液内所含的化学物质。因为体温高、爱出汗的人身上分泌出的气味中含有较多的氨基酸、乳酸和氨类物质，极易引诱蚊子，所以人往往是蚊子特别喜好的群体。

链接

二、蝇

蝇（fly）能传播多种疾病，我国常见的有家蝇、大头金蝇、麻蝇、丝光绿蝇、厕腐蝇、夏厕蝇等（图26-3）。

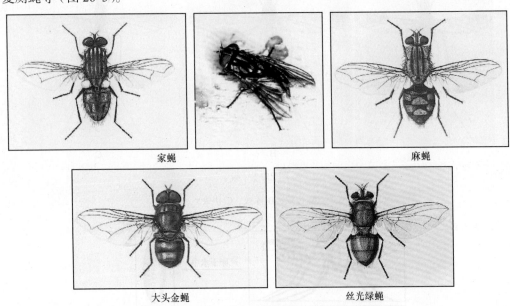

| 家蝇 | | 麻蝇 |

| 大头金蝇 | 丝光绿蝇 |

图 26-3　各种蝇的形态

蝇的成虫大小差别较大，体长 4～14mm，暗灰、黑或黄褐色，或有蓝绿、青、紫等金属光泽。全身被有鬃毛，分头、胸、腹三部分。头部具复眼、触角各 1 对，单眼 3 个，多数蝇类的口器为舐吸式，吸血蝇类为刺吸式。胸部有翅 1 对，足 3 对，足上多毛，在足跗节末端的爪垫上密布纤毛，能分泌黏液并携带多种病原体。

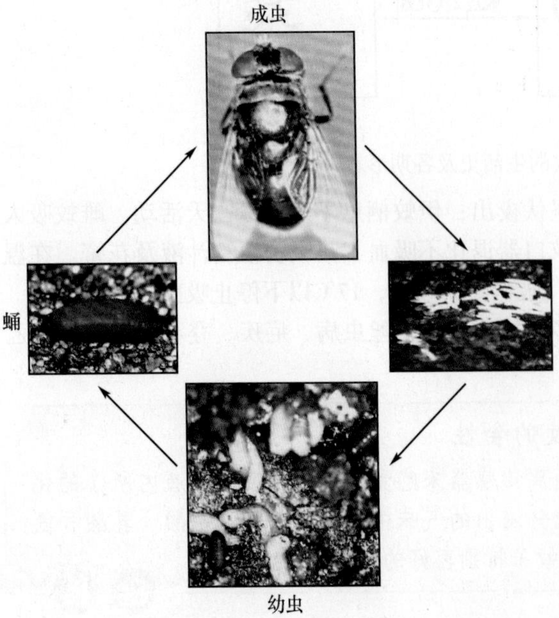

蝇的一生要经过卵、虫（蛆）、蛹和成虫 4 个时期。在适宜条件下完成一代生活史需 8～30 天，成蝇寿命为 1～2 个月（图26-4）。

蝇为杂食性，常以食品、腐败的动植物、脓血、分泌物、排泄物等为食。

在进食时有边吃、边吐、边排便的习性，该习性与其机械性传播疾病有很重要的关系。

机械性传播是其主要传播方式。可传播多种消化道疾病，如细菌性痢疾、伤寒、霍乱、脊髓灰质炎、阿米巴痢疾、结核、蠕虫病等。某些蝇蛆可寄生于人体组织引起蝇蛆病。

成虫

蛹

卵

幼虫

图 26-4　蝇的生活史及各期形态

三、虱

虱（louse）是一种永久性体表寄生虫，寄生于人体的虱有人虱和耻阴虱两种，人虱又包括了人体虱和人头虱。成虫体小，长 1.5～4.4mm，背腹扁平，灰白色或灰褐色，分头、胸、腹三部分。有刺吸式口器，无翅，有足 3 对，足的胫突与爪合拢形成抓握器，能紧握宿主的衣物纤维或毛发（图 26-5）。

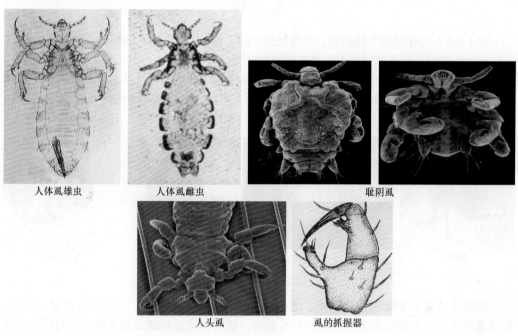

| 人体虱雄虫 | 人体虱雌虫 | 耻阴虱 |

人头虱　　　虱的抓握器

图 26-5　人虱及抓握器

虱为半变态发育，生活史分卵、若虫和成虫 3 个阶段。人体虱寄生于贴身衣裤的缝隙中；人头虱寄生于人头发间，产卵于发根；耻阴虱主要寄生于阴部和肛周围等处，偶见于眼睫毛上。

虱的若虫与成虫均吸血，常边吸血边排粪。虱对温度和湿度敏感，当人体发热或出汗后，常爬离原来宿主寻找新宿主。人虱通过接触传播，耻阴虱通过性接触传播。虱除叮咬人体导致皮炎和激发感染外，虱粪内或被压碎的虱体内的病原体也可经伤口进入宿主体内导致感染。传播的疾病主要有流行性斑疹伤寒、战壕热、虱媒回归热。

防治原则为注意个人卫生，勤洗澡，保持衣被干净，高温或冷冻处理有虱的衣裤等，头虱和耻阴虱可剃去毛发，局部涂擦二氯苯醚菊脂或百部酊。

四、蚤

蚤（flea）成虫体小，长约 3mm，左右扁平，棕黄色或深褐色，体分头、胸、腹三部分，有刺吸式口器和 3 对发达的足，善于跳跃（图 26-6）。蚤的发育为

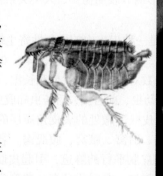
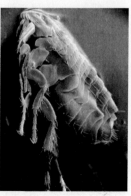

图 26-6　蚤的成虫

全变态，包括卵、幼虫、蛹、成虫 4 个时期。

成虫多孳生在宿主的皮毛、巢穴中，雌雄蚤均吸血，有边吸血边排便的习性。耐饥饿能力强，对宿主选择性广泛。对温度敏感，当宿主发热或死亡时，即离开另觅新宿主。

蚤对人的危害包括吸血、寄生和传播疾病。传播的疾病主要有鼠疫、地方性斑疹伤寒和绦虫病。

五、蜱

蜱（tick）为蛛形纲节肢动物，分为硬蜱（hard tick）和软蜱（soft tick）两种。我国常见的有全沟硬蜱、草原革蜱、亚东璃眼蜱和乳突钝缘蜱等。

成虫椭圆形，长 2～10mm，黄褐色，背腹扁平，吸血后可胀大如豆，呈红褐色。虫体分颚体和躯体两部分，颚体前端有 1 对螯肢，有足 4 对。背面观可见颚体和盾板者为硬蜱；反之为软蜱（图 26-7）。

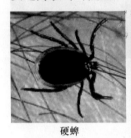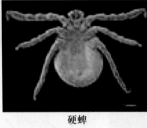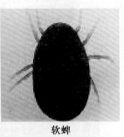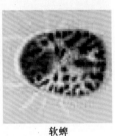

| 硬蜱 | 硬蜱 | 软蜱 | 软蜱 |

图 26-7　蜱的成虫

蜱的生活史为半变态，包括卵、幼虫、若虫和成虫 4 个时期。多生活在森林、草原、牧场、灌木丛、山地的泥土中或洞穴和畜棚内。幼虫、若虫和成虫均可吸血，对宿主选择广泛，耐饥力强。

蜱是多种人畜共患病病原体的传播媒介和储存宿主，病原体在蜱体内可经卵传递给下一代。携带的病原体在蜱叮咬吸血时经伤口进入，引起感染。蜱除叮咬可造成局部皮肤充血、水肿和继发性感染外，某些蜱类分泌的神经毒素可引起上行性肌麻痹甚至呼吸衰竭而死亡，称为蜱瘫痪（tick paralysis）。此外，蜱可传播森林脑炎、克里米亚刚果出血热（新疆出血热）、蜱媒斑疹伤寒、蜱媒回归热、Q 热、莱姆病、人埃立克体病及细菌性疾病等。

六、螨

螨（mite）属于蛛形纲节肢动物，与人类关系密切的主要有以下几种：

（一）疥螨

疥螨（itch mite）是一种表皮内的永久性寄生螨，通过接触传播，引起疥疮（scabies）。成虫类圆形，背面隆起，乳白色或淡黄色，体长 0.2～0.5mm。体表遍布波状皮纹，躯体背面有许多圆锥形皮棘及数对锥形、杆状毛和长鬃，腹面有足 4 对，足末端有吸垫或长刚毛（图 26-8）。发育分卵、幼虫、前若虫、后若虫和成虫 5 期。

疥螨寄生于人体的皮肤薄嫩处的表皮角质层的深处，以角质组织和淋巴液为食，常见于指间、手背、腕内侧、肘窝、腋窝、腹股沟、乳房下等处。其借助螯肢和前跗爪在皮下挖掘，逐渐形成一条与皮肤平行的隧道，引起皮肤损伤、过敏反应和炎症（图 26-9）。皮损表现为丘疹、水疱、隧道，多对称分布。典型症状为皮肤奇痒，尤以夜间为甚，搔抓可引起出血或继发感染，引起脓疮、毛囊炎等并发症。

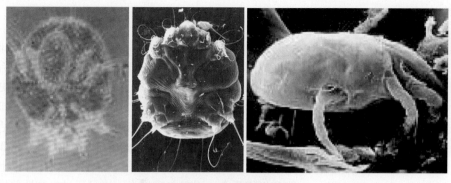

图 26-8 疥螨成虫形态

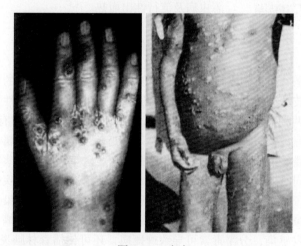

图 26-9 疥疮

根据接触史及临床症状初诊，检出疥螨即可确诊。预防主要是加强卫生宣传，注意个人卫生，避免接触传播。治疗上常使用 10% 硫软膏、苄氯菊酯等。

酒渣鼻

酒渣鼻又称为酒糟鼻，是发生于鼻部的一种慢性炎症性皮肤病。多发生于中年人，女性多见，但男性患者病情较重。通常表现为外鼻皮肤发红，以鼻尖最明显。由于局部皮脂腺分泌旺盛，鼻子显得又红又亮。病情进一步发展，皮肤可增厚，甚至长出皮疹或小脓肿，外观粗糙不平，很像酒渣样，故名酒渣鼻。

链接

（二）蠕形螨

蠕形螨（demodicid mite）俗称毛囊虫（hair follicle mite），是一类永久性寄生螨，寄生于人体的有毛囊蠕形螨和皮脂腺蠕形螨两种（图 26-10）。

虫体细长呈蠕虫状，乳白色，半透明，体长 0.1～0.4mm。发育过程有卵、幼虫、前若虫、若虫和成虫 5 期。蠕形螨寄生于人体毛囊或皮脂腺，摄食宿主细胞和皮脂腺分泌物，通过接触传播。常见的寄生部位有面部、头皮、颈、肩背、胸等处，其中以面部感染率最高，可引起毛囊炎、脂溢性皮炎、脂溢性脱发、痤疮、酒渣鼻等。常用透明胶纸法或挤刮涂片法检查。预防上应尽量避免接触感染，注意个人卫生。治疗上可内服甲硝唑，局部使用硫软膏、苯甲酸苄酯乳剂等。

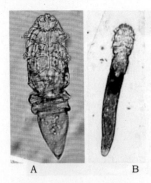

图 26-10　蠕形螨成虫

A. 皮脂蠕形螨；B. 毛囊蠕形螨

（三）恙螨

恙螨（chigger mite）又称恙虫，其幼虫多为椭圆形，橘红、土黄或乳白色。初孵出时长约 0.2mm，饱食后可达 0.5～1.0mm，有 3 对足，背面有盾板及背毛。生活史包括卵、前幼虫、幼虫、若蛹、若虫、成蛹、成虫 7 个时期。恙螨主要孳生于潮湿、杂草丛生、地势低洼、鼠类活动的地方，幼虫可寄生于人或动物皮肤薄嫩而潮湿处，如后头发缘、颈、肩部、腋下、腹股沟等处，叮刺人体以上皮细胞和组织为食，引起恙螨皮炎。也可通过生物性传播引起恙虫病及流行性出血热。

小　结

医学节肢动物是一群直接或间接危害人类健康的节肢动物。重要的节肢动物主要有昆虫纲和蛛形纲。节肢动物从幼虫到成虫所经历的形态、生理和生活习性等一系列的改变称为变态，变态包括两种类型：完全变态和不完全变态。属于昆虫纲的有蚊、蝇、虱、蚤、白蛉、蜚蠊、臭虫等，蚊、蝇、蚤的发育均为完全变态，而虱的发育属于不完全变态。蚊通过叮咬吸血可传播丝虫病、疟疾、流行性乙型脑炎、登革热和黄热病等；蝇蛆可寄生于人体引起蝇蛆病，同时，蝇通过机械性传播的方式可传播多种消化道疾病；蚤叮刺吸血能传播鼠疫、地方性斑疹伤寒和绦虫病；虱叮刺吸血可致皮炎、继发感染，同时还能传播流行性斑疹伤寒、战壕热、虱媒回归热等。蛛形纲包括蜱、疥螨、蠕形螨、恙螨等。蜱叮刺吸血可致皮炎或继发感染，分泌毒素可导致蜱瘫痪，还可传播森林脑炎、蜱媒回归热、Q热、莱姆病等；疥螨可寄生于人体皮肤薄嫩处引起疥疮；蠕形螨是引起毛囊炎、皮脂腺炎的重要病原体；而恙螨仅幼虫寄生于人体，导致恙螨皮炎及恙虫病。

目　标　检　测

A₁ 型题

1. 下列哪项不是医学节肢动物对人的直接危害

　A. 吸血骚扰　　　B. 毒害作用

　C. 致敏作用　　　D. 寄生

　E. 传播疾病

2. 蝇生态习性中与传播疾病有关的是

　A. 有趋光性，白天活动

　B. 有的蝇种可直接产幼虫

　C. 食性杂，边吃边吐、边排粪便

　D. 大多数蝇以蛹越冬

　E. 季节分布较广

3. 由虱传播引起的疾病是

　A. 登革热　　　　B. 流行性斑疹伤寒

　C. 黑热病　　　　D. 伤寒

　E. 阿米巴病

4. 能分泌麻痹上行性神经毒素引起肌麻痹的是

　A. 蜱　　　　　　B. 疥螨

　C. 蠕形螨　　　　D. 恙螨

　E. 蚤

5. 下列疾病不属于蚊传播的是

　A. 痢疾　　　　　B. 疟疾

　C. 丝虫病　　　　D. 流行性乙型脑炎

　E. 登革热

（李宏勇）

第三篇　实验指导

病原生物学实验室规则及实验室意外处理方法

（一）病原生物学实验室规则

由于微生物学实验是以病原微生物为研究对象，在实验过程中任何疏忽大意都有可能引起实验人员的自身感染或实验室和周围环境的污染。因此，实验中应严格遵守实验规则，建立无菌观念，严格无菌操作，防止实验过程中出现意外情况并确保实验结果的准确。

1. 实验前须预习实验内容，了解实验目的、方法和注意事项，做到心中有数，避免发生错误，提高实验效率。

2. 进入实验室必须穿工作服，必要时还须戴口罩、帽子和手套，并做好实验前的各项准备工作。

3. 非必需物品禁止带入实验室，带入实验室的物品应远离操作区，放在指定的区域。

4. 实验室内不准大声喧哗、嬉戏，应保持实验室的安静、整洁和有序。不准在实验室内吸烟、饮水和进食，尽量避免用手触摸头、面部，防止感染，尽量减少室内活动，以免引起风动。

5. 实验中注意节约试剂，爱护仪器，避免有菌材料的污染，如有传染性材料污染桌面、地面、手、衣服或发生其他意外情况，应立即报告老师及时作适当处理。

6. 用过的污染物品应放到指定的地点，经专人消毒灭菌之后再进行清洗，切勿乱丢或冲入水池中。禁止将本实验室的物品带出实验室外。需送温箱培养的物品，应标记清楚后送到指定地点。

7. 实验完毕后应将桌面整理清洁，试剂、仪器放回原处，并用浸有消毒液的抹布将操作台擦拭干净，打扫卫生，关好水、电、门窗。

8. 离室前脱下工作服，反折放在指定的地方；双手在2%甲酚皂溶液中浸泡5分钟左右，再用肥皂、清水洗净，方可离开实验室。

（二）实验室意外的紧急处理方法

1. 发生皮肤破损或刺伤　首先用肥皂和水冲洗伤口，尽量挤出损伤处的血液，并用70%乙醇或其他皮肤消毒剂进行消毒，立即进行医疗处理。

2. 化学药品腐蚀伤　若为强酸，用大量清水冲洗后再以5%碳酸氢钠溶液中和；若为强碱，用大量清水冲洗后再以5%乙酸或5%硼酸溶液中和；若受伤处是眼部，经上述方法处理后，再滴入橄榄油或液体石蜡1~2滴。

3. 烧伤　局部涂凡士林、5%鞣酸或2%苦味酸。

4. 菌液误入口中　立即将菌液吐入消毒容器中，再用1∶1000高锰酸钾或3%过氧化氢漱口，根据菌种服用适当抗生素预防感染。

5. 菌液污染环境　将适量2%~3%甲酚皂溶液或0.1%苯扎溴铵浸泡污染面半小时后除去，如手上有菌污染，也可浸泡于上述消毒液中3~5分钟，之后用肥皂和清水洗净。

实验 1　细菌的形态检查

一、显微镜油镜的使用和保护

（一）实验目的

能进行显微镜油镜的使用和维护。

（二）实验器材

器材与试剂：显微镜、香柏油、二甲苯、擦镜纸、细菌标本玻片等。

（三）实验内容

1. 基本原理

（1）光学显微镜的构造：光学显微镜是观察细菌形态最常用的一种仪器，其构造分为机械部分和光学部分，机械部分包括：镜座、镜臂、载物台、镜筒、镜头转换器、调焦装置等；光学部分包括：接物镜、接目镜、反光镜、聚光器、光圈等。

显微镜的接物镜有低倍镜、高倍镜、油镜三种，放大倍数依次增高，其识别方法为：

1）低倍镜：镜头标志为 10× 或 10/0.25，镜头最短，其上常刻有黄色环圈。

2）高倍镜：镜头标志为 40× 或 40/0.65，镜头较长，其上常刻有蓝色环圈。

3）油镜：镜头标志为 100× 或 100/1.30，镜头最长，其上常刻有白色环圈，或"oil"字样。

（2）显微镜的基本原理：油镜的放大倍数高而透镜很小，自标本片透过的光线，因玻片和空气的折光率不同（玻璃 $n=1.52$，空气 $n=1.0$），部分光线经载玻片进入空气后发生折射，不能进入接物镜，致使射入光线较少，物像不清晰。在油镜和载玻片之间滴加与玻璃折光率相近的香柏油（$n=1.515$），则使进入油镜的光线增多，视野光亮度增强，物像清晰。

2. 实验步骤

（1）取镜和安放：安放在离桌边缘 10cm 处，镜筒向前，位置稍靠左侧，便于绘图。

（2）标本放置：将标本玻片放置在载物台上，用标本夹夹住，转动载物台移动旋钮，使被观察的标本处在物镜下方，对准通光孔中央。

（3）低倍镜观察（10×）：转动转换器，使低倍镜对准标本，放下镜筒使物镜下端与装片的距离约 1cm，沿逆时针方向徐徐调节粗准焦螺旋（载物台下降），同时左眼注视视野，直到看清物像。转动载物台移动旋钮，变动视野，直到找到合适的观察目标，并使其处于视野中央。

（4）高倍镜（40×）观察：转动转换器，换高倍镜观察，选取理想的观察目标。一般换高倍镜能看到物像，只需转动细准焦螺旋便可看清物像。

（5）油镜观察：高倍镜观察后，下降载物台，在载玻片上加一小滴香柏油，将油镜转至正下方，小心地提升载物台，使镜头浸在油里。操作时要从侧面观察，让油镜紧挨标本，而不接触标本。用粗准焦螺旋将载物台缓慢下降（切忌不能上升，否则会损坏标本和镜头），寻找目标（物象），用细准焦螺旋调节，使物像清晰，观察记录。

（6）观察完毕，下降载物台，取出标本玻片，擦净，放回标本盒中。转动物镜转换器，使油镜偏位。先用擦镜纸擦去镜头上的大部分油，再用浸少量二甲苯的擦镜纸擦去镜头上的残余油迹，最后用干净的擦镜纸擦去镜头上的二甲苯。盖上镜头盖，转动转换器，使两个物镜分开至两旁，装入镜箱内。

（四）注意事项

1. 轻拿轻放，不能用手或布去擦拭镜头。擦拭镜头时要顺镜头的直径方向，不要沿镜头的圆周方向擦。

2. 滴油时，要尽量避免气泡的形成，如果形成了气泡，可用解剖针尖将气泡排在一边，以免影响观察。

3. 在低倍镜下能看清楚的物像，不必用高倍镜观察。

二、革兰染色法

（一）实验目的

能用革兰染色法进行细菌的染色观察。

（二）实验器材

1. 器材　显微镜、香柏油、二甲苯、擦镜纸、菌种、载玻片、酒精灯、染液缸等。

2. 试剂　结晶紫染色液、卢戈碘液、95%乙醇、稀释复红染色液。

（三）实验内容

1. 原理　革兰染色法是1884年由丹麦病理学家Christain Gram创立的，革兰染色法可将所有的细菌区分为革兰阳性菌（G^+）和革兰阴性菌（G^-）两大类。革兰染色法是细菌学中最重要的鉴别染色法。

革兰染色法的基本步骤是：先用初染剂结晶紫进行初染，再用碘液媒染，然后用乙醇（或丙酮）脱色，最后用复染剂（如稀释复红）复染。经此方法染色后，细胞保留初染剂蓝紫色的细菌为革兰阳性菌；如果细胞中初染剂被脱色剂洗脱而使细菌染上复染剂的颜色（红色），该菌属于革兰阴性菌。

革兰染色法之所以能将细菌分为革兰阳性和革兰阴性，是由这两类细菌细胞壁的结构和组成不同决定的。实际上，当用结晶紫初染后，像简单染色法一样，所有细菌都被染成初染剂的蓝紫色。碘作为媒染剂，它能与结晶紫结合成结晶紫-碘的复合物，从而增强了染料与细菌的结合力。当用脱色剂处理时，两类细菌的脱色效果是不同的。革兰阳性细菌的细胞壁主要由肽聚糖形成的网状结构组成，壁厚、类脂质含量低，用乙醇（或丙酮）脱色时细胞壁脱水、使肽聚糖层的网状结构孔径缩小，透性降低，从而使结晶紫-碘的复合物不易被洗脱而保留在细胞内，经脱色和复染后仍保留初染剂的蓝紫色。革兰阴性菌则不同，由于其细胞壁肽聚糖层较薄、类脂含量高，所以当脱色处理时，类脂质被乙醇(或丙酮)溶解，细胞壁透性增大，使结晶紫-碘的复合物比较容易被洗脱出来，用复染剂复染后，细胞被染上复染剂的红色。

2. 步骤

（1）涂片、干燥、固定：以无菌操作法将生理盐水各一滴滴于载玻片两侧，用接种环分别挑取葡萄球菌和大肠埃希菌菌落少许涂于载玻片两侧的生理盐水中，并研成均匀混浊的菌液（如系液体标本，则无须加生理盐水，可直接涂于载玻片上）。置室温中自然干燥，也可将涂膜背面置火焰上方不烤手的高处略加烘烤，但切不可将涂膜烤焦。干燥后将载玻片的背面以钟摆速度通过酒精灯火焰温度最高处3次予以固定。

（2）初染：滴加结晶紫(以刚好将菌膜覆盖为宜)于两个玻片的涂面上，染色1分钟，倾去染色液，细水冲洗至洗出液为无色，将载玻片上的水甩净。

（3）媒染：用卢戈碘液媒染约1分钟。

（4）脱色：用滤纸吸去玻片上的残水，将玻片倾斜，在白色背景下，用滴管流加95%

乙醇脱色，直至流出的乙醇无紫色时，立即水洗，终止脱色，将载玻片上的水甩净。

革兰染色结果是否正确，乙醇脱色是操作的关键环节。脱色不足，阴性菌被误染成阳性菌，脱色过度，阳性菌被误染成阴性菌。脱色时间一般为20～30秒。

（5）复染：在涂片上滴加稀释复红液复染2～3分钟，水洗，然后用吸水纸吸干。在染色的过程中，不可使染液干涸。

（6）镜检：干燥后，先用低倍镜、再用高倍镜观察，最后用油镜观察。

染成蓝紫色的为革兰阳性菌（G^+），染成红色的为革兰阴性菌（G^-）。

（四）注意事项

1. 革兰染色成败的关键是乙醇脱色。如脱色过度，革兰阳性菌也可被脱色而染成阴性菌；如脱色时间过短，革兰阴性菌也会被染成革兰阳性菌。脱色时间的长短还受涂片厚薄及乙醇用量多少等因素的影响，难以严格规定。

2. 染色过程中勿使染色液干涸。用水冲洗后，应吸去玻片上的残水，以免染色液被稀释而影响染色效果。

3. 选用幼龄的细菌。G^+菌培养12～16小时，大肠埃希菌培养24小时。若菌龄太老，由于菌体死亡或自溶常使革兰阳性菌转呈阴性反应。

三、实验报告

1. 说出显微镜油镜操作步骤。
2. 记录革兰染色的结果并绘图。

实验2　细菌的分布

一、实验目的

1. 熟悉细菌在自然界和正常人体的分布情况。
2. 学会不同部位细菌的检查方法。

二、实验内容和方法

（一）空气中细菌的检查（操作）

取无菌普通琼脂平板2个，一个放在实验室内揭开平皿盖，暴露10分钟后盖上皿盖，另一个放在消毒过的无菌室内或超净工作台上揭开平皿盖，暴露10分钟后盖上平皿盖，然后分别做好标记，37℃培养24小时观察结果。

（二）咽喉部细菌的检查（操作）

取无菌血平板1个，在平板底部正中画一直线分为两部分，分别做好标记，由两位同学用无菌操作分别将咽喉部棉拭子标本涂于血平板表面的相应位置，然后再用接种环划线分离，37℃培养24小时观察结果。

（三）物品上细菌的检查（操作）

用消毒棉签蘸取无菌生理盐水，在门把手、手机屏幕、纸币表面涂擦后，在无菌琼脂平板上作分区划线接种，37℃培养24小时观察结果。

三、实验报告

记录空气、咽喉部及物品上细菌检查的观察结果，并解释其实际意义。

实验3 消毒灭菌

一、实验目的

1. 验证碘酒的消毒作用。
2. 验证紫外线的杀菌作用，了解紫外线的杀菌能力。
3. 验证高温的杀菌作用和细菌芽胞对高温的抵抗力。
4. 了解常用消毒灭菌除菌方法。
5. 学习药敏试验的操作方法和结果判断。

二、实验内容和方法

（一）皮肤消毒试验（操作）

每两名学生用1个琼脂平板，先在平板底部用蜡笔划分为5格，标明序号。打开平皿盖，两人用未消毒手指分别在1、2格内涂布，然后用2%碘酒消毒手指后再分别涂抹3、4格，余下第5格作为空白对照，盖上平皿盖，置37℃温箱培养24小时观察结果。

（二）热力灭菌试验（操作）

1. 取2管肉汤培养基，一管接种无芽胞菌（大肠埃希菌），另一管接种芽胞菌（培养24小时以上的枯草杆菌），并标明菌名。
2. 将上述两管同时放入100℃水浴内5分钟。
3. 取出，置37℃温箱培养。
4. 次日观察结果。

（三）紫外线杀菌试验（操作）

取普通琼脂平板1个，密集划线接种大肠埃希菌。用无菌小镊子把经灭菌的长方形纸片贴于平板表面中央部分。打开平皿盖的2/3，置于紫外线灯下距离20～30cm处照射30分钟，除去纸片，盖好平皿盖，置37℃温箱培养24小时观察结果。

（四）常用消毒灭菌除菌法介绍（示教）

1. 高压蒸汽灭菌法　是应用最广的灭菌法，凡能耐高温高压的普通培养基、敷料、手术器械、药品、注射用液体、玻璃器皿等，均可用此法灭菌。

先向高压蒸汽灭菌器的外筒内加水，把需灭菌的物品放入内筒内，盖好盖并将螺旋拧紧，打开排气阀开始加热，水沸腾后，排气阀开始排出气体，待筒内空气完全排出，持续排水蒸气时，关上排气阀。此时筒内压力逐渐上升。至压力表显示压力达到103.4kPa时，此时温度为121.3℃，调节热源，维持15～20分钟可达灭菌目的。灭菌完毕，关闭热源，待压力下降到零时，方可开盖取物。

2. 干热灭菌法　主要用于玻璃器皿、试管、吸管、三角烧瓶、油剂、粉剂等的灭菌。用时将需灭菌的物品经清洗和晾干之后整齐摆放在干烤箱内，不宜过挤，关闭两层箱门，通电，待温度升到160～170℃，维持2小时即可达到灭菌目的。温度不可过高，以免棉塞或包装纸烤焦甚至燃烧。灭菌完毕，关闭电源，待温度自然下降到50℃以下再开门取物，以防玻璃器皿骤冷发生破裂。

3. 滤过除菌法　用物理阻留的方法将液体中的细菌除去。常用于不耐热的培养基、血清、溶液及药品的除菌或分离细菌外素素及病毒。常用的滤器有蔡氏滤器和玻璃滤器。

（五）药物敏感试验（纸片法）（操作）

1. 取无菌普通琼脂平板1个。

2. 用无菌棉拭子蘸取菌液，在培养基表面均匀涂布3次，每次将平板旋转60°，最后沿平板周边涂抹2圈，以保证涂布均匀。

3. 根据细菌染色特性的不同选择不同的抗生素纸片。

4. 用小镊子夹取各种抗生素纸片，等距离贴在涂布细菌的培养基表面，用镊尖压一下，使其贴平。一次贴好，不得移动。纸片一贴上就不可再拿起，因纸片中的药液已扩散到琼脂中。每张纸片中心间距不少于24mm，纸片中心距平板边线距离不少于15mm。直径为90mm的平板最多贴6片。

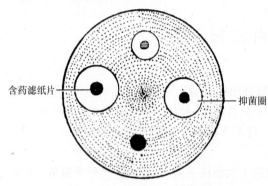

含药滤纸片　　抑菌圈

实验图1　细菌对药物的敏感试验

4. 贴上纸片后，须在15分钟内置37℃温箱内培养18～24小时后观察结果（实验图1）。

5. 结果报告：测量抑菌圈的直径，结合药物的性质，一般以敏感、中度敏感、耐药3个等级报告结果。

三、实验报告

记录各项实验结果，解释实验原理和意义。

实验4　常见病原微生物形态观察

一、实验目的

1. 掌握常见致病性细菌形态及结构特点。
2. 了解支原体、衣原体、立克次体、螺旋体及真菌的形态及结构特点。

二、实验内容

1. 观察常见病原性细菌形态及结构

1）常见病原性球菌形态及结构观察：链球菌、葡萄球菌、肺炎链球菌、脑膜炎奈瑟菌。

2）常见病原性杆菌形态及结构观察：破伤风梭菌、炭疽芽胞杆菌、白喉棒状杆菌、大肠埃希菌、伤寒沙门菌、变形杆菌、痢疾志贺菌、分枝杆菌（抗酸染色）。

3）常见病原性螺形菌形态及结构观察：弧菌——霍乱弧菌；螺杆菌——幽门螺杆菌。

2. 观察其他病原微生物的形态及结构　沙眼衣原体、肺炎支原体、斑疹伤寒立克次体和恙虫病立克次体、钩端及梅毒螺旋体、新型隐球菌、白假丝酵母菌。

三、实验报告

绘出下列细菌的镜下形态：葡萄球菌；肺炎链球菌及荚膜；脑膜炎球菌；破伤风杆菌及芽胞；霍乱弧菌；变形杆菌及周鞭毛；沙眼衣原体（原体、始体、包涵体）；钩端螺旋体。

实验5　常见人体寄生虫实验

一、实验目的

1. 熟悉人体常见寄生虫虫卵形态特征。

2. 了解人体常见寄生虫成虫外形特征及雌、雄虫的区别；初步识别吸虫中间宿主及绦虫感染阶段形态。

二、实验内容和方法

（一）人体常见寄生虫虫卵观察（示教）

镜下观察蛔虫卵、鞭虫卵、钩虫卵、蛲虫卵、肝吸虫卵、肺吸虫卵、血吸虫卵、姜片虫卵、猪带绦虫卵玻片标本，注意各种虫卵的大小、形状、颜色、卵壳、卵内构造（实验表1）。

实验表1　虫卵鉴别要点

虫卵	大小（μm）	形状	颜色	卵壳	构造
受精蛔虫卵	（45～75）×（35～50）	宽椭圆	棕黄色	厚	壳外为凸凹不平的蛋白质膜，卵内为一个卵细胞
未受精蛔虫卵	（88～94）×（39～44）	长椭圆	黄色	薄	壳外蛋白质膜薄，易脱落，卵内充满折光性颗粒
钩虫卵	（56～76）×（36～40）	椭圆	无色	薄	卵内为2～4个卵细胞，与壳之间有明显空隙
蛲虫卵	（50～60）×（20～30）	柿核形	无色	厚	两侧不对称，内含幼虫
肝吸虫卵	（27～35）×（12～20）	灯泡状	黄褐色	厚	卵盖明显，有肩峰和小疣，内含毛蚴
肺吸虫卵	（80～118）×（48～60）	椭圆	金黄色	厚薄不匀	卵盖倾斜明显，卵内为1个卵细胞及10余个卵黄细胞
血吸虫卵	89×67	椭圆	淡黄色	薄	无卵盖，有侧棘，内含一毛蚴，毛蚴与卵壳间有油滴状分泌物
带绦虫卵	31～43	球形	棕黄色	薄，易脱落	胚膜厚，有放射状条纹，内含六钩蚴

（二）常见人体寄生虫成虫、幼虫观察（示教）

1. 肉眼观察蛔虫、鞭虫、钩虫、蛲虫、肝吸虫、肺吸虫、血吸虫、姜片虫、猪带绦虫大体标本。注意其形状、颜色、大小、前后端及雌雄虫区别。

2. 镜下观察肺吸虫、猪带绦虫孕节玻片标本，注意肺吸虫生殖器官并列情况、猪带绦虫孕节形状及子宫的侧支数。

3. 肉眼或镜下观察阴道毛滴虫玻片标本，注意其形状、大小、核位置、鞭毛数目、轴柱及波动膜。

4. 镜下观察间日疟原虫早期滋养体、晚期滋养体、未成熟裂殖体、成熟裂殖体、雌雄配子体，注意各期形态，疟色素的颜色、形态及分布，被寄生红细胞的变化。

（三）吸虫中间宿主、猪带绦虫感染阶段标本观察（示教）

1. 肺吸虫　肉眼观察第一中间宿主川卷螺、第二中间宿主溪蟹及蝲蛄，注意其形态特征。

2. 日本血吸虫　肉眼观察中间宿主钉螺的形态特征。

3. 猪带绦虫　肉眼观察被囊尾蚴寄生的猪肉病理标本，注意囊尾蚴呈黄豆状、被宿主形成的囊壁组织包围等特征。

三、实 验 报 告

1. 绘制蛔虫卵、钩虫卵、蛲虫卵、肝吸虫卵、肺吸虫卵、血吸虫卵、猪带绦虫卵的镜下形态。

2. 辨认镜下所见疟原虫，绘制阴道毛滴虫的形态。

3. 识别常见人体寄生虫成虫的形态。

参考文献

郝钰. 2013. 医学免疫学与病原生物学. 第 3 版. 北京：科学出版社

吕瑞芳. 2012.病原生物学. 第 3 版. 北京：科学出版社

潘丽红. 2014. 医学免疫学与病原生物学. 第 2 版. 北京：科学出版社

孙万邦. 2005.医学免疫学与微生物学.北京：高等教育出版社

王锦. 2015. 医学免疫学与病原生物学. 第 2 版. 西安：世界图书出版社

肖纯凌，赵富玺. 2014. 病原生物学和免疫学. 第 7 版.北京：人民卫生出版社

周晓农. 2011.土源性寄生虫病.第 1 版.北京：人民卫生出版社

周正任. 2007.医学微生物学.第 6 版.北京：人民卫生出版社

祖淑梅，潘丽红. 2014. 医学免疫学与病原生物学.北京：科学出版社

病原生物学（高职高专）教学基本要求

一、课程性质和任务

病原生物学是高职医学类各专业一门重要的医学基础课程，其内容包括医学微生物学和人体寄生虫学两部分。该课程主要研究病原生物的生物学特性、生命活动规律、致病性、免疫性、实验室检查及防治原则，使学生通过对病原生物学相关知识的学习，具有生物安全意识，能有效进行职业生物安全防护，并对感染性疾病进行分析，培养学生发现问题、分析问题和解决问题的能力。

二、课程教学目标

（一）知识目标
1. 掌握病原生物的形态、结构、生理、分布及致病性的特点。
2. 掌握常用的消毒灭菌方法、原理及用途。
3. 掌握各病原微生物的形态、致病作用及检测方法。

（二）技能目标
1. 能正确选择临床工作中的生物安全防护方法。
2. 能熟练进行各种消毒灭菌方法的操作。
3. 能进行常见病原生物的形态检测。
4. 能运用理论知识对相关临床疾病进行分析。

（三）素质目标
1. 树立生物安全和职业防护意识。
2. 形成分析问题→解决问题的临床思维。
3. 具有科学严谨的工作态度和实事求是的工作作风。
4. 养成良好的职业素质和文明的道德行为规范。

三、教学内容及学时分配

章　节	教学内容	学时数		
		理论	实验	总学时
绪论	绪论	2		2
第1章	细菌的形态与结构	2	4	6
第2章	细菌的生长繁殖与代谢	2		2
第3章	微生物的分布与消毒灭菌	2	2	4
第4章	细菌的遗传与变异	2		2
第5章	细菌的致病性与感染	2		2
第6章	球菌	2		2
第7章	肠道杆菌	2		2
第8章	弧菌属与弯曲菌属	1		1

续表

章　节	教　学　内　容	学　时　数		
		理论	实验	总学时
第 9 章	厌氧性细菌	2		2
第 10 章	分枝杆菌属	2		2
第 11 章	其他病原菌	1		1
第 12 章	其他原核细胞型微生物	1		1
第 13 章	真菌	1		1
第 14 章	病毒概述	1		1
第 15 章	呼吸道病毒	2		2
第 16 章	肠道病毒	2		2
第 17 章	肝炎病毒	2		2
第 18 章	虫媒病毒	1		1
第 19 章	人类疱疹病毒	1		1
第 20 章	逆转录病毒	1		1
第 21 章	其他病毒及朊粒	1		1
第 22 章	线虫	2	1	3
第 23 章	吸虫	2	1	3
第 24 章	绦虫	2	1	3
第 25 章	医学原虫	2	1	3
第 26 章	医学节肢动物	1		1
合　计		44	10	54

四、教学模块及课程标准

模块	教学内容	教学要求	职业能力
生物安全与职业防护	一、职业与课程介绍、微生物的分布	1. 了解工作环境及基本工作流程，认识本课程在工作岗位中的作用 2. 分析思考医院消毒的原因 3. 掌握细菌的人工培养方法 4. 熟悉微生物在自然界的分布	1. 具备无菌意识、生物安全与职业防护意识 2. 能进行细菌的人工培养
	二、培养物的形态检测	1. 学会显微镜油镜的使用 2. 学会革兰染色法 3. 正确辨认细菌的形态	1. 能进行细菌的革兰染色 2. 能用显微镜油镜观察细菌 3. 能正确辨认细菌形态
	三、细菌的结构	1. 掌握细菌基本结构的临床意义 2. 掌握细菌特殊结构的功能及临床意义 3. 准确分析革兰染色的结果	1. 能准确辨认细菌特殊结构 2. 能分析革兰染色的结果和意义 3. 能分析不同细菌对药物敏感性不同的机制
	四、消毒灭菌	1. 熟悉消毒、灭菌、无菌、无菌操作、防腐的概念 2. 掌握常用湿热灭菌法和干热灭菌法的作用条件和适用范围 3. 熟悉紫外线与电离辐射法的作用条件和适用范围 4. 了解滤过除菌法的作用条件和适用范围	1. 能根据工作任务选择适合的消毒灭菌方法 2. 准确进行紫外线杀菌、高压蒸汽灭菌、煮沸杀菌、化学消毒剂杀菌的操作 3. 树立无菌观念，在工作中能进行生物安全防护

模块	教学内容	教学要求	职业能力
生物安全与职业防护	五、感染概述	1. 掌握细菌的致病因素和细菌感染的类型 2. 熟悉正常菌群的概念及意义 3. 了解医院感染的概念及医院感染控制的方法和意义	1. 能正确制定感染控制的措施 2. 能制定菌群失调症的防控原则
	六、认识病毒	1. 掌握病毒的基本特性 2. 熟悉病毒的致病作用 3. 了解病毒性疾病的检测与防治	1. 能说出病毒的检测方法 2. 能进行病毒的致病作用分析 3. 能制定病毒性疾病的防治措施
	七、认识寄生虫	1. 熟悉寄生虫学相关概念 2. 掌握寄生虫与宿主的相互作用 3. 了解寄生虫病的流行与防治	1. 能说出寄生虫的检测方法 2. 能分析寄生虫生活史与致病作用间的联系 3. 能制定寄生虫病的防治措施
感染性疾病病原分析	八、皮肤、软组织、骨及关节感染病原分析	1. 熟悉葡萄球菌、链球菌、大肠埃希菌、铜绿假单胞菌、产气荚膜梭菌、风疹病毒、麻疹病毒、水痘带状疱疹病毒、单纯疱疹病毒、皮肤癣菌、白假丝酵母菌、利什曼原虫、钩虫、疥螨、蠕形螨的生物学特性 2. 掌握以上各病原生物的致病作用	1. 能确定感染病灶部位并准确采集标本 2. 能进行感染标本的病原学鉴定 3. 能进行敏感抗菌药物的选择 4. 能进行感染性疾病的病因分析
	九、呼吸道感染病原分析	1. 熟悉葡萄球菌、化脓性链球菌、肺炎链球菌、流感嗜血杆菌、结核分枝杆菌、白喉杆菌、百日咳杆菌、嗜肺军团菌、肺炎克雷伯杆菌、鲍曼不动杆菌、流感病毒、麻疹病毒、腮腺炎病毒、风疹病毒、腺病毒、呼吸道合胞病毒、鼻病毒、冠状病毒、白假丝酵母菌、肺炎支原体、肺炎衣原体、鹦鹉热衣原体、蛔虫、钩虫、日本血吸虫、肺吸虫的生物学特性 2. 掌握以上各病原生物的致病作用	1. 能确定感染病灶部位并准确采集标本 2. 能进行感染标本的病原学鉴定 3. 能进行敏感抗菌药物的选择 4. 能进行感染性疾病的病因分析
	十、胃肠道感染病原分析	1. 熟悉大肠埃希菌、志贺菌、沙门菌、霍乱弧菌、幽门螺杆菌、轮状病毒、人类杯状病毒、肠道腺病毒、星状病毒、白假丝酵母菌、蛔虫、钩虫、布氏姜片吸虫、链状带绦虫、溶组织内阿米巴、蓝氏贾第鞭毛虫的生物学特性 2. 掌握以上各病原生物的致病作用	1. 能确定感染病灶部位并准确采集标本 2. 能进行感染标本的病原学鉴定 3. 能进行敏感抗菌药物的选择 4. 能进行感染性疾病的病因分析
	十一、中枢神经系统感染病原分析	1. 熟悉脑膜炎奈瑟菌、肺炎链球菌、流感嗜血杆菌、虫媒病毒、狂犬病病毒、肠道病毒、疱疹病毒、白假丝酵母菌、新型隐球菌、猪带绦虫、阿米巴原虫、弓形虫的生物学特性 2. 掌握以上各病原生物的致病作用	1. 能确定感染病灶部位并准确采集标本 2. 能进行感染标本的病原学鉴定 3. 能进行敏感抗菌药物的选择 4. 能进行感染性疾病的病因分析

模块	教学内容	教学要求	职业能力
感染性疾病病原分析	十二、发热及出疹性疾病病原分析	1.熟悉化脓性链球菌、伤寒沙门菌、副伤寒沙门菌、结核分枝杆菌、布鲁菌、流感病毒、麻疹病毒、风疹病毒、腺病毒、SARS冠状病毒、出血热病毒、钩端螺旋体、立克次体、疟原虫的生物学特性 2.掌握以上各病原生物的致病作用	1.能确定感染病灶部位并准确采集标本 2.能进行感染标本的病原学鉴定 3.能进行敏感抗菌药物的选择 4.能进行感染性疾病的病因分析
	十三、泌尿生殖系统感染病原分析	1.熟悉淋病奈瑟菌、大肠埃希菌、杜克雷嗜血杆菌、肉芽肿荚膜杆菌、单纯疱疹病毒、人乳头状瘤病毒、HIV、梅毒螺旋体、衣原体、阴道毛滴虫、阴虱的生物学特性 2.掌握以上各病原生物的致病作用	1.能确定感染病灶部位并准确采集标本 2.能进行感染标本的病原学鉴定 3.能进行敏感抗菌药物的选择 4.能进行感染性疾病的病因分析
	十四、感染性肝炎病原分析	1.熟悉HAV、HBV、HCV、HDV、HEV、华支睾吸虫、细粒棘球绦虫的生物学特性 2.掌握以上各病原生物的致病作用	1.能确定感染病灶部位并准确采集标本 2.能进行感染标本的病原学鉴定 3.能进行抗感染药物的选择 4.能进行感染性疾病的病因分析
职业拓展	十五、微生物与药物变质（药学专业）	1.了解药物中微生物的来源 2.熟悉药物变质的判断及影响因素 3.掌握药物制剂的微生物学检查及防止微生物污染的措施	1.能判断药物的变质并分析来源 2.能进行药物制剂的微生物学检查 3.能采取有效措施防止药物变质
	十六、口腔颌面部感染的病原分析（口腔医学及口腔护理专业）	熟悉HIV、HBV、甲型溶血性链球菌的生物学特性及致病作用 2.掌握临床操作中对以上病原的防护措施	1.能在口腔颌面部疾病诊治过程中进行有效的职业防护 2.能在口腔颌面部疾病诊治过程中避免医院性感染
	十七、眼部感染的病原分析（眼视光技术专业）	1.熟悉葡萄球菌、肺炎链球菌、淋病奈瑟菌、铜绿假单胞菌、大肠埃希菌、痤疮丙酸杆菌、白念珠菌、沙眼衣原体、腺病毒、风疹病毒、单纯疱疹病毒、水痘带状疱疹病毒、肠道病毒的生物学特性及致病作用 2.掌握临床操作中对以上病原的防护措施	能在视光检查中进行有效的职业防护，避免眼部感染发生

目标检测题参考答案

绪论 1.B 2.C 3.B 4.B 5.C 6.E

第1章 1.C 2.A 3.E 4.B 5.B 6.A 7.C 8.E 9.E 10.C 11.B 12.B 13.E 14.B 15.A

第2章 1.B 2.D 3.A 4.D 5.B 6.D 7.D 8.B 9.A 10.D 11.E 12.B 13.B 14.A 15.C 16.B

第3章 1.E 2.E 3.E 4.D 5.E 6.B 7.B 8.E 9.D 10.C 11.D 12.A 13.E 14.E 15.C 16.C 17.E 18.E 19.C 20.A

第4章 1.B 2.C 3.A 4.B 5.D

第5章 1.D 2.B 3.E 4.B 5.D 6.E 7.B 8.E 9.C 10.E

第6章 1.B 2.B 3.D 4.E 5.A 6.E 7.D 8.C 9.A 10.C 11.E 12.B 13.A 14.D

第7章 1.A 2.C 3.B 4.D 5.A

第8章 1.B 2.D 3.D 4.C 5.D 6.B

第9章 1.A 2.D 3.B 4.D 5.E 6.D 7.D 8.B 9.C 10.B 11.E 12.A 13.B 14.B 15.C 16.E 17.D 18.A 19.A

第10章 1.D 2.D 3.B 4.A 5.C

第11章 1.C 2.A 3.E 4.C 5.A 6.B

第12章 1.D 2.E 3.D 4.B 5.C 6.E 7.D 8.B 9.E 10.E 11.D 12.C 13.E 14.B 15.E

第13章 1.D 2.D 3.A 4.B 5.C 6.C

第14章 1.D 2.D 3.C 4.A 5.A 6.C 7.D

8.D 9.E 10.A 11.B 12.A 13.B 14.D 15.A

第15章 1.B 2.C 3.B 4.C 5.B 6.D 7.C 8.B 9.D 10.A 11.D 12.D 13.B 14.E 15.C

第16章 1.B 2.E 3.C 4.C 5.C 6.A

第17章 1.D 2.D 3.B 4.C 5.B 6.A 7.C 8.C 9.B 10.C

第18章 1.C 2.A 3.B 4.E 5.E

第19章 1.E 2.C 3.A 4.B 5.C 6.C 7.D 8.D 9.E 10.A 11.E 12.E

第20章 1.B 2.D 3.E 4.E 5.B 6.E

第21章 1.A 2.A 3.C 4.A 5.A 6.D 7.C 8.C

第22章 1.C 2.A 3.C 4.C 5.D 6.B 7.A 8.D 9.C 10.B 11.E 12.D

第23章 1.D 2.C 3.E 4.D 5.A 6.D 7.A 8.C 9.A 10.E 11.C 12.B 13.A 14.E 15.D 16.E 17.B 18.B 19.A 20.B 21.C 22.E 23.B 24.E 25.C 26.B 27.E 28.A 29.D 30.E 31.A 32.C 33.D 34.D 35.C 36.E 37.D 38.C 39.B 40.C 41.B 42.E 43.D 44.B 45.B 46.C

第24章 1.D 2.B 3.A 4.D 5.C 6.A

第25章 1.B 2.B 3.D 4.B 5.C 6.C 7.C 8.A 9.B 10.A 11.C 12.D

第26章 1.E 2.C 3.B 4.A 5.A